中国医学临床百家

程庆砾 / 著

老年肾脏病学

程庆砾 2024 观点

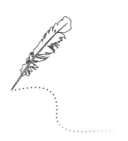

科学技术文献出版社
SCIENTIFIC AND TECHNICAL DOCUMENTATION PRESS

·北京·

图书在版编目（CIP）数据

老年肾脏病学程庆砾2024观点/程庆砾著. —北京：科学技术文献出版社，2024.1

ISBN 978-7-5235-0813-8

Ⅰ.①老…　Ⅱ.①程…　Ⅲ.①老年病—肾疾病—诊疗　Ⅳ.① R692

中国国家版本馆 CIP 数据核字（2023）第 189555 号

老年肾脏病学程庆砾 2024 观点

策划编辑：胡　丹　　责任编辑：胡　丹　　责任校对：张吲哚　　责任出版：张志平

出　版　者	科学技术文献出版社
地　　　址	北京市复兴路 15 号　邮编　100038
编　务　部	（010）58882938，58882087（传真）
发　行　部	（010）58882868，58882870（传真）
邮　购　部	（010）58882873
官 方 网 址	www.stdp.com.cn
发　行　者	科学技术文献出版社发行　全国各地新华书店经销
印　刷　者	北京地大彩印有限公司
版　　　次	2024 年 1 月第 1 版　2024 年 1 月第 1 次印刷
开　　　本	710×1000　1/16
字　　　数	282 千
印　　　张	28.75
书　　　号	ISBN 978-7-5235-0813-8
定　　　价	168.00 元

《中国医学临床百家》 总序

Preface

韩启德

欧洲文艺复兴后，以维萨利发表《人体构造》为标志，现代医学不断发展，特别是从 19 世纪末开始，随着科学技术成果大量应用于医学，现代医学发展日新月异，发生了根本性的变化。

在过去的一个世纪里，我国现代化进程加快，现代医学也急起直追。但由于启程晚，经济社会发展落后，在相当长的时期里，我国的现代医学远远落后于发达国家。记得 20 世纪 50 年代，我虽然生活在上海这个最发达的城市里，但是母亲做子宫切除术还要到全市最高级的医院才能完成；我患猩红热继发严重风湿性心包炎，只在最严重昏迷时用过一点青霉素。20 世纪 60—70 年代，我从上海第一医学院毕业后到陕西农村基层工作，在很多时候还只能靠"一根针，一把草"治病。但是改革开放仅仅 30 多年，我国现代医学的发展水平已经接近发达国家。可以说，世界上所有先进的诊疗方法，中国的医生都能做，有的还做得更好。更为可喜的是，近年来我国医学界开始取得越来越多的原创性成果，在某些点上已经处于世界领先地位。中国医生已经不再盲从发达国家的疾病诊疗指南，而能根据我们自己的经验和发现，根据我国自己的实际情况制定临床标准和规范。我们越来越有自己的东西了。

要把我们"自己的东西"扩展开来，要获得越来越多"自己的东西"，就必须加强学术交流。我们一直非常重视与国外的学术交流，第一时间掌握国外学术动向，越来越多地参与国际学术会议，有了"自己的东西"也总是要在国外著名刊物去发表。但与此同时，我们更需要重视国内的学术交流，第一时间把自己的创新成果和可贵的经验传播给国内同行，不仅为加强学术互动，促进学术发展，更为学术成果的推广和应用，推动我国医学事业发展。

我国医学发展很不平衡，经济发达地区与落后地区之间差别巨大，先进医疗技术往往只有在大城市、大医院才能开展。在这种情况下，更需要采取有效方式，把现代医学的最新进展以及我国自己的研究成果和先进经验广泛传播开去。

基于以上考虑，科学技术文献出版社精心策划出版《中国医学临床百家》丛书。每本书涵盖一种或一类疾病，由该疾病领域领军专家撰写，重点介绍学术发展历史和最新研究进展，并提供具体临床实践指导。临床疾病上千种，丛书拟以每年百种以上规模持续出版，高时效性地整体展示我国临床研究和实践的最高水平，不能不说是一个重大和艰难的任务。

我浏览了丛书中已经完稿的几本书，感觉都写得很好，既全面阐述了有关疾病的基本知识及其来龙去脉，又介绍了疾病的最新进展，包括我本人及其团队的创新性观点和临床经验，学风严谨，内容深入浅出。相信每一本都保持这样质量的书定会受到医学界的欢迎，成为我国又一项成功的优秀出版工程。

《中国医学临床百家》丛书出版工程的启动，是我国现代医学百年进步的标志，也必将对我国临床医学发展起到积

极的推动作用。衷心希望《中国医学临床百家》丛书的出版

取得圆满成功!

是为序。

2016 年作于北京

序 一
Preface

　　程庆砾教授在解放军总医院工作已经近 40 年。2004 年程教授从美国留学回国后调任到我院南楼临床部心肾科工作，我时任该科主任，相交至今。程教授为人低调、谦虚好学、工作认真、业务技术扎实，是我院老年肾脏病科的首任科主任。

　　程教授在临床工作中认真传承我院老一辈医学专家的工作经验并革故鼎新，不断积累临床诊治经验、深入开展相关实验研究，此间他获得了 4 项国家自然科学基金和多项医疗保健专项课题基金的资助，他本人 2 次被评选为"中央保健工作先进个人"。程教授曾作为军队前方专家组成员参加了 2020 年武汉抗疫工作，并深入重症监护室抢救老年新型冠状病毒感染危重症患者近 2 个月，成绩斐然，荣立个人三等功并被评为联勤保障部队"优秀共产党员"。

　　程教授热爱临床工作，善于发现临床问题、总结临床经验，他主编出版的多部著作都是老年肾脏病临床研究和进展的热点话题并广受好评。他还主持编写了中华医学会《老年慢性肾脏病诊治的中国专家共识（2018）》《动脉粥样硬化性肾动脉狭窄诊治中国专家建议》，参编了国家中医药管理局的《中成药治疗慢性肾脏病临床应用指南》和国家老年疾病临床医学研究中心的《感染诱发的老年多器官功能障碍综合征诊治中国专家共识》等，为促进我国老年医学的发展做出了贡献。

肾功能的好坏直接决定了老年疾病的治疗效果和临床预后。目前我国老年慢性肾脏病发病率很高，但老年肾脏病学的专业人才稀少，中国老年医学学会也非常重视这一影响老年医学发展的问题，我确信《老年肾脏病学程庆砾 2024 观点》一书的出版和发行对老年医学人才的培养和临床诊治水平的提高均有重要意义。我非常乐意向读者推荐本书。

解放军总医院老年医学教授

中国老年医学学会会长

中国医师协会常务理事

序 二
Preface

　　我与程庆砾大夫相识已三十余年，我俩曾在 20 世纪 90 年代末合作主编出版了《肾脏内科疾病误诊误治与防范》一书，该书出版发行后在肾内科青年医师的临床思维训练中发挥了重要作用。他也参编了由王海燕教授和我主编的《肾脏病学（第 4 版）》一书，这本书是我国肾脏病学的重要专著和肾脏病专科医师的案头书。

　　程大夫在国内肾脏病学领域的口碑很好，他为人谦虚踏实，做事认真可靠，治学态度严谨，学术功底深厚，临床技术全面，对专业发展动向敏感，是我国肾脏病学领域出色的临床专家之一。

　　十八年前，因保健工作需要，程大夫开始专攻老年肾脏病学，开展了老年共病肾脏保护的临床和基础研究工作，并获得了突出成绩：发表学术论文 200 余篇，担任主编出版了 6 部临床医学专著，担任副主编或参与编写了数十部老年医学专著或教材，主持和参加编写了多项老年病临床实践应用指南，成为我国老年肾脏病学领域的领军人物，为老年肾脏病学的发展做出了贡献。

　　肾脏功能涉及人体系统的方方面面，但不少临床医师对肾脏的认识尚不够全面，尤其是对肾脏老化的影响缺乏充分的认识。程大夫的这本新书聚焦于老年肾脏病临床的热点问题，简明扼要地阐述了相关问题的基本知识和最新进展，非常宝贵的是在每个重要问题上都有程大夫团队的研究成果和他本人多年临床经验的精彩展现。我相信这本新书的出版和发行对拓展肾脏病科医师的临床视野、提高老年肾脏病的诊治水平定会大有裨益。为此，我非常乐意向各位读者推荐《老年肾脏病学程庆砾2024 观点》这本新书。

北京大学教授

中华医学会内科学分会副主任委员

中华医学会肾脏病学分会副主任委员

序 三
Preface

　　程庆砾教授曾连任 3 届中华医学会老年医学分会肾脏病学组组长，是国内公认并广受尊敬的老年肾脏病学临床专家。他所主编的《临床心肾交集性疾病》《肾脏内科常见病用药处方分析》《解放军总医院第二医学中心老年肾脏病病例精解》等老年肾脏病相关著作一直是本专业领域临床医师的案头参考书。程教授带领全国从事老年病学和肾脏病学专家编写和发布的我国第 1 部《老年慢性肾脏病诊治的中国专家共识（2018）》为我国老年肾脏病临床诊治和基础研究的发展奠定了良好的基础。

　　与普通成年和儿童肾脏病不同，老年肾脏疾病有其明显的特点，最重要的是人体器官老化、老年共患疾病加上多重用药等临床问题，使得老年人的肾功能负担较重，肾脏病变与全身其他器官和系统的交流复杂，不少现行的临床实践指南和诊治建议也不完全适用于老年人，临床上老年肾脏病容易发生漏诊误治，老年科医师的临床实践经验和对患者的个体化诊治非常重要。目前国内老年肾脏病学专业人才匮乏，无法适应我国老年肾脏病患病率日益增加的现状。

　　程庆砾教授的新书《老年肾脏病学程庆砾 2024 观点》涵盖了老年肾脏病学的焦点和热点问题，不仅有相关问题的基本知识和最新进展，难能可贵的是几乎每节中都有程教授团队的研究成果和他本人在临床深耕三十余年的宝贵经验。我相信这本新书的出版对加速老年肾脏病诊疗人才的培养、加深老年科和肾脏病科医师对老年肾脏病的认识、促进我国老年肾脏病专业的学术发展将会有重要的价值和实际临床意义。为此，我非常期盼这部专著尽快出版发行并热情推荐给所有读者。

首都医科大学附属北京友谊医院老年医学教授

中华医学会老年医学分会肾脏病学组组长

主编简介
Author introduction

　　程庆砾，解放军总医院第二医学中心肾脏病科科主任、主任医师，解放军医学院教授、博士研究生导师。

　　1986 年毕业于第三军医大学军医系，获得医学学士学位。1998 年毕业于解放军军医进修学院，获得医学硕士学位（肾脏病专业）。毕业后于解放军总医院工作至今，历任内科住院医师，肾内科住院医师、主治医师、副主任医师，老年心肾科副主任医师、主任医师。曾在日本新潟大学医学院、加拿大 Dalhousie 大学 IWK 医疗中心、美国迈阿密大学医学院学习和工作。

　　擅长各类肾脏病的诊治、老年共病的肾脏保护和多器官疾病肾损伤的重症救治。带领的团队在国内最早建立了老年肾脏病专科。作为军队援鄂医疗队专家组成员和中部战区总医院新型冠状病毒感染重症监护室的主诊医师参加了 2020 年武汉抗疫工作。

　　连续 3 届担任中华医学会老年医学分会肾病学组组长、现任顾问，中国老年医学学会常务理事、肾脏病学分会名誉会长，中国老年保健协会智慧医养专业委员会副主任委员，中国中药协会肾病中药发展研究专业委员会副主任委员，国家老年疾病临床医学研究中心学术委员会执行委员和北京市中西医结合学会肾脏病专业委员会常务委员等。曾任中国医师协会肾脏内科医师分会委员，解放军血液净化治疗学专业委员会常务委员等多个学术职务。《中华老年医学杂志》《中华老年心脑血管病杂志》《中华老年多器官疾病杂志》《中华保健医学杂志》《国际移植与血液净化杂志》，以及 *Integrative Medicine in Nephrology and Andrology* 等期刊编委。

主持承担了 1 项国家重点研发计划项目，1 项军队后勤科研项目重点课题，4 项国家自然科学基金项目及多项军队和地方科研基金课题。主持编制并发布了《老年慢性肾脏病诊治的中国专家共识（2018）》《动脉粥样硬化性肾动脉狭窄治疗中国专家建议》，参加编写了十余部临床实践指南或专家共识。以第一作者或通讯作者发表学术论文 200 余篇。主编《肾脏内科疾病误诊误治与防范》《临床心肾交集性疾病》《肾脏内科常见病用药处方分析》《肾脏保健专家谈》《解放军总医院第二医学中心老年肾脏病病例精解》《现代中医肾脏病学》等 6 部专著；担任《肾脏内科主治医生 400 问》《多器官疾病与肾脏损伤》《现代老年肾病诊治重点与难点》等 3 部专著的副主编；参编《肾脏病学》《老年医学》《全科医学》等 15 部临床专著或教材。

多次获得"中央保健工作先进个人""全军干部保健工作先进个人""解放军总医院临床技术能手"等荣誉。获得"军队优秀专业技术人才一类岗位津贴""解放军医学院教学先进个人"等荣誉。荣获国家科学技术进步奖二等奖，军队科学技术进步奖一、二、三等奖和中国中西医结合学会科学技术一等奖等多个奖项。3 次荣立个人三等功。

前 言
Foreword

因出版《解放军总医院第二医学中心老年肾脏病病例精解》一书,我与科学技术文献出版社再次有了交集,在出版交流中,出版社的编辑敏锐地发现老年肾脏病临床诊治中有着不同寻常和非常鲜明的特点,也有不少矛盾和难以释明的问题,为此,她们热情地邀请我参加《中国医学临床百家·专家观点》的项目,出版专著谈谈对老年肾脏病临床诊治相关问题的观点。为了确定是否可以接受这个邀请,我花了几天时间大致回望和整理了一下我在老年肾脏病专业发展过程中走过的足迹。

大学毕业后,我在肾脏内科临床工作中摸爬滚打了 37 年,其中有 20 年专注于老年肾脏病的临床和研究,这期间也正好遇上了我国改革开放高速发展和老年人口急遽增加的大变局时期。2004 年我刚调入我院老年医学部工作时,老年医学在我国尚处于起步阶段,在学科分类中尚无一席之地,当然也没有相应的老年医学专科教材,临床上几乎所有诊治指南中的循证医学证据都将老年人排除在外,在临床工作没有可用的教材或实践指南进行专业指导。我们在工作中只能沿袭普通成人肾脏病的诊治经验和方法,但在临床实践中屡屡受挫,难以取得满意的效果。

在我国老年医学奠基人、中央杰出保健医学专家牟善初教授和老年肾脏病专家张晓英教授的带领下，我们从肾脏结构老化、老年肾脏储备功能变化的研究开始，对老年肾脏疾病相关的问题进行了基础和临床方面的研究和探讨，认识到衰弱、老年共病和多重用药等老龄化问题在老年肾脏病发生和发展过程中起着非常关键的作用，从而确定将"老年共病与肾脏保护"作为我们学科攻关的主要目标。在此阶段我们获得了 1 项国家重点研发计划项目、1 项军队后勤科研项目重点课题、6 项国家自然科学基金、多项军队和北京市医学科学和医疗保健基金项目的资助，发表相关学术论文 200 余篇、主编和副主编出版十余部临床专著、主持编写和发布了多项老年肾脏病方面的临床实践指南和（或）专家共识并主办了十余次全国老年肾脏病专业学术会议，在全国各地积极推广我们在老年肾脏病研究中所获得的成果和临床实践中的工作经验，得到了全国业内人士的支持和肯定。

回顾近 20 年蹒跚走过的路，我深刻体会到老年医学临床实践之艰难。近几年来，其虽然有飞速发展和进步，但包含老年肾脏病专业在内，仍处于艰辛的成长过程之中。通过本书将我在老年肾脏病诊治方面积累的经验、遇到的坎坷和对将来的期望展现出来，供医学同行们批评、指正，为年轻一代少走弯路、更快进步做些铺垫，未尝不是一件聊以慰藉和有益的事情。为此，我非常愉快地答应了编辑的邀请，梳理重点问题的基础知识、经验和教训，以及相关进展，采用述评的方式编著成书。由于体例限制，本书难以做到系统和深入地阐述老年肾脏病学的方方面面，只能是蜻蜓点水、就事论事，其中不少观点属个人的管孔之见，错误和局限在所难免，恳请各位读者辨析并不吝指教。

本书编写过程中得到中国老年医学学会会长、国家老年疾病临床医学研究中心（解放军总医院）主任范利教授，中华医学会肾脏病学分会副主任委员、北京大学肾脏病研究所所长赵明辉教授和中华医学会老年医学分会肾脏病学组组长、北京友谊医院医疗保健中心副主任马清教授的大力支持，在此表示衷心的感谢！也要感谢解放军总医院和第二医学中心各级领导对我个人和我科工作的支持和帮助！更要特别感谢我的团队——解放军总医院第二医学中心肾脏病科的全体人员，没有大家一起艰苦奋斗和共同努力，就不会有本书编写的基础资料！鲜花还要送给出版社的各位编辑，尤其是李丹和胡丹编辑，没有她们的鼓励和努力，也不会有本书的付梓面世！

2023 年 12 月 15 日

目 录
Contents

老年肾脏病诊断的相关问题

老年肾脏病治疗的相关问题

老年共病的肾脏保护

老年人重症肾脏病的救治

老年肾脏病与其他疾病、状况的关联

老年肾脏病的流行病学及发展趋势

1. 我国老年肾脏病学的临床和研究尚在萌芽之中

老年人的肾脏和青年人的肾脏有区别吗？答案是肯定的。那么肾脏衰老是生理性的还是病理性的，可能与哪方面更相关？这个问题的答案暂时还不是特别明确，或者说是争议较大的问题，也是目前肾脏衰老基础研究与老年肾脏病学所要研究的基础问题之一。

作为负责清除体内代谢废物和多余液体的关键器官，肾脏承受了20%～25%的心排血量，每日过滤大约200 L的血液、浓缩产生大约1.5 L的尿液并排出体外。因此，即使是在正常的生理状况下，肾脏也是一个高度新陈代谢的器官，承受着机体内相当大体量的氧化应激反应，容易受到机体衰老过程的影响。事实上，肾脏是正常衰老过程中变化最为显著的器官之一。

早期的研究采用超声或CT扫描检查无基础肾脏病的成年志愿者，发现正常的肾脏体积随着年龄增长而逐渐下降。成年人每增长10岁，肾脏实质厚度就会减少10%。增强CT成像的评估结果表明 50 岁后肾脏体积每 10 年下降 22 cm³，MRI 检查评估发现肾脏体积在 60 岁以后每 10 年下降约 16 cm³，其中主要是肾皮质的体积随着年龄增长而逐渐减少。另外，在 40 岁以后，肾脏衰老还可表现为单纯性肾囊肿的形成。在肾脏组织学层面上可以发现有肾小球基底膜增厚、系膜增宽、细胞外基质的增多和全球性肾小球硬化，还可以发现肾单位丢失、剩余肾单位肥大、肾内小动脉硬化、肾小管萎缩和间质纤维化等病理表现。肾小球足细胞是肾小球滤过屏障的关键结构成分，肾脏足细胞衰老表现为肥大、双核、脱落和足突消失，足细胞的损伤和丧失可直接导致蛋白尿产生和进行性肾小球硬化。研究发现 Klotho 是一种与长寿有关的抗衰老跨膜蛋白，主要在肾脏中表达。Klotho 是细胞衰老的主要调节剂，可调节细胞周期调控蛋白 p53/p21 信号通路（与细胞衰老和肾脏衰老有关细胞信号通路）。细胞衰老的另一个重要调节因子是 SIRT1 （Sirtuin1），其可能与年龄相关的肾小球硬化和足细胞丢失相关。细胞衰老的标志，如 p16^{INK4a} 的表达在肾小管上皮细胞中比在其他的肾细胞类型中更为明显，急性肾损伤（acute kidney injury，AKI）后衰老的肾小管上皮细胞再生能力显著下降。

　　与年龄相关肾脏结构变化的同时，肾功能也有减退。大量的研究发现与年龄相关的肾小球滤过率（glomerular filtration rate，GFR）年平均下降范围为 0.4～2.6 mL/（min·1.73 m²）。35 岁后，GFR 每 10 年下降 5%～10%，大约有一半的 70 岁以上老年人的估算 GFR（estimate GFR，eGFR）值在 60 mL/（min·1.73 m²）以下。GFR 的下降除了肾脏本身老化外，血管老化也是非常重要的原因。在老年人中，由于肾血管阻力增加，肾血浆流量明显减少。与 GFR 下降的程度相比，肾血浆流量减少的程度更大，从而导致滤过分数增加。在衰老的肾脏中主要是出球小动脉的阻力增加，导致肾小球内压力升高，从而导致肾小球的过度滤过，损害肾小球毛细血管。当然，肾小管功能（包括尿液浓缩能力、钠的重吸收和钾排泄等）也会随着年龄的增加而逐渐下降。在衰老的肾脏中，肾脏浓缩和稀释能力降低，导致最大尿渗透压降低和自由水清除率降低。老年人的尿素转运蛋白（urea transporters，如 UT-A1 和 UT-B）和水通道蛋白（aquaporin，如 AQP2 和 AQP3）的表达显著降低，AQP2 的快速反应调节明显受损，这些变化均可能导致水和渗透稳态的肾功能储备减少。Na^+ 在近端肾小管重吸收增强而远端肾小管的重吸收减少，导致 Na^+ 稳态的功能储备降低。由于 Na^+ 是细胞外容量的主要决定因素，因此，老年人更容易出现容量不足或钠潴留的风险。肾小管分泌 K^+ 的能力、远端肾单位中 Na^+/K^+-ATP 酶活性和醛固酮水平随着年龄的增长也降低，可引起 K^+ 的体内平衡功能储备明显减少。由于近端小管中氨生成减少和集合管中 H^+-ATP 酶活性降低，肾脏的净酸排泄能力降低，肾脏的酸碱稳态功能储备也明显减少。所有这些与年龄相关的变化最终会引起总体肾功能储备逐渐受损，导致老年人对 AKI 和慢性肾脏病（chronic kidney disease，CKD）的易感性明显增加。

尽管衰老本身不会引发肾脏疾病，但与衰老相关的肾脏结构和功能变化可能会使老年人群易患肾脏疾病。事实上，肾脏衰老是肾脏和其他器官发生各种疾病的独立危险因素。我国住院人群发生 AKI 的患者中有 57.7% 为 60 岁以上老年人，60 岁以上的老年患者 AKI 发生率大约为 12.45%，80 岁以上患者 AKI 发生率则高达 30% 以上。老年 CKD 的发病率也是青年人的 3～13 倍。北京大学第一医院的一项调查发现中国成年人中，18～39 岁女性 CKD 患病率为 7.4%，而 60～69 和 70 岁以上女性 CKD 患病率分别上升至 18.0% 和 24.2%。我科在北京市丰台区的一项调查发现 80 岁以上老年 CKD 的患病率高达 35% 以上。

肾功能是人类长寿的关键预测指标，维持长期稳态的肾功能是老年肾脏病学研究的重要内容。最近有研究发现与年龄相关的肾脏变化可以通过热量限制来调节。在热量限制的动物中，与年龄相关的肾脏结构和功能变化得到了明显的缓解。我科的研究表明衰老大鼠 24 小时尿蛋白量、血清甘油三酯和胆固醇水平显著增加，肾动脉中白细胞介素 6（interleukin 6，IL-6）、IL-1β、肿瘤坏死因子 α（tumor necrosis factor-α，TNF-α）和转化生长因子 β（transforming growth factor-β，TGF-β）表达和分泌随着年龄的增长而增加，这些改变通过给予 30% 热量限制均可以被明显抑制。在人类，短期热量限制可以降低血压、体重、血胆固醇、血糖和减轻动脉粥样硬化，降低血尿素氮、肌酐和尿酸水平。从机制上讲，热量限制通过抑制 mTOR 信号通路的激活来减少细胞衰老，其他潜在机制包括抑制胰岛素和胰岛素样生长因子-1（insulin-like growth factor 1，IGF-1）信号传导、抑制氧化应激、诱导抗氧化剂及改善线粒体功能和自噬。此外，阻断肾素－血管紧张素－醛固酮系统（renin-angiotensin-aldosterone system，RAAS），使用钠－葡萄糖协同转运蛋白-2 抑制剂（sodium glucose co-transporter-2 inhibitors，SGLT-2i）、雷帕霉素、二甲双胍等药物也可防止细胞衰老，在减轻肾脏衰老方面均具有有益的作用，但目前尚需要更多的临床和基础研究来验证它们的有效性和安全性，如热量限制是否会引起老年人的营养不良，使用相关药物所发生的不良反应是否利大于弊等。

肾脏衰老研究的进展必然会带动老年肾脏病学的发展。我国老年肾脏病学的发展首先要归功于我国老年医学的奠基人、中央保健杰出专家、原解放军总医院副院长牟善初教授。30 多年前他高瞻远瞩，在国内首先提出要建立老年肾脏病专业学科的设想。1990 年 10 月已经 73 岁的牟老亲自前往四川成都举办了第一届全国老年肾病专题学术会议，此后，年事已高的牟老在我科元老张晓英教授的协助下于全国各地主办了十余次全国老年肾脏病学术会议，壮大了老年肾脏病专业的队伍，提升了大家的士气。2002年由牟老和张晓英教授合作主编的《现代老年肾脏病学》（人民军医出版社）的出版是我国老年肾脏病专业雏形初现的标志之一。从 1986 年起我院老年心肾科开始设立了单独的肾脏病区和血液透析室，2008 年我院老年肾脏病科正式单独列编，成为全国最早设立的老年肾脏病专科之一。

由于专业分工的不同，老年科医师与肾脏病科医师在对待患者和疾病本身上也有较明显的不同。与肾脏病科医师关注肾脏病的精确诊断和精准治疗不同，老年科医师更关注的是对患者全身功能的改善，主要满足患有多系统疾病问题的衰弱老年人日常生活需求。当老年患者潜在的或进展性器质性疾病无法治愈时，需要识别和处理其中的恶化因素，努力使患者恢复到病变之前的基线状态。对于老年人本身而言，生活质量问题的解决通常比治愈疾病更有价值。随着国家经济的发展，我国人口老龄化越来越严重。目前进入肾脏病科住院治疗和进行透析的老年患者越来越多，肾脏病学专科医师也越来越需要老年病学的知识和工作技能，同样，老年病学专科医师也越来越需要学习肾脏病专业的相关知识。由于这两个学科当前的专业人力短缺现象比较严重，加上患者数量的激增，因此，老年肾脏病学无论是老年医学的亚专科，还是肾脏病学的亚专科，目前都是极其稀缺的临床资源。

2008 年牟善初教授将中华医学会老年医学分会肾脏病学组组长的重担交给了我，尽管连任了 3 届组长，连续工作 10 余年，但由于个人能力有限，加上老年医学在国内也是刚刚起步，其中心脏、呼吸、消化、神经等学科是老年医学中的大学科，老年肾脏病学尚难以被关注和重视，因此，学组的工作举步维艰、发展速度比较慢。2022 年 5 月中国老年医学学会肾脏病学分会在北京成立，会议选举北京协和医院肾内科主任陈丽萌教授为会长并推荐我为名誉会长，全国 7 个大区的知名肾脏病学或老年病学专家担任副会长，开启了我国老年肾脏病学的新征程。学会已经制定了最近几年的发展战略，准备以培训具有老年医学技能的肾脏病专科医师为主要抓手，将研究和教学的主要兴趣集中在老年肾脏病诊治问题上，在肾脏病学中发展和推广老年病学的知识和技能。我相信，在陈丽萌教授的带领下，我国老年肾脏病学的发展一定会有一个跨越式发展。作为一名资深的老年肾脏病专科大夫，我个人认为老年肾脏病专科医师需要从以下几个方面来拓展自己的知识和技能。

首先，应该是一个称职的"全科医师"。老年人共患疾病

（即"老年共病"）是老年医学中常见问题，几乎所有的老年共病都与肾脏有着千丝万缕的联系，如心肾综合征、心肾代谢综合征、肺肾综合征、肝肾综合征、脑肾综合征等，全身各器官和各系统疾病均可能反映到肾脏而出现形形色色的肾脏病变。因此，老年肾脏病科医师必须要有比较全面的医学知识，才能识别和诊治这些疾病。即使尚未出现肾脏实质的病变，在所有老年共病的早期阶段，肾功能的保护也是老年肾脏病科医师所面临的重要课题。

其次，应该是一个称职的"临床药师"。大多数药物都是经肾脏排泄的，不少药物都可能引起肾损伤，老年人 AKI 的第三大病因就是药物性损伤。老年患者因为多病共患，常需要使用多种药物才能获得最佳治疗。然而，一旦患者同时服用 5 种以上不同药物（即"多重用药"）时，药物的不良反应就会成倍增加，患者对治疗的依从性也会迅速下降。老年人肾脏特别容易受到药物的影响，如非甾体抗炎药（nonsteroidal anti-inflammatory drug，NSAID）引起的 AKI、肾素 - 血管紧张素系统抑制剂（renin-angiotensin system inhibitor，RASi）或醛固酮拮抗剂引起的高钾血症、抗生素及抗肿瘤药物等引起的肾损伤等。因此，老年肾脏病科医师必须熟悉老年患者常用药物的药效动力学和药代动力学，及时发现相关不良反应并及时处理。

第三，必须是一个称职的"肾脏病专科医师"。老年人肾损伤多为缺血性肾损伤、糖尿病或高血压引起的肾病变。肾病综合征则主要以膜性肾病、微小病变或局灶节段性肾小球硬化为主，但其根底疾病有可能是恶性肿瘤。快速进展性肾小球肾炎、水电解质酸碱紊乱、骨质疏松症和肾性骨营养不良之间的相互作用在老年患者中比较常见。血清肌酐水平的轻微升高和（或）微量蛋白尿都可能是心血管疾病重要的危险因素。肌肉减少症（简称"肌少症"）患者和衰弱的老年人即使血清肌酐水平"正常"，GFR 也可能显著降低。这些老年肾脏病常见的事实和相关机制均需要老年肾脏病科医师熟练掌握并运用于诊断和治疗之中。

最后，必须是一名称职的"老年科医师"。老年人疾病负担和生活质量问题非常重要，尤其是对于接受透析的老年患者更为重要。此类患者的合并症随着年龄的增长而增加，70 岁以上的老年人平均有 5 种以上的合并症和多种共存疾病，严重影响他们的透析治疗和生活质量。选择接受透析治疗的老年患者通常同时存在退出透析的潜在压力，而退出透析则是 70 岁以上终末期肾病患者死亡的主要原因。这里就存在着巨大的医学伦理问题，老年终末期肾病患者选择透析或不透析都需要进行恰当的老年综合评估。在临床上，有相当一部分老年患者采用保守治疗或缓和医疗可能更合适，并能提高其生活质量。总之，肾脏衰老的临床和基础研究在我国尚不充分，我国老年肾脏病学也是处于萌芽状态。我相信，在这一片尚待开垦的原野上，老年肾脏病专业青年医护人员的辛勤耕耘一定会得到累累硕果。

本节要点

◇ 肾脏衰老主要是肾脏的各类储备功能降低或损伤，导致老年患者容易罹患各种肾脏疾病。

◇ 肾脏衰老的基础和临床研究尚不充分，我国老年肾脏病学的发展尚在初级阶段。

◇ 合格的老年肾脏病专科医师应具有"全科医师"、"临床药师"、"肾脏病医师"和"老年病医师"的综合知识和技能。

参考文献

1. 程庆砾. 老年人肾脏解剖生理学特点与肾脏疾病. 中华老年医学杂志，2006，5（1）：74 - 76.

2. GEKLE M. Kidney and aging—a narrative review. Exp Gerontol, 2017, 87（Pt B）：153 - 155.

3. DENIC A, GLASSOCK R J, RULE A D. Structural and functional changes with the aging kidney. Adv Chronic Kidney Dis, 2016, 23（1）：19 - 28.

4. DOCHERTY M H, O'SULLIVAN E D, BONVENTRE J V, et al. Cellular senescence in the kidney. J Am Soc Nephrol, 2019, 30（5）：726 - 736.

5. ZHOU B, WAN Y, CHEN R, et al. The emerging role of cellular senescence in renal diseases. J Cell Mol Med, 2020, 24（3）：2087 - 2097.

6. FANG Y, GONG A Y, HALLER S T, et al. The ageing kidney：molecular mechanisms and clinical implications. Ageing Res Rev, 2020, 63：101151.

7. WEN J, CHENG Q, ZHAO J, et al. Hospital-acquired acute kidney injury in Chinese very elderly persons. J Nephrol, 2013, 26（3）：572 - 579.

8. ZHANG L, WANG F, WANG L, et al. Prevalence of chronic kidney disease in China：a cross-sectional survey. Lancet, 2012, 379（9818）：815 - 822.

9. 刘旭利，程庆砾，刘海波，等. 社区高龄男性慢性肾脏病患者的营养和心理健康状况调查. 中华全科医师杂志，2014，13（1）：32 - 36.

10. WANG X H, AO Q G, CHENG Q L. Caloric restriction inhibits renal artery ageing by reducing endothelin-1 expression. Ann Transl Med, 2021, 9（12）：979.

2. 我国老年人肾脏病的患病率远高于一般人群

各种肾脏疾病，如常见的急性肾损伤（AKI）和慢性肾脏病（CKD）在老年人群中越来越多见。一般而言，普通人群 AKI 的患病率为 1.0%~7.1%，我国早期的一项调查发现 60 岁以上患者 AKI 发生率为 12.45%，80 岁以上患者 AKI 发生率高达 17.62%。东南大学附属中大医院的一项研究表明 40 岁以下 AKI 的发生率仅为 5.77%，60~69 岁为 16.15%，70~79 岁为 27.54%，而 80 岁以上高达 29.64%。我科的调查发现在诊断为 AKI 的住院患者中有 1/3 是 65 岁以上老年人，老年患者 AKI 的平均发生率为 10.77%，随着年龄的增高，AKI 的发生率也明显增加。老年患者 AKI 的预后普遍较差，院内病死率可高达 53%。即使是 AKI 的幸存者，也有大约 1/3 以上的病例可进展至 CKD。

一项基于全球人口数据的荟萃分析估计，2010 年成人 CKD 患病率男性为 10.4%，女性为 11.8%，我国成人 CKD 的患病率大约在 10.8% 左右。研究发现年龄是 CKD 发病的重要危险因素，每增长 10 岁，肾功能下降和肾脏病患病的风险增加 74%，尿白蛋白出现的风险可增加 8%。北京市 CKD 的患病率在 18~39 岁的年龄段为 10%，40~59 岁为 14.2%，而 60~69 岁老年人上升至 20.8%，70 岁以上者高达 30.5%。这个数据与美国国家疾病防控中心的一项调查结果基本相似，即 CKD 在 65 岁或以上的人群患病率为 38%，比 45~64 岁（13%）或 18~44 岁（7%）的普通人群更为常见。我科基于社区取样的调查发现北京市 80 岁以上高龄老年人 CKD 的发生率为 37.8%，其中 CKD 3、4、5 期的患病率分别为 17%、3.1% 和 1.8%。CKD 也是糖尿病、高血压、心脏病和卒中患者的倍乘风险因子，是老年人致死或致残的重要原因。国内医疗数据库的研究发现在尿毒症维持性透析患者中，60 岁以上人群已占 55% 以上，新进入透析的患者中老年人所占比例逐年激增。肾脏疾病严重影响老年人生存质量，且医疗费用昂贵，对老年人健康状况已构成了严峻的威胁。

为什么老年人肾脏病的患病率会远高于一般人群？首要原因是我国已经进入了老龄化社会。在 1956 年的联合国文件《人口老龄化及其社会经济后果》中已经定下了"社会老龄化"标准：当一个国家或地区 65 岁及以上老年人口数量占总人口比例超过 7% 时，则此国家或地区进入老龄化。此外，1982 年维也纳老龄问题世界大会中进一步明确 60 岁及以上老年人口占总人口比例超过 10%，意味着此地区进入老龄化。无论是采用哪个标准，我国都早已进入了老龄化社会。2020 年第 7 次全国人口普查结果表明我国 60 岁及以上人口占总人口数的 18.7%，而 65 岁及以上者占总人口数的 13.5%。这两项指标比 2010 年第 6 次全国人口普查数据分别增加了 5.44% 和 4.63%，预计至 2050 年我国将成为全球人口老龄化程度最高的国家，届时 60 岁以上人口将超过 4 亿（占总人口数的 30% 以上）。相关预测研究也表明中国 80 岁以上老年人口的年增长速率高达 5.4%。老龄化虽是生活水平提高、民富国强的标志，但也是国民机体衰老、慢性疾病明显增多的重要原因。有统计显示在 65 岁以上老年中，高血压、糖尿病、类风湿性关节炎、心脑血管疾病和慢性阻塞性肺病均为常见病和多发病，而这些疾病的发展最终都将累及肾脏，导致各种肾脏疾病在老年人群中越来越多见。国内一项调查还发现未婚、不参与社会活动和独居老年人的肾功能容易损伤，也容易发生 CKD。此外，大多数老年人体力活动明显减少，机体抵抗力下降，加上不少的中国老年人群喜欢采用保健食品、保健药品等"补品"来进行"老年保健"。殊不知，很多保健品不仅没有任何保健作用，相反，还可能增加肾脏的负担，甚至具有一定的肾毒性，这也是目前肾小管间质病变引起的 AKI 和 CKD 均明显增加的原因之一。当然，我国老年肾脏病学的发展相对滞后，对老年 AKI 或 CKD 的早期发现和早期治疗尚缺乏相关标准和临床实践指南，全国各地的老年病科尤其是老年肾脏病专业的发展水平参差不齐，也影响了老年人群中肾脏疾病的诊治。在上述诸因素中，除了人口老龄化的趋势之外，其他问题通过我们医务人员的努力是可以改变和解决的，这也是我编撰本书的目的之一。

本节要点

◇ 我国已经进入到老龄化社会，而且人口老龄化程度逐年增高。

◇ 老年常见病和多发病均会累及肾脏，老年肾脏病的患病率也越来越高。

◇ 老年急性肾损伤和慢性肾脏病的患病率随着年龄增加而明显增高，对老年人的健康状况和生存质量构成了严重威胁。

参考文献

1. WEN J, CHENG Q, ZHAO J, et al. Hospital-acquired acute kidney injury in Chinese very elderly persons. J Nephrol, 2013, 26 (3): 572 – 579.

2. ZHANG L, ZHANG P, WANG F, et al. Prevalence and factors associated with CKD: a population study from Beijing. Am J Kidney Dis, 2008, 51: 373 – 384.

3. 刘旭利, 程庆砾, 刘海波, 等. 北京市丰台区高龄男性慢性肾病的调查. 中华保健医学杂志, 2014, 16 (6): 468 – 470.

4. TONELLI M, RIELLA M C. World Kidney Day 2014: CKD and the aging population. Am J Kidney Dis, 2014, 63 (3): 349 – 353.

5. LIU M, HE P, ZHOU C, et al. Association of urinary albumin: creatinine ratio with incident frailty in older populations. Clin Kidney J, 2022, 15 (6): 1093 – 1099.

6. CHEN N, WANG W, HUANG Y, et al. Community-based study on CKD subjects and the associated risk factors. Nephrol Dial Transplant, 2009, 24 (7): 2117 – 2123.

7. KITAI Y, NANGAKU M, YANAGITA M. Aging-related kidney diseases. Contrib Nephrol, 2021, 199: 266 – 273.

8. ZHOU W, LI Y, NING Y, et al. Social isolation is associated with rapid kidney function decline and the development of chronic kidney diseases in middle-aged and elderly adults: findings from the China Health and Retirement Longitudinal Study(CHARLS). Front Med(Lausanne), 2021, 8: 782624.

3. 《中国老年人健康标准》 无法忽视肾脏的衰老

2013 年中华医学会老年医学分会颁布了《中国老年人健康标准》，认为达到以下 5 条标准的老年人即为"健康老年人"：①重要脏器的增龄性改变未导致功能异常；无重大疾病；相关高危因素控制在与其年龄相适应的达标范围内；具有一定的抗病能力。②认知功能基本正常；能适应环境；处事乐观积极；自我满意或自我评价好。③能恰当处理家庭和社会人际关系；积极参与家庭和社会活动。④日常生活活动正常，生活自理或基本自理。⑤营养状况良好，体重适中，保持良好生活方式。

根据目前的诊断标准，老年人估算肾小球滤过率（eGFR）在 45～59 mL/（min·1.73 m^2）的状态属于慢性肾脏病（CKD）3a 期。

然而，CKD 3a 期的诊断在学术界一直存有较大的争议，不少专家认为老年 CKD 3a 期属于"重要脏器的增龄性改变未导致功能异常"的情况，断定 CKD 3a 期是老年人的增龄性改变，而非肾脏疾病。由于我曾在不同的场合下表明老年 CKD 3a 期实属老年人的一种疾病状态，医护和患者对此应该保持相应的警惕性。因此，该标准颁布后，有不少的医师和患者朋友告诉我这个标准似乎忽略了老年肾脏疾病的情况。仔细阅读该标准条目后，个人认为该标准的表述还是相当严谨的，不存在忽视肾脏疾病的问题，因为该标准的每个条目的背后都可以看到肾脏支撑的影子。中医认为"肾为先天之本"，肾脏的健康是健康老年人的重要基础。

首先，该标准的第一条中的"重要器官"主要是指心、脑、肺、肝、肾。我们知道，肾脏与各重要器官之间均密切相关，其他重要器官的病变均会导致肾脏病变，而肾脏的病变也会引起相应器官功能改变，如临床上的心肾综合征、肝肾综合征及肺肾综合征，以及近几年大家都非常关心的脑肾综合征等。其次，肾脏病变的临床表现较少，不易被患者察觉，因此，大多数肾脏疾病也被称为"沉默的杀手"，如上面提到的 CKD 3a 期。老年 CKD 3a 期患者临床上几乎没有任何特异的症状，但是 eGFR 水平已经明显下降，也就是说患者的肾脏储备功能几近丧失，而这类患者在有应激或其他病理打击（如使用肾毒性药物、经历败血症、外科手术）的情况下，非常容易出现急性肾损伤（AKI）。相关研究报道在 eGFR 为 $45 \sim 59$ mL/（min · 1.73 m^2）的老年人群中，AKI 的发生率是 eGFR ≥ 60 mL/（min · 1.73 m^2）者的 2 倍，发生全因死亡和终末期肾病的风险也明显增加。因此，按照第一条中的附加条件"具有一定的抗病能力"来判断，老年 CKD 3a 期患者就不能界定为"健康老年人"。当然，如果老年医学工作者能努力将这类患者的"相关高危因素控制在与其年龄相适应的达标范围内"时，这些老年人的"抗病能力"是可以加强的，他们也是可以成为"健康老年人"的。

其次，该标准中的第 2、3、4 条主要涉及老年人的心态、认知和社会环境的问题，其实这些问题也与肾脏功能或疾病密切相关。老年人应该充分意识到在整个生命过程中，自身体力、精神状态及社会参与的潜力和限度。不少老年人为了追求"长寿"，热衷于使用各类保健食品或药品，殊不知，对于已经存在明显的肾脏增龄改变和肾脏储备功能降低的老年人而言，这些保健食品或药品有可能成为压倒脆弱"肾功能平衡状态"的最后一根稻草，直接使老年人从"健康状态"进入"疾病状态"。此外，部分老年人对某些机体老化的问题认识不足，如出现轻度的夜尿次数增多、下肢轻度水肿等便十分紧张地认为自己患了严重的肾脏疾病，惶惶不可终日，严重影响身心健康和睡眠质量，反而可能导致疾病加重，最后引发肾脏的病变。相反，即使患者有肾脏疾病，如果能有良好的心态和充分的认知，在医师合理的诊疗下，老年肾脏病患者也可以健康、快乐地生活和工作。因此，老年人的心态、认知和社会环境等问题都会或明或暗地影响其肾脏功能状况的变化。

最后，在该标准中要求健康老年人"营养状况良好，体重适中，保持良好生活方式"。其实，这些表述也与老年人的肾功能保持或肾脏疾病密切相关。在 CKD 患者中，营养治疗是其他所有治疗的基础，在进行低蛋白饮食的同时如何维持良好的营养状况是肾脏病专科医护人员和患者均需要重点关注的问题，而"体重适中，保持良好生活方式"，也是国际肾脏病学会倡导的"肾脏保护七项原则"中的核心部分，即①多做运动、保持身体健康；②维持良好的饮食习惯及控制体重；③戒烟；④控制血糖水平；⑤定期监测血压水平；⑥不要长期使用非处方药物；⑦具有相关危险因素的人群需要定期检查肾功能。

　　事实上，"健康老年人"在英文中没有直接对应的词汇，比较接近此词意思的是 Successful Aging（SA），从字面上可以译为"成功的老龄化"或"健康的老年化"。SA 主要表现在老年人对整体生活的满意度、对机体衰老的主观体验、情感幸福与否、生命价值的体现等方面，是一种对老年人身体和社会福祉等多维结构的评估，而并非只是没有重大疾病。由于老年人，尤其是高龄老年人或多或少患有不同的慢性疾病，因此，很难用一个通用的定义或几条标准来确定谁是"健康老年人"。即使可以界定，也可能导致大多数老年人被界定为"不健康"，从而可能会极大影响老年人个人或家庭成员的心理负担。辽宁省曾进行了一项基于社区、以 3558 名老年人（男性 1656 名，女性 1902 名）为研究对象的横断面研究，对 SA 的评估基于以下因素：身体残疾、认知功能、日常生活活动和自我评估的心理/情绪状态。结果发现男性的 SA 率为 31.7%，女性为 29.4%，提示中国老年人的 SA 水平明显低于其他国家或地区，其中身体健康状况，如视觉障碍是影响SA 的重要影响因素，文章认为我国"健康的老年化"还是处在一个非常艰难的进程之中。

　　其实，现实生活中不少具有慢性疾病的老年患者同样也可以具有非常幸福和健康的生活，这类人群是否可以认定为 SA 呢？已有的研究表明对于晚期 CKD 患者，成功的肾移植被视为 SA 的促进因素。通过消除老年患者透析的负担，允许患者追求促进 SA 的活动和生活方式，社会为这些患者开发适应老龄化的支持系统，这些老年 CKD 患者会发现在社会保险和医疗保险，以及社区等支持下会更容易实现 SA。当然，老年 CKD 患者要想实现 SA，最重要的是临床医师和护理人员与患者一起共同讨论他们 SA 的目标、可能会经历的挫折或障碍，以及提高 SA 能力的策略。最近有一个研究拟从老年人自己的角度和主观感受上来定义 SA，旨在提高相关机构对 SA 的识别，并支持老年人的健康生活方式和美好生活，促进患有慢性疾病的老年人积极地生活，提高老年患者的生活质量。目前国际上已经将 SA 的概念扩展并改良以适应用于伴有慢性疾病的老年患者，我国"健康老年人"的标准是否应该注意这一动向，借鉴相关研究方法和结果，主动修订相关条目，向老年慢性病患者伸出友好的"橄榄枝"呢？

本节要点

◇ 健康老年人的标准需要肾脏健康作为基础支撑。

◇ 现实生活中，"健康老年人"难以用几条标准或相关定义来界定。

◇ 绝大多数老年人，尤其是高龄老年人或多或少都患有不同程度的慢性疾病，其是否健康幸福，他们的主观感受和社会环境的支撑更为重要。

参考文献

1. 中华医学会老年医学分会, 中华老年医学杂志编辑部. 中国健康老年人标准 (2013). 中华老年医学杂志, 2013, 32 (8): 801.

2. LIU C, CHEN H, LIU C, et al. Combined application of eGFR and albuminuria for the precise diagnosis of stage 2 and 3a CKD in the elderly. J Nephrol, 2014, 27 (3): 289 - 297.

3. ESPOSITO C, PLATI A, MAZZULLO T, et al. Renal function and functional reserve in healthy elderly individuals. J Nephrol, 2007, 20 (5): 617 - 625.

4. DAMIANAKI K, BURNIER M, DIMITRIADIS K, et al. Renal functional reserve is related to the nondipping phenotype and to the exercise heart rate response in patients with essential hypertension and preserved renal function. Kidney Blood Press Res, 2020, 45 (5): 737 - 747.

5. PLUGGE M. Successful ageing in the oldest old: objectively and subjectively measured evidence from a population-based survey in Germany. Euro J Ageing, 2021, 18 (4): 537 - 547.

6. LIU L, ZHANG T J, LI S, et al. Successful aging among community-dwelling older adults in urban areas of Liaoning province: the crucial effect of visual ability. Risk Management and Healthcare Policy, 2021, 14: 3729 - 3738.

7. VAN PILSUM RASMUSSEN S E, WARSAME F, ENO A K, et al. Perceptions, barriers, and experiences with successful aging before and after kidney transplantation: a focus group study. Transplantation, 2020, 104 (3): 603 - 612.

8. MICHEL H, PREVOT-HUILLE H, KOSTER R, et al. What is a "good life": protocol for a qualitative study to explore the viewpoint of older persons. PLoS ONE, 2021, 16 (12): e0261741.

4. 社区老年人疾病筛查中应重视肾脏病的诊断

随着国家经济实力的提高, 目前全国各地已经有不少地方开始给 65 岁以上老年人群进行免费体检, 各种检查和检验项目琳琅满目, 对疾病的早期发现、早期治疗及提高我国老年人的生活质量起到了非常重要的作用, 深受老年人的欢迎。然而, 不少老年

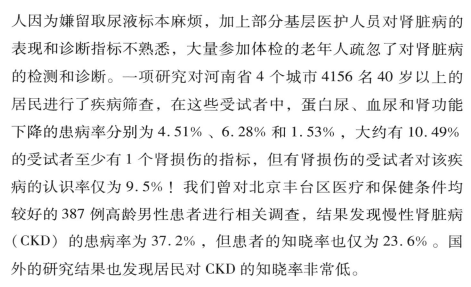

人因为嫌留取尿液标本麻烦，加上部分基层医护人员对肾脏病的表现和诊断指标不熟悉，大量参加体检的老年人疏忽了对肾脏病的检测和诊断。一项研究对河南省 4 个城市 4156 名 40 岁以上的居民进行了疾病筛查，在这些受试者中，蛋白尿、血尿和肾功能下降的患病率分别为 4.51%、6.28% 和 1.53%，大约有 10.49% 的受试者至少有 1 个肾损伤的指标，但有肾损伤的受试者对该疾病的认识率仅为 9.5%！我们曾对北京丰台区医疗和保健条件均较好的 387 例高龄男性患者进行相关调查，结果发现慢性肾脏病（CKD）的患病率为 37.2%，但患者的知晓率也仅为 23.6%。国外的研究结果也发现居民对 CKD 的知晓率非常低。

肾脏疾病可以称之为"沉默的杀手"，肾病的早期症状少且不明显，如肾炎的基本临床表现常为蛋白尿、血尿、高血压和水肿等，多数老年肾炎患者病程较长、进展缓慢，但在各种危险因素的影响下，病情呈进行性加重，肾功能持续下降，即使发展到终末期肾病（尿毒症）阶段，患者的表现也仅是贫血、恶心、呕吐等非特异性表现。在肾脏病的发展过程中，除可能出现的水肿表现以外，其他几种表现均需依靠器械或化验检查才能发现。一项研究发现患者自我报告的 CKD 史与全因死亡率及 54 种死亡原因中的 27 种风险增加有关。因此，在对老年人进行疾病筛查中需要重视肾脏病病史的采集及血、尿相关指标的检验检查，才能准确并早期进行老年肾脏疾病的诊断和相关疾病风险的判断。

在疾病筛查中的查体阶段，首先应该注意是否有眼睑或下肢水肿的情况。水肿为老年肾脏病患者早期症状，但可有可无，严重程度也不尽一致。事实上，老年人的水肿表现大多数与肾脏病无关，其可能是药物的影响（如使用钙通道阻滞剂类降压药物等）或是其他疾病（如甲状腺功能减退症、肝硬化、心功能不全等）的表现。肾病性水肿轻者表现为晨起眼睑水肿和（或）踝部水肿，严重时水肿可延及全身，出现体重的增加，尤其见于肾病综合征患者。水肿发生机制主要由于肾性钠、水潴留或严重低蛋白。老年人还可因为全身毛细血管病变引起毛细血管通透性增加、心力衰竭等因素而使肾脏病的水肿表现明显加重。

此外，要注意血压的检查。80% 以上老年肾脏病患者均可见血压升高，多为中等程度血压升高，偶见严重高血压。与青年人群不同，老年人以收缩压持续升高为主，舒张压可无明显升高甚或降低。血压升高的机制与钠、水潴留、肾素 - 血管紧张素 - 醛固酮系统活性增高等因素相关，持续性高血压往往可以加重肾功能的损害。需要注意的是老年人的"白大褂高血压"发生率比较高，如果查体时发现高血压，应该连续多次监测血压变化，必要时行 24 小时动态血压的检查以确定是否可诊断为高血压。

尿液常规检查是诊断肾脏疾病的常用检验方法之一，其中血尿和蛋白尿 2 项指标最为重要。血尿可表现为肉眼血尿或镜下血尿，以后者更为多见。肉眼血尿呈均匀的棕色混浊或洗肉水样，个别情况下还可能有血凝块出现。老年患者出现血尿首先需要除外泌尿系的肿瘤病变，尤其是发现尿中有血凝块时，更需要小心仔细地鉴别。血尿检查在疾病筛查时多是采用常规尿液试纸测定，这种测定可以判断是否存在尿液潜血情况，但血尿的检查采用尿沉渣检测是否存在红细胞更为准确。当尿液中发现有红细胞后，应当建议患者到医院肾脏病专科进行尿红细胞形态学的检查，以进一步明确血尿的来源。一般而言，尿红细胞为多形或异常形态时，多为肾小球源性血尿；尿红细胞为均一或正常形态时，常提示血尿多来源于肾实质以外，如肾盂、输尿管、膀胱或尿道等。老年患者新出现的血尿多数是肾外原因，如泌尿系结石、肿瘤等，故应该特别注意甄别。老年人尿常规中出现蛋白尿多为肾脏病变。尿蛋白可采用尿常规、24 小时尿蛋白定量或随机尿白蛋白/肌酐比值（albumin creatinine ratio，ACR）进行检测。患有糖尿病、高血压的老年患者除尿常规检查外，最好检查尿 ACR 以发现微量白蛋白尿，便于早期发现糖尿病肾病或高血压肾损害，此检查的敏感度远高于尿常规蛋白定性检查。对于老年患者而言，在家属协助下留取的 24 小时尿蛋白定量或在医院留取随机尿 ACR 检测到的尿蛋白可信度更高。当出现大量蛋白尿时，建议进行尿蛋白的分类检查；当尿常规、24 小时尿蛋白定量或随机尿 ACR 的检查结果不一致时，要注意是否有免疫球蛋白异常增多症等疾病的可能性。

疾病筛查中的血液检查通常会包括血常规、血液生化等检查，这些检查中应该特别注意血红蛋白、人血白蛋白、血清肌酐、血尿素氮和电解质等与肾脏功能密切相关的检验结果。老年人肾脏病变严重时常可出现贫血、低白蛋白血症、血清肌酐和血尿素氮升高、血电解质紊乱等异常。不少老年肾脏病患者的血浆白蛋白水平与尿蛋白丢失量常不平行，原因与老年人群蛋白质摄取及吸收功能减退，白蛋白合成与分解代谢异常等因素相关。老年肾脏病患者容易出现急性肾损伤（血清肌酐水平在短期内快速升高或尿量显著减少等）表现，如果出现肾功能的急剧减退，往往提示预后不佳。

疾病筛查中腹部超声是必查项目，应该注意肾脏超声检查的结果。肾脏超声成像与老年肾脏病不同时期有关，早期可表现正常或仅有皮质回声增强的表现，在肾功能不全后则可出现皮质变薄甚至肾萎缩。肾脏超声检查可以协助诊断和鉴别诊断，以确定或排除是否有肾外的因素参与导致的肾损伤，如泌尿系结石、尿路梗阻等。

老年肾脏病诊断并不复杂，但由于老年人常有多病共患和多重用药的情况，因此，在发现老年患者出现新发血尿和（或）蛋白尿时，应该对患者进行全面检查和评估，如既往病史、过敏史、用药史等。评估患者是否患有高血压、糖尿病、病毒性肝炎、肿瘤或自身免疫性疾病等及其严重程度，并需要评估可能的肾脏病进展风险因素（如顽固性蛋白尿、糖尿病、高血压控制不佳、低血压、吸烟、心血管疾病、使用肾毒性药物、肥胖、出生时为低体重、睡眠不足等），以免延误诊断或治疗。

在社区老年人疾病筛查中识别和监测到有肾脏病发生时，应该指导患者及时到肾脏病专科就诊。日本的研究发现在接受年度健康检查的 71 233 例个体中，大约有 5.7% 的人被疑诊为 CKD，但只有 2.1% 的患者在健康查体后 6 个月内到医院就诊并治疗。变量调整模型的组间风险差异研究结果表明未接受诊治的患者进展为肾脏疾病的概率比去医院接受诊治的患者高出 16.3%。因此，及时诊治 3 期以内 CKD（CKD 1～3 期的比例在老年患者中达 30% 以上）可能会防止肾功能进一步丧失而进展为肾衰竭。一项国际多焦点观察性研究（REVEAL-CKD）针对未确诊的 CKD 3 期患病率及患者的特征、医疗资源利用和可能的不良临床结果进行评估，我国也参加了这一研究项目，相信 REVEAL-CKD 的研究结果将会对 CKD 筛查和早期诊治的临床实践和政策变化提供有价值的见解。

本节要点

◇ 老年人急性、慢性肾脏病的发生率高，在平时健康查体或疾病筛查时应该注意肾脏病变情况。

◇ 尿液常规检查、尿素氮和血清肌酐等化验检查及肾脏超声检查可以发现大多数的肾脏疾病。

◇ 健康查体发现患者尿常规异常时，需要及时指导其到有肾脏病专科的医院就诊。

参考文献

1. 刘旭利，程庆砾，刘海波，等. 北京市丰台区高龄男性慢性肾病的调查. 中华保健医学杂志，2014，16（6）：468－470.

2. TUOT D S, PLANTINGA L C, HSU C Y, et al. Chronic kidney disease awareness among individuals with clinical markers of kidney dysfunction. Clin J Am Soc Nephrol, 2011, 6 (8): 1838－1844.

3. PHOON R K. Chronic kidney disease in the elderly-assessment and management. Aust Fam Physician, 2012, 41 (12): 940－944.

4. WAN E Y F, YU E Y T, CHIN W Y, et al. Association of visit-to-visit variability of systolic blood pressure with cardiovascular disease, chronic kidney disease and mortality in patients with hypertension. J Hypertens, 2020, 38 (5): 943－953.

5. AUNE D, SUN X, NIE J, et al. Self-reported chronic kidney disease and the risk of all-cause and cause-specific mortality: outcome-wide association study of 54 causes of death in the National Health Interview Survey. BMC Nephrol, 2022, 23 (1): 165.

6. BANGASH F, AGARWAL R. Masked hypertension and white-coat hypertension in chronic kidney disease: a meta-analysis. Clin J Am Soc Nephrol, 2009, 4 (3): 656－664.

7. 程庆砾. 老年人尿检有蛋白和红细胞怎么办? 保健医苑, 2017, 16 (3): 14 – 15.

8. HOFMANN W, EHRICH J H, GUDER W G, et al. Diagnostic pathways for exclusion and diagnosis of kidney diseases. Clin Lab, 2012, 58 (9 – 10): 871 – 889.

9. YAMADA Y, IKENOUE T, SAITO Y, et al. Undiagnosed and untreated chronic kidney disease and its impact on renal outcomes in the Japanese middle-aged general population. J Epidemiol Community Health, 2019, 73 (12): 1122 – 1127.

10. KUSHNER P, PEACH E, WITTBRODT E, et al. Investigating the global prevalence and consequences of undiagnosed stage 3 chronic kidney disease: methods and rationale for the REVEAL-CKD study. Clin Kidney J, 2021, 15 (4): 738 – 746.

5. 老年患者能够从远程肾脏病学服务中获益

根据世界卫生组织的定义, 远程医疗是"医疗保健专业人员使用通信技术交换有效信息来诊断、治疗和预防疾病, 提供远距离的医疗保健服务, 以及对医疗保健提供者进行继续教育, 其中距离是一个关键因素。所有这些都是为了促进个人及社区的健康。"远程肾脏病学服务是远程医疗在肾脏病领域的应用。那么, 老年肾脏病患者是否可以享受远程肾脏病学服务, 使用这些服务技术能否使老年患者获益呢?

美国迈阿密退伍军人医疗保健系统的一项研究对采用安全视频会议实施的远程肾脏病诊所干预效果进行了分析。一共有 101 例平均年龄为 65.5 岁慢性肾脏病 (CKD) 患者, 其中 49.5% 为 CKD 3 期, 13% 为 CKD 4 期, 7.9% 为 CKD 2 期。结果表明远程肾脏病诊所干预对降低血压的影响具有显著的统计学差异, 患者的血钾水平在干预后也出现显著改善, 肾功能可维持稳定, 但磷和碳酸氢盐的改善没有统计学差异。在另一项前瞻性观察研究中, 通过远程服务指导 66 例肾移植受者在家中于指定的时间和频率测量血压，血压测定值同时被传输到远程服务平台，由平台的医师和临床药师审查患者血压和药物，然后给患者远程提供抗高血压的干预措施。干预 30 天后，患者的平均收缩压和舒张压分别降低了 6.0 mmHg 和 3.0 mmHg，且降压效果一直持续到 180 天后的门诊随访。另外一项针对 CKD 患者的前瞻性研究将远程支持的家庭血压监测与常规面对面门诊进行了比较，结果发现与初始收缩压水平相比，远程支持的家庭血压监测和常规门诊的患者平均收缩压分别降低了 13.0 mmHg 和 8.5 mmHg（$P < 0.05$），这提示远程支持的家庭血压监测干预至少与常规门诊是一样有效的。印度一项研究发现当乡村的腹膜透析患者接受了登录网站、输入生理数据及上传腹膜透析液体和腹膜透析管出口部位照片等培训并允许采用短信快速访问腹膜透析专家、通过网络和短信通信进行远程监测后，与城市的腹膜透析患者比较，两者的技术失败率和发生腹膜炎风险没有差异，且乡村腹膜透析患者的 5 年生存率明显高于城市的腹膜透析患者，而在使用远程服务之前，乡村腹膜透析患者的生存率是远低于城市患者的。

　　既往大多数远程肾脏病学服务的研究均局限于城市与医疗条件较差的偏远地区的患者。最近几年由于新型冠状病毒感染疫情，导致医院或社区被隔离，不少远程医疗也为城镇居家患者提供了服务。因为便利，基于电子数据的远程医疗系统在患者和临床医师中越来越受欢迎，不少患者可以完全不用去医院进行面对面的随访。加拿大的一项研究显示在年龄≥65 岁享受远程肾脏病学服务的患者中，68% 认为电话咨询是一种舒适的体验；73% 的人认为在新型冠状病毒感染疫情防控期间，远程医疗服务是一种更安全的选择；65% 的人认为与线下医疗保健服务相比，线上服务的质量没有任何降低，且在交通和停车方面花费的时间和资源更少。在新型冠状病毒感染疫情防控期间，国内也有不少肾脏病专科采用远程医疗的方式为肾脏病患者服务，取得了较好的效果。有研究预测即使在新型冠状病毒感染疫情结束后，门诊医疗服务的很多方面估计会被远程医疗所替代。

老年肾脏病患者常常需要老年病专家和肾脏病专家提供专业服务，而这两类专家在我国的医疗服务体系中数量较少，不少县市级医院甚至没有相关的专业。因此，老年肾脏病患者和提供基础医疗服务的相关人员与老年肾脏病专家的地理位置之间存在较大的差异，远程肾脏病学服务正好可以弥合这个距离，并向患者或地域的医疗健康服务人员提供老年肾脏病的远程医疗护理服务和教育培训。

老年 CKD 患者的肾功能恶化进展虽然相对缓慢，但影响肾功能恶化进展的相关风险因素，如高血压、低血压、糖尿病、药物使用等经常会发生变化，需要定期检测和随访。目前我国不少老年人处于独居状态，存在功能障碍或体力不支，难以独自到医院或诊所就诊；也会因害怕麻烦子女或其他亲属协助去医院就诊而经历烦躁和焦虑等不安情绪。已有研究表明老年患者上述病理生理和心理情绪等方面的变化均可影响肾脏病的进展和肾功能的恶化。因此，老年肾脏病的日常管理如果能采用医院与患者或社区服务中心之间建立远程肾脏病学服务，不仅可以密切监测患者病情变化、减少老年患者亲自去医院就诊的困难，也可以明显减少老年患者的焦虑情绪，肯定会对老年患者的肾功能稳定和临床预后产生良好的影响。然而，目前我国的老年肾脏病患者享受远程肾脏病学服务仍有不少的障碍，主要表现在下面几个方面。

首先是远程肾脏病学服务平台尚未建立。虽然在我国几乎所有的县市级以上的医院均有远程会诊系统，譬如我院就曾向新疆维吾尔自治区 80 多个县级医院无偿捐赠了远程会诊系统，因此，在医院与医院之间的医疗会诊目前不存在设备上的问题，关键是什么情况需要会诊？哪些病历资料需要向会诊医师提供？一些高端检查或检验项目如何采用普及性的项目替代？会诊后如何随访患者、监测诊治效果？等等问题还需要进一步完善。另外一个非常重要的问题是医院与患者之间的远程联系，除了一些高端私立诊所和私立医疗咨询平台之外，在我国公立医疗系统中这种联系基本处于一个空白状态，主要是相关的法律、法规和医疗保险等方面尚难以跟上远程医疗快速发展的步伐。目前，国家相关部门已经开始了此方面的调研，毕竟大型国有化医疗保健系统应该处于远程医学服务的前沿，为人民的健康服务。当然，尽管远程肾脏病学服务平台的宗旨是以患者为中心，但仍需要相关的系列研究来严格测试其临床疗效和成本效益，需要精心设计和充分支持的前瞻性研究来确定最有可能从远程肾脏病学服务平台中受益的最佳方式、干预措施及相应的患者群体。同时也需要证实远程肾脏病学服务能以较低成本（如更少的住院、急诊和更合理用药等）获得更好的临床结果，才能解除医疗保险部门对过度使用远程服务会推高医疗成本的担心。以上这些问题尚难以在近期解决，建议国家相关部门可以暂时放开民营资本进入，国家进行相应的监管，使我国老年肾脏病患者能尽快享受到科技进步的红利。

其次是远程肾脏病学服务的"数字鸿沟"问题。老年人群通常对各类电子设备或数字平台的熟悉度较低，不少还是非互联网用户。此外，远程会诊专家可能没有对当地医院电子病历的读写访问权限，无法查看患者的检查、检验结果，也不能观察患者的治疗药物和治疗结果。我国各地医院运行不同的电子病历系统、采用不同的医疗保险和不同的药物治疗习惯，提供远程肾脏病学服务的一方与本地同行之间可能缺乏同步和一致性，无法从远处保证诊治措施的落实及评估患者身体状况是否良好。解决这些问题需要以社区医疗服务中心为基础，制定远程医学服务的统一教材来培训基层医疗健康服务人员，并对电子健康素养不足的老年患者提供相应的支持。同时增加视频咨询和会诊的时间，开发人工智能软件和设备对老年患者进行喜闻乐见的健康知识普及教育。相关研究表明在远程医疗服务中，82% 以上的患者更喜欢视频咨询而不是仅仅电话或短信沟通。

再次是远程肾脏病学服务可能存在一些风险。如患者是否愿意接受远程服务？老年病或肾脏病专家在远程服务中是否会花费更多的诊疗时间？非个人性质的视频咨询或会诊是否会侵犯患者的隐私？……一项回顾性研究比较了美国梅奥诊所所属两家社区医院的情况，一家医院提供标准的肾脏病医疗护理和远程肾脏病学服务，另外一家仅提供标准的医疗护理。该研究共纳入 850 例患者，评估患者住院时间、再入院率、接受透析或转院的概率及30 天病死率。结果发现与标准的医疗护理相比，所有患者的诊疗结果并没有显著差异，患者和远程会诊专家对远程肾脏病学服务均有好感。其中，与常规诊疗相比，64% 的远程肾病专家在诊疗上花费的时间更少，77% 的患者对远程肾脏病服务的响应时间感到满意，67% 的医患均认为远程肾脏病学服务与标准医疗护理一样安全。在另外一项研究中，为了提升远程肾脏病学服务平台的医患关系满意度，该项目要求所有患者都必须与远程肾病学服务专家进行至少 1 次面对面的门诊访问，以确定患者是否适合远程肾脏病学服务。在长期无人访视或远程随访期间，若低估了老年患者新发的症状或忽略了相关的检查结果，均有可能导致医疗差错或事故的发生。因此，对于老年肾脏病患者而言，面对面门诊和远程肾脏病学服务必须结合起来，远程会诊专家和社区医疗服务人员对患者可能发生的意外或药物的不良反应等应保持一定程度的警惕性。此外，关于远程医疗服务的保密原则应该与线下医疗一致，但网络医疗数据泄露问题尚需要立法解决，无论是远程医疗服务的提供者还是接受者均需要注意这种潜在的风险。远程医疗平台在使用患者的医疗数据前，需要得到患者或其监护人的授权或知情同意。

最后，我们展望一下远程肾脏病学服务的前景。目前心电监护的可穿戴设备已经在我国的医疗保健服务中开始使用，医疗专家可以远程监控患者的心电变化情况并给患者或其身边的医护人员下达相关的医嘱。肾脏病科可穿戴技术与设备的发展在最近几年也有长足的进步，如用于监测肾功能、血钙、血 pH 或其他参数的可穿戴传感器，以及用于血液透析或腹膜透析的可穿戴设备在临床开始应用或试用，此类设备将来有可能变得更小并可植入患者体内。这些设备若能连接到远程肾脏病学服务平台，则将可能使目前医院的某些门诊服务成为历史。人工智能（artificial intelligence，AI）技术在临床上的普及和应用，也可以提高远程肾脏病学服务的水平。目前已经有不少 AI 技术在肾脏病诊治中的应用报道，如 AI 识别患者血清肌酐或胱抑素 C 水平的变化而发出急性肾损伤的警报、根据患者肾脏的磁共振或超声检查图像自动计算多囊肾的肾脏总体积、自动识别肾脏病理学图片并给出相应病理学诊断、分析 CKD 患者的历史数据进行深度学习后提供治疗决策支持或识别高危患者并预测临床事件等。例如，AI 应用程序可以整合心率和血压测量数据及患者日记中的"头晕"一词，为患者提供改变抗高血压药物的建议。AI 识别肾性贫血的程度，对促红细胞生成素剂量提出建议；血液透析患者中使用 AI 可以确定目标体重和透析处方，并可实时响应患者体内稳态的变化，以防止出现症状性透析中低血压或超滤过量等。我们团队正在与中国科学院合作研制一种可以同时测定尿液白蛋白和肾损伤分子 1（kidney injury molecule-1，KIM-1）的尿液试纸，通过智能手机软件可以进行光学快速检测并显示出相应的结果，这也可为将来的远程肾脏病学服务提供病情评估的技术手段。

总之，远程肾脏病学服务平台的建立和发展一定会为老年肾脏病患者带来健康的福音。这一技术可以促进患者主动参与自我保健、减少患者到医院的困难、增加患者战胜疾病的信心、节省就医时间和医疗费用、为患者提供与临床专家交谈的机会，也可以避免患者频繁地转诊。当然，远程服务也有一些尚未完善的问题，如老年患者对数字技术使用不熟悉、社区宽带连接不佳可影响医患之间的顺畅交流、患者的隐私问题不方便在线上表述等。此外，与门诊面对面交流相比，医师在诊治患者时可能会感觉无法完全掌控节奏，加上目前医疗数据保护法律法规尚不完善，医护人员对法制不健全或苛刻问责制的担忧等均会影响医患对远程医疗服务的热情。尽管如此，在经历了新型冠状病毒感染疫情之后，人们对远程医疗服务的需求已经展现出了空前的热情，目前远程医疗已经不再是可不可以的问题，而是什么时间全面开展和不断完善的问题。

本节要点

◇ 远程肾脏病学服务可以协助老年患者对血压、血糖和药物使用的管理，对老年肾脏病患者维持肾功能稳定具有积极的作用。

◇ 国家相关部门应尽快建立我国的远程肾脏病学服务平台，同时立法解决远程医疗相关法律和法规问题，以便老年肾脏病患者能尽快享受到科技发展的红利。

◇ 可穿戴设备和人工智能技术与远程肾脏病学服务平台的结合将会提升远程医疗服务的水平。

参考文献

1. LADINO M A, WILEY J, SCHULMAN I H, et al. Tele-nephrology: a feasible way to improve access to care for patients with kidney disease who reside in underserved areas. Telemed J E Health, 2016, 22 (8): 650 – 654.

2. LEA J P, TANNENBAUM J. The role of telemedicine in providing nephrology care in rural hospitals. Kidney 360, 2020, 1 (6): 553 – 556.

3. HEYCK LEE S, RAMONDINO S, GALLO K, et al. A quantitative and qualitative study on patient and physician perceptions of nephrology telephone consultation during COVID-19. Can J Kidney Health Dis, 2022, 9: 20543581211066720.

中国医学临床百家

4. 王阿妮，路万虹，杨亚丽，等. 新型冠状病毒肺炎疫期慢性肾脏病患者的远程管理. 中华护理杂志，2020，55（z1）：321 - 322.

5. ANDROGA L A, ZOGHBY Z, RAMAR P, et al. Provider perspectives and clinical outcomes with inpatient telenephrology. Clin J Am Soc Nephrol, 2022, 17 (5): 655 - 662.

6. STAUSS M, FLOYD L, BECKER S, et al. Opportunities in the cloud or pie in the sky? Current status and future perspectives of telemedicine in nephrology. Clin Kidney J, 2020, 14 (2): 492 - 506.

7. KORAISHY F M, ROHATGI R. Telenephrology: an emerging platform for delivering renal health care. Am J Kidney Dis, 2020, 76 (3): 417 - 426.

8. TAN J, MEHROTRA A, NADKARNI G N, et al. Telenephrology: providing healthcare to remotely located patients with chronic kidney disease. Am J Nephrol, 2018, 47 (3): 200 - 207.

9. 杨捷雯，朱亚，曾彦英，等. 社区养老机构中远程医疗运用现状及问题研究. 卫生软科学，2022，36 (5)：44 - 49.

6. 需要重视老年终末期肾病治疗中的伦理学问题

医学伦理问题是医学领域中人与人、人与社会、人与自然关系的道德问题。医学伦理学中有 3 个最基本的原则：患者利益第一、尊重患者和公正。人的生老病死是自然规则，对于绝大多数老年人而言，生活质量的稳定和改善比治愈某种疾病更为重要，这其实也是老年患者的根本利益。然而，老年人并不是孤立存在的，在每位老年患者背后都牵扯着复杂的社会关系和家庭关系，因此，在老年肾脏病临床工作中，尤其是在处理老年终末期肾病（end stage renal disease，ESRD）患者时，专科医师经常会被一些伦理问题所困扰。在 ESRD 的治疗中，透析治疗通常需要占据较多的公共医疗资源，此外 ESRD 的预后不良、透析治疗的替代性质、治疗过程中可能带来的痛苦，加上患者强烈求生欲、家属过高的期望和社会上各种混杂信息的干扰，使老年患者在透析前后的伦理学问题均十分突出，也非常复杂，本章仅就医学伦理的3个原则问题进行粗浅的讨论。

公正原则是前些年透析治疗领域讨论较多的问题之一。对于发展中国家或地区而言，医疗资源如何做到公平分配是肾脏病治疗"公正"的主要问题。在改革开放初期，我国医疗资源极度匮乏，透析机数量很少，为了合理进行分配，首先需要制定一些规则来决定哪些人可以得到透析资源。医学的规则主要是根据临床适应证、患者的年龄、疾病治疗成功的可能性、预期寿命、生命质量等诸多因素对患者进行初筛。在此基础之上，会再制定一些规则从初筛范围中最后决定哪些人能进入透析治疗，这时的规则常掺杂一些社会标准，如患者的地位和作用、过去的成就、潜在的贡献等，但这些社会标准经常会引起较大的争议，因为这里就已经存在很多不公正和不公平了。其实，无论在哪个层面上，老年ESRD患者都很难"公正""公平"地与青年ESRD患者竞争获得透析治疗的机会。

随着国家经济实力的增强，国家卫生资源和基本医疗保险逐渐向透析患者倾斜，目前ESRD患者因为透析资源紧张的问题而无法获得基本透析治疗的情况已经很少见。然而，最近几年的新型冠状病毒感染疫情防控期间，由于疾病或隔离措施导致医护人员短缺、在城市或社区静默或封锁期间患者无法安全出行到透析中心治疗、透析管路和透析液等医疗消耗产品可能因运输延误或将物资转移到其他地方以满足紧急需求而导致短缺、个人防护设备供应不足等问题也限制了透析中心在满足相关部门的感染控制标准同时还能提供全面服务的能力，多数透析中心在满足常规透析需求方面存在着严重的困难，尤其是新型冠状病毒感染的透析患者更为困难。即使是有条件进行家庭透析的患者，在获得远程医疗指导、实验室服务、处方和透析用品方面也可能会遇到较大的麻烦。在这段特殊时期，老年 ESRD 患者透析的公平性问题也受到了极大的挑战。好在有国家政策的大力支持、有全国医护人员敢于牺牲的勇气，此问题在我国并未凸显为社会热点问题。

尽管如此，在评估老年 ESRD 患者是否能进入透析治疗方面，大多数人仍很难保持"公正"。为什么呢？这主要涉及是否能"尊重患者"和维持"患者利益第一"的原则问题。"尊重患者"是一个比较泛化的概念，多数医护人员认为自己是"尊重患者"的，但"尊重患者"并不仅仅是服务态度比较好，而且还要认真和深入地了解和尊重患者对于疾病诊断和治疗的相关意愿。由于多数患者不懂医学或医学专科知识，加上患病后身心常处于软弱地位，在许多情况下，患者自己难以做出比较理性的决定。掌握专业知识和技术的医护人员可以代替患者做出相关的诊治决定，此时的医护人员在医疗工作中起着家长一样的作用，即"医学家长主义"。不少人认为这种"医学家长主义"就是不尊重患者，因为尊重患者首先是要尊重患者对自己医疗问题的自主权利。然而，由于大多数 ESRD 患者或家属并没有充分的医学专业知识，加上有些老年患者还伴有认知障碍、精神失常等问题，往往缺乏自主做出合理决定的能力，此时的"医学家长主义"是正当的，并可以保护患者免受更为严重的伤害，如果患者家属不过度干涉治疗，这种情况对医患而言，伦理学问题的困扰就相对较小。

在临床工作中，比较让人困惑的是，尽管患者或家属医学素养不足，但却道听途说地收集了比较多的错误信息，而其所坚持的自我主张又有可能会损害患者的自身利益时，临床医护人员该如何应对？这种情况在老年 ESRD 患者决定是否进行透析治疗时常会表现得非常激烈。例如，有些老年 ESRD 患者的预期生存时间仅剩几天到几周，但患者家属仍希望采用所谓"积极"的透析治疗方法，同时威胁医师说如果不采取积极治疗措施他们就要采取法律行动，此时，多数医师都会根据家人的意愿继续所有治疗。然而，徒劳的治疗肯定会加重或延长患者的痛苦，明显侵犯了患者的最大利益，患者家属也可能因为不完全了解恶劣预后及延续治疗给患者带来的痛苦而不断地提出各种质疑或投诉，甚至加害医护人员。在这种情况下，大多数医护人员都会感到无能为力、无人支持、无人倾听，并被迫继续这种侵犯患者最大利益的"治疗"。又如，当一位有多种严重合并症和严重营养不良的 80 岁以上高龄患者进入 ESRD 之际，医师与患者之间就治疗选择已经进行过多次讨论，共同决定采用非透析的保守治疗。然而，随着患者的尿毒症症状越来越严重，患者家属要求进行紧急透析，尽管患者本人不同意，但由于家属的坚持并动用各种关系来胁迫医师，医师只能开始紧急血液透析治疗。不幸的是，透析开始后患者的病情急遽恶化，出现各种严重的合并症，在经历了相当多的痛苦之后病逝。此时，即使家属不提出控告，透析治疗的决定也一定会给临床经管医师带来较大的精神痛苦，因为患者在生前与医师探讨治疗选择时一再强调务必避免让其痛苦的治疗。再如，有一位患有严重糖尿病、心力衰竭和轻度认知功能障碍的老年透析患者，因合并糖尿病血管神经病变，每次透析治疗都会因局部缺血而引起剧烈的双下肢疼痛，服用镇痛剂效果也不佳，由于经常处于痛苦之中，患者多次要求缩短透析时间或退出透析，甚至向医师表达了自行结束生命的想法。然而，若停止透析，患者出现的心力衰竭表现也同样会使患者感觉十分痛苦，此时能否退出透析或如何退出透析也是考验医师和家属的一道复杂的伦理学问题。

由于培训不足或害怕被误解，大多数临床医师常常不会主动与患者和家属讨论姑息治疗和临终关怀等缓和医疗的问题，在国内的临床 CKD 诊治和透析治疗标准中也未提供相应的指南。透析中心的工作人员虽然对患者的痛苦感同身受，但他们并没有被授权讨论患者退出透析的问题，也就无法完全遵循"患者利益第一"的医学伦理原则。尽管患者承受着巨大的痛苦，透析治疗也只能继续，多数临床医师对此会感到明显的道德困扰。当一个人无法遵从其认为的在道德上正确或公正的原则行事时，就会出现"道德困扰"，这主要是由于临床医护人员对"做正确的事情"的看法与实际发生的事情之间的差异造成的。道德困扰可能会导致临床医护人员的精神倦怠、疲惫，在极端情况下，道德上的痛苦甚至可能会导致医护人员本身的焦虑和抑郁，出现完全放弃该专业的想法。

研究发现对许多伴有严重合并症或 75 岁以上老年 ESRD 患者而言，选择透析治疗并不会比保守治疗获得更多的生存益处。然而，在最近十多年，该人群进入透析治疗的比例比任何其他年龄组都要多得多。许多老年 ESRD 患者或家属并不了解保守治疗的方法和益处，认为保守治疗就是放弃治疗，但在选择开始透析治疗、经历了一些痛苦后又感到后悔、身心疲惫，甚至烦躁、焦虑和抑郁。由于目前老年 ESRD 患者在透析的进入和退出方面均没有严格的规定，临床医师也担心患者、家属或同事将保守治疗视为对患者的"不关心""冷漠""不愿意承担责任"等，这也明显影响了许多医师将 ESRD 的保守治疗作为一种治疗选择来实施。在目前的社会中，患者、家属和医师通常更喜欢主动而非被动的治疗，即使这些"积极治疗"可能会给患者带来更多的痛苦或侵犯了患者的相关利益。

目前老年 ESRD 患者治疗计划（透析或保守治疗）选择的决定大多由患者或家属做出。在关乎患者利益的医学伦理学方面，患者或家属相关的健康素养常常是有限的，不少医师也未接受相关培训，国家卫生行政部门也没有相关的规则或规定。因此，在临床上有不少治疗选择是比较草率的，并未顾及患者的最大利益，甚至可能给患者带来相当大的痛苦。我们建议国家相关部门尽快出台老年 ESRD 治疗选择的相关伦理学原则，在提供透析治疗标准化方案的同时为患者提供心理学、保守治疗、社会工作相关的正规化服务准则。老年肾脏病科医护人员应该在相关准则指导下与患者共同制定符合患者价值观和偏好且专业的治疗方案。医护人员需要告知患者可用的治疗选择，包括透析和保守治疗及各自的优点和缺点，同时了解患者对以下问题的答案：什么对您更重要？您对您现在的情况（多种慢性病并存或生命即将结束）是否有足够清楚的认识？您希望在您的生活中实现什么目标？……。最后，在尊重患者的情况下与患者共同讨论对治疗方案的选择，以确定哪些方案能以有意义的方式为患者目前的生活做出贡献。研究发现大多数老年患者认为他们在生活质量和死亡方面的个人价值观比治疗效果等生物医学因素更为重要，但也有少数患者为了延长寿命而愿意承担相关的痛苦。因此，医护人员应与老年 ESRD 患者进行推心置腹地交流并了解患者的真实需求，确定患者的医疗代理人并确认其能尊重患者的相关意愿，避免让老年患者的其他家属将个人的好恶凌驾于老年患者本人的意愿和利益之上。

当然，对于老年肾脏病专业医护人员的道德困扰，医院或相关的学术团体应该建立一个有医疗、护理、行政和法律背景相关成员的跨学科伦理委员会，接受任何遭受道德困扰临床医护人员的咨询或对其进行援助，解决医护人员因伦理学问题发生精神倦怠、疲惫，甚至抑郁、烦躁等问题，尽量避免因医护人员因"道德困扰"而影响对老年 ESRD 患者的治疗和护理。

本节要点

◇ 老年肾脏病患者，尤其是终末期肾病患者在临床诊治过程中常会遇到复杂的医学伦理学问题。

◇ 解决临床上的医学伦理学问题需要遵循 3 个最基本的原则，即患者利益第一，尊重患者，以及公平、公正。

◇ 临床上难以解决的医学伦理学问题常会给医护人员带来"道德困扰"，这个问题需要引起医疗行政部门的重视并力求尽快纾解，以免影响医护人员对患者的治疗。

参考文献

1. LADIN K, PANDYA R, KANNAM A, et al. Discussing conservative management with older patients with CKD: an interview study of nephrologists. Am J Kidney Dis, 2018, 71 (5): 627 - 635.

2. DUCHARLET K, PHILIP J, GOCK H, et al. Moral distress in nephrology: perceived barriers to ethical clinical care. Am J Kidney Dis, 2020, 76 (2): 248 - 254.

3. MARTIN D E, PARSONS J A, CASKEY F J, et al. Ethics of kidney care in the era of COVID-19. Kidney Int, 2020, 98 (6): 1424 - 1433.

4. CHEN J C, THORSTEINSDOTTIR B, VAUGHAN L E, et al. End of life, withdrawal, and palliative care utilization among patients receiving maintenance hemodialysis therapy. Clin J Am Soc Nephrol, 2018, 13 (8): 1172 - 1179.

5. 张利, 魏日胞, 谢院生, 等. 临床医师对知情同意相关知识掌握情况的调查. 中华肾病研究电子杂志, 2014, 3 (1): 37 - 40.

6. LADIN K, PANDYA R, PERRONE R D, et al. Characterizing approaches to dialysis decision making with older adults: a qualitative study of nephrologists. Clin J Am Soc Nephrol, 2018, 13 (8): 1188 - 1196.

7. 王涛. 终末期肾脏病患者治疗方式选择的医学伦理探讨. 中国血液净化, 2016, 15 (7): 329 - 331.

8. VERBERNE W R, STIGGELBOUT A M, BOS W J W, et al. Asking the right questions: towards a person-centered conception of shared decision-making regarding treatment of advanced chronic kidney disease in older patients. BMC Med Ethics, 2022, 23 (1): 47.

老年肾脏病相关的基础研究

7. 肾脏老化是老年肾脏病的基础

衰老是人体自然、渐进和不可避免的生物学过程，表现为随年龄增长细胞功能逐渐下降，以及人体脏器结构、功能渐进的变化。肾脏同样会经历衰老的过程，包括解剖结构和生理功能的变化。随着年龄的增长，肾脏的体积和重量均有明显的变化。一项对 1344 名健康受试者（18～75 岁）的研究发现在 50 岁之前肾脏体积相对稳定，50 岁之后开始逐渐萎缩。事实上，不少研究发现人群在 40 岁以后，肾脏的重量和体积就已经发生变化，尽管在 50 岁之前肾脏的总体积变化不大，但肾皮质体积已开始减少，髓质体积相对增加，这可能是因为未硬化的功能性肾小球及其附属的肾小管的代偿性肥大维持着肾实质的总体积。肾脏体积和重量变化与性别和年龄均有关系，从 20 岁到 70 岁，男性和女性的肾脏重量分别下降 19% 和 9%。肾实质厚度每 10 年下降约 10%。我院的尸检病理研究发现正常成人两肾的平均重量在 230～300 g，60～69 岁双肾重量降低为 190～260 g，70～79 岁为 180～230 g，

80 岁以上则减轻至 150 ~ 210 g。国外的研究也显示 70 ~ 80 岁时肾脏重量会下降 20% ~ 30%，肾脏总体积下降了 20% 左右，肾脏的长径平均缩短 2.0 cm，而肾体积的缩小主要与肾皮质变薄有关。

　　肾体积的缩小伴随着肾小球、肾小管、肾间质和血管系统的改变。肾动脉血管硬化、肾小球硬化、肾小管萎缩和肾间质纤维化等肾硬化的病理特征常见于老年肾脏。肾血管老化改变包括动脉粥样硬化和肾小动脉硬化。研究表明肾动脉粥样硬化在 30 岁以下人群的发生率仅为 0.4%，而在 60 ~ 75 岁人群则增加到 25%。肾小动脉硬化导致肾单位缺血性损伤，随着时间的延长，肾小球毛细血管簇出现缺血性皱缩，肾小球基底膜逐渐增厚，肾小囊被基质样的透明物质填充；最后毛细血管袢塌陷，肾小球、肾小囊周边发生纤维化改变，肾小球整体性硬化，相应的肾小管萎缩、肾间质纤维化。成人在 30 岁左右时肾皮质外带硬化性肾小球数通常低于 3%，到 60 ~ 69 岁硬化性肾小球数可达 10%，70 ~ 79 岁时为 19%，而在 80 岁以上，硬化性肾小球数可高达 25% 以上。在一项临床研究中，18 ~ 29 岁的肾小球硬化的发生率为 2.7%，70 ~ 79 岁时则高达 73%。肾脏病理检查可出现肾小球系膜硬化、系膜区面积增宽、肾小球毛细血管基底膜局灶或弥漫的分层、增厚；肾动脉可以出现粥样硬化改变、叶间动脉可以出现血管内膜增殖性硬化；肾直小动脉、弓形动脉、小叶间动脉硬化，肾小球出、入球小动脉的透明样变性等改变。

　　由于血管病变的存在，随着年龄的增加，肾脏血浆流量（renal plasma flow，RPF）也开始减少，RPF 从 40 岁以后大约每 10 年下降 10% 左右，到 90 岁时 RPF 仅只有青年时的一半。40 岁以后，肾小球滤过率（GFR）每10年减少8~10 mL/（min·1.73 m^2），功能性肾小管组织也按每年1%的速度递减。在尸检的肾脏标本检查中发现肾单位数量随着年龄的增长而减少。然而，也有研究发现单个肾单位的GFR（即用GFR除以肾单位的数量）直到70岁左右才会降低，这提示随年龄增长的肾功能的下降主要是与功能有效的肾单位丧失有关。此外，随着年龄的增长，肾脏储备功能也明显降低，这将导致老年人在遭受感染、创伤、大手术等打击时，发生急性肾损伤（AKI）的风险显著增加。

虽然正常衰老导致的肾脏病理生理性变化不同于老年人常见疾病（如高血压、糖尿病）引起的肾脏病变，但两者在临床上很难独立区分。衰老肾脏的结构变化是非特异性的，包括肾脏体积和重量降低、硬化性肾小球数目增加和血管改变。这些非特异性肾脏结构改变在高血压、糖尿病等老年人常见共病中也同样会出现。正常衰老和年龄相关疾病往往共同作用，促进肾脏结构改变，损耗肾功能储备（renal functional reserve，RFR），加快GFR的下降速度，增加AKI或慢性肾脏病（CKD）发生的风险。

此外，肾脏自我修复能力也随着年龄的增长而下降。在衰老的肾脏中，DNA合成减少，生长因子表达失衡，促进血管生成、细胞增殖和细胞募集的血管内皮生长因子、表皮生长因子和胰岛素样生长因子表达下降，TGF-β1、结缔组织生长因子和整联蛋白连接激酶等促纤维化生长因子表达增加。AKI发生后，近端小管介导细胞间黏附的钙黏蛋白/连环蛋白复合物成分的表达降低，G2/M细胞周期停滞将自我修复转变为纤维化。这些因素导致老年肾脏AKI风险增加，同时，损伤后肾功能不能恢复的比例也明显升高。

　　肾脏衰老的生物学病理机制是非常复杂的，其中缺氧在肾脏衰老中起着关键作用。肾脏缺氧主要是由于年龄相关的血管硬化和间质纤维化导致的血流减少和氧扩散能力受限所致。老年肾脏组织中，缺氧诱导因子-1α（hypoxia inducible factor-1α，HIF-1α）表达较高，主要表现为乙酰化形式，而 Sirtuin 1 表达较低。研究发现使用 Sirtuin 1 激活剂白藜芦醇可以诱导 HIF-1α 去乙酰化而抑制 HIF-1α 的活性，从而达到肾脏保护的效应。炎症也是肾脏老化的重要因素，而肾脏的炎症主要与衰老细胞积聚、端粒缩短、晚期糖基化末端产物的积累，以及三级淋巴结构（tertiary lymphoid tissues，TLTs，也称异位淋巴组织，是近年来在慢性炎症反应刺激的区域中发现的一种新生淋巴组织，其结构和功能高度类似于淋巴结和脾脏等二级淋巴器官）的形成等相关。在老年肾和肾脏疾病中均可以发现衰老相关-β 半乳糖苷酶（senescence-associated β galactosidase，SA-β-gal）、细胞周期调控蛋白 p16 和 p21 等不同标志物组合的衰老细胞标志物。端粒是参与控制染色体稳定性、遗传完整性和细胞活力的核苷酸序列，端粒缩短会导致染色体不稳定、细胞衰老和细胞凋亡。端粒缺陷的小鼠在肾损伤后细胞增殖能力降低，衰老和凋亡细胞数量明显增加。年龄依赖的 TLTs 可在老年 AKI 小鼠中发生，而在青年小鼠的肾脏中几乎检测不到 TLTs 的形成。此外在肾远曲小管表达 Klotho 和与细胞线粒体生物发生相关的过氧化物酶体增殖子激活受体（peroxisome proliferators activated receptor，PPAR）均被认为是肾脏衰老过程的潜在的调节因子。

总之，老年肾脏的主要病理特征是肾硬化，包括动脉硬化、肾小球硬化、肾小管萎缩和间质纤维化。随着年龄的老化，肾功能的下降与功能肾单位的丧失有关。针对与肾脏衰老相关的病理生理研究将会给老年肾脏病的临床防治带来新的治疗靶点。

本节要点

◇ 随着年龄的增加，肾脏结构和功能均出现了明显的变化。

◇ 老年人肾脏重量和体积均明显减少，肾小球硬化和肾血管硬化明显增多。老年肾血浆流量、肾小球滤过率和肾脏储备功能均明显下降。

◇ 肾脏的老化改变是发生老年急性、慢性肾脏病变的病理生理基础。

参考文献

1. 程庆砾. 老年人肾脏解剖生理学特点与肾脏疾病. 中华老年医学杂志, 2006, 5 (1): 74 - 76.

2. RULE A D, AMER H, CORNELL L D, et al. The association between age and nephrosclerosis on renal biopsy among healthy adults. Ann Intern Med, 2010, 152 (9): 561 - 567.

3. LI X M, YANG L, RENG J, et al. Non-invasive evaluation of renal structure and function of healthy individuals with multiparametric MRI: effects of sex and age. Sci Rep, 2019, 9 (1): 10661.

4. ISSA N, VAUGHAN L E, DENIC A, et al. Larger nephron size, low nephron number, and nephrosclerosis on biopsy as predictors of kidney function after donating a kidney. Am J Transplant, 2019, 19 (7): 1989 - 1998.

5. DENIC A, LIESKE J C, CHAKKERA H A, et al. The substantial loss of nephrons in healthy human kidneys with aging. J Am Soc Nephrol, 2017, 28 (1): 313 - 320.

6. DENIC A, RULE A D, GLASSOCK R J. Healthy and unhealthy aging on kidney structure and function: human studies. Curr Opin Nephrol Hypertens, 2022, 31 (3): 228 –234.

7. 赵佳慧, 程庆砾, 叶平. 阿托伐他汀类治疗对肾脏衰老的影响. 中国应用生理学杂志, 2011, 27 (1): 98 –101.

8. SATO Y, YANAGITA M. Immunology of the ageing kidney. Nat Rev Nephrol, 2019, 15 (10): 625 –640.

9. SATO Y, BOOR P, FUKUMA S, et al. Developmental stages of tertiary lymphoid tissue reflect local injury and inflammation in mouse and human kidneys. Kidney Int, 2020, 98 (2): 448 –463.

8. 衰弱与老年肾脏病的关联密切

衰弱（frailty）是一种因多器官系统功能下降引起的，以生理储备功能降低、机体脆弱性增加、抗应激能力下降为特征的临床综合征。衰弱可使老年人面对应激时的不良反应增多，较小的外界刺激即可明显增加衰弱老年人的跌倒、功能丧失甚至死亡等一系列负性事件的风险。随着年龄增长，衰弱的发生率也逐渐增加，尤其是 80 岁以上的高龄患者，其衰弱发生率明显升高。我科最近的一项研究发现，老年慢性肾脏病（CKD）非透析患者衰弱的发生率高达 64.8%，且随着患者估算肾小球滤过率（eGFR）的下降，衰弱的发生率呈增加趋势。通过前瞻性观察研究发现，与肾功能稳定的老年 CKD 患者相比，eGFR（采用基于血清肌酐和胱抑素 C 的 CKD-EPIcr-cys 联合公式计算）下降的患者发生衰弱的风险增加了 3.11 倍。

目前在临床上诊断衰弱的最常用评估工具为 Fried 衰弱诊断标准和基于 36 项健康调查简表（SF-36）问卷形式的改良诊断标

准。Fried 衰弱诊断标准包括不明原因体重减轻、步速减慢、体力活动减少、握力下降及自我报告的疲乏感等 5 个项目，其中有 4 项根据性别不同有不同的标准，步速和握力是具有检测手段的客观指标，其他 3 项为主观指标。综合评估患者的情况后，符合其中 1 ~ 2 项者即可诊断为衰弱前期，符合 3 项及以上者可诊断为衰弱。Fried 衰弱诊断标准在住院患者中的评估相对较简单，目前在老年科病房可由专科护士或接受过培训的人员完成。

由于在建立 Fried 衰弱诊断标准时排除了帕金森病、认知功能损害及抑郁患者，加之评估细则相对较为烦琐，其中步速和握力 2 项标准需要直接测定，因此，Fried 衰弱诊断标准不适用于大范围人群的筛查。美国波士顿健康研究所开发了 SF-36 简明健康调查问卷，被广泛应用于普通人群的生存质量测定、临床试验效果评价及卫生政策评估等领域。SF-36 作为改良的 Fried 衰弱诊断标准，用生理机能（physical functioning，PF）、生理职能（role-physical，RP）、躯体疼痛（bodily pain，BP）、一般健康状况（general health，GH）、精力（vitality，VT）、社会功能（social functioning，SF）、情感职能（role-emotional，RE）及精神健康（mental health，MH）等 8 个分量表全面概括了被调查者的生存质量。使用 SF-36 中的 PF 分量表作为握力和步速指标，VT 分量表作为疲惫感指标，单个问题"几乎没有或没有活动"作为低体力活动指标，"营养不良或恶病质"作为不明原因体重减轻指标等对 Fried 的标准进行改良。由于 SF-36 简表中 5 项指标均通过问卷形式完成，故其更适用社区居民及住院患者，但由于其所有指标均为主观性评估，因此，与 Fried 衰弱诊断标准的直接测量相比，具有一定局限性。有研究表明采用 SF-36 简表改良标准所测得的衰弱发生率可能偏高。

衰弱的发生机制较为复杂，目前认为高龄、多病共存、肌少症、营养不良、多重用药及抑郁等均与衰弱相关，其中肌少症是老年人衰弱发生的核心病理基础。肌少症是一种随着年龄增长而出现的以骨骼肌质量减少及功能减退为特征的综合征。既往研究已证明骨骼肌质量在 CKD 患者中进行性减少可增加机体跌倒、失能甚至死亡的风险。对 CKD 1～4 期非透析患者的前瞻性队列研究发现 CKD 患者衰弱发生率（14%）是非 CKD 患者的 2 倍，与 eGFR > 60 mL/（min·1.73 m^2）的患者相比，eGFR < 30 mL/（min·1.73 m^2）和 eGFR 在 30～44 mL/（min·1.73 m^2）的患者衰弱的发生率分别增加了 2.8 倍和 2.1 倍。一项对血液透析患者进行的研究结果发现，衰弱作为独立因素与 CKD 患者肌肉横截面积大小显著相关，衰弱与血液透析患者病死率的增加显著相关。

研究表明营养不良可引起 CKD 患者发生肌少症，进而导致衰弱综合征的发生。老年 CKD 患者常可出现胃肠功能紊乱、食欲下降、长期厌食，这些均会导致营养不良，而营养不良是 CKD 患者发生衰弱的关键因素，与患者的不良预后密切相关。老年患者衰弱评估与干预的中国专家共识建议通过补充蛋白质特别是富含亮氨酸的必需氨基酸混合物的途径增加肌量，进而改善衰弱状态。

在临床上，多数治疗实践指南常强调 CKD 患者需要采用低盐低蛋白饮食，这或多或少会影响患者的全身营养状况，而老年人的衰弱直接与肌少症和营养不良相关。因此，在临床实践过程中，老年肾脏病科的医师需要根据患者的实际情况，密切关注老年

CKD 患者的衰弱情况对治疗的影响及其与疾病进展之间的关联。一般来说，老年人日常所需要摄入的蛋白质及氨基酸量要略高于青年人，如健康成人的蛋白质摄入量需要 0.83 g/（kg·d），合并肌少症的衰弱患者蛋白摄入量则需要达到 1.20 g/（kg·d），但这与目前 CKD 管理中要求的低蛋白饮食完全相悖。在实际临床工作中，我们认为对于伴有营养不良的老年 CKD 患者不宜强求低蛋白饮食，在《老年慢性肾脏病诊治的中国专家共识（2018）》中也不建议老年 CKD 患者过度限制蛋白摄入，在衰弱的老年 CKD 患者中尤其应该明确"基础营养摄入应优先于任何饮食限制"的原则。对于老年肾脏病患者蛋白和热量的摄入需要临床医师根据老年人的具体情况进行个体化关联指导，以确保足够的营养摄入，防止衰弱的发生。

我科的研究发现随着老年 CKD 患者肾功能的下降，在衰弱的5 项组分中，步速、握力均呈明显下降趋势，而应用双能 X 线吸收测量仪测定的四肢肌量指数、全身肌肉质量却没有明显变化，这一结果提示老年 CKD 衰弱的发生不仅取决于肌肉质量本身的减少，或许更多的是肌肉力量降低的缘故。因此，坚持运动锻炼也是防治老年衰弱的一项重要措施。

规律训练可以减少 CKD 患者的慢性炎症、改善肌肉损伤、增加肌肉质量、延缓 CKD 进展。临床上应依据老年患者的身体耐受程度来制定训练强度和时间并逐渐增强，在开始训练时要求保持每周 2 ~ 3 次，随后训练频率增加至每周 3 ~ 5 次。训练类型包括有氧运动、抗阻力训练及柔韧性锻炼，对于存在跌倒风险的老年患者，还应进行平衡训练。老年 CKD 衰弱患者运动康复训练的绝

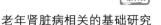

对禁忌证主要包括不稳定型心绞痛、心力衰竭失代偿期、难治性心律失常、严重的肺动脉高压、严重和有症状的主动脉瓣狭窄及主动脉夹层等。

　　总之，衰弱是老年肾脏病患者管理中绕不过去的重要问题。CKD 合并衰弱更容易发生住院、死亡等不良事件，是老年 CKD 快速进展的独立危险因素。目前国内对于老年 CKD 患者衰弱评估和治疗的认识尚不深入，今后相关的研究重点应集中于如何筛查和确定老年 CKD 患者衰弱的危险因素，探讨对老年 CKD 患者衰弱的有效预防和治疗方法，以改善老年 CKD 患者的生活质量及临床预后。

本节要点

◇ 老年肾脏病患者衰弱的发生率高，应该定期进行衰弱的评估。

◇ 衰弱可使老年肾脏病患者面对应激时的不良反应增多，甚至失能或死亡。

◇ 老年肾脏病患者不宜过度限制蛋白摄入，且应适当增加规律训练以减少衰弱的发生。

参考文献

　　1. 程庆砾. 重视衰弱对老年慢性肾脏病的影响. 肾脏病与透析肾移植杂志, 2019, 28 (6)：544 – 545.

　　2. FRIED L P, TANGEN C M, WALSTON J, et al. Frailty in older adults：evidence for a phenotype. J Gerontol(A Biol SCI) Med Sci, 2001, 56 (3)：146 – 156.

　　3. 宋良晨, 赵佳慧, 敖强国, 等. 老年男性慢性肾脏病患者衰弱的影响因素. 中华医学杂志, 2019, 99 (40)：3126 – 3131.

4. BRAZIER J E, HARPER R, JONES N M, et al. Validating the SF-36 health survey questionnaire：new outcome measure for primary care. BMJ, 1992, 305 (6846)：160 – 164.

5. CRUZ-JENTOFT A J, BAEYENS J P, BAUER J M, et al. Sarcopenia：european consensus on definition and diagnosis：report of the european working group on sarcopenia in older people. Age Ageing, 2010, 39 (4)：412 – 423.

6. CARRERO J J, STENVINKEL P, CUPPARI L, et al. Etiology of the protein-energy wasting syndrome in chronic kidney disease：a consensus statement from the International Society of Renal Nutrition and Metabolism（ISRNM）. J Ren Nutr, 2013, 23 (2)：77 – 90.

7. 宋良晨，敖强国，赵佳慧，等. 肾功能对老年男性慢性肾脏病患者肌少症的影响. 中华医学杂志, 2020, 100 (32)：2488 – 2493.

8. 中华医学会老年医学分会. 老年患者衰弱评估与干预中国专家共识. 中华老年医学杂志, 2017, (3)：251 – 256.

9. ROSHANRAVAN B, GAMBOA J, WILUND K. Exercise and CKD：skeletal muscle dysfunction and practical application of exercise to prevent and treat physical impairments in CKD. Am J Kidney Dis, 2017, 69 (6)：837 – 852.

10. 程庆砾，杨继红，赵卫红，等. 老年慢性肾脏病诊治的中国专家共识（2018）. 中华老年医学杂志, 2018, 37 (7)：725 – 731.

9. 肾脏储备功能评估需要临床实用的方法

肾脏的基本功能是生成尿液，排泄体内代谢产物及进入体内的有害物质，调节水、电解质及酸碱平衡，调节血压并维持机体内环境的稳定。肾小球滤过率（GFR）是目前使用最广泛的肾功能评估指标。临床上所采用的 GFR 正常值通常是采用在基础条件或无应激状态下测定的健康受试者群体 GFR（即"基线 GFR"）平均值进行统计确定的。然而，在生理状态下，GFR 并非静态不变的，而是根据机体需要和内环境的改变而调整变化的。GFR 可随着各种生理或病理性应激反应的增加而增大，在最大应激状态下的 GFR 和基线 GFR 之间的差异值被称为肾功能储备（RFR）或称为肾脏储备功能。

RFR 主要反映了肾脏在应激需求或病理状态下增加肾小球滤过的能力，其代表肾脏对各种病理或生理打击的承受能力。当生理需求增加（如孤立肾、老龄肾等）或病理状态（如糖尿病、高血压或急性肾损伤等）时，RFR 允许剩余肾单位的 GFR 增加，以响应机体的应激需要或替代丧失的肾单位功能，维持人体的 GFR 在基本正常范围之内。只有当残余肾单位不能再补偿功能丧失时，才会发生基线 GFR 的降低和血清肌酐水平的增高。研究表明即使 50% 的功能性肾单位受损，机体残余肾单位的高滤过状态也可以基本弥补肾功能的损伤，然而此时的 RFR 几乎为零。例如，在双肾肾单位完整的情况下，GFR 峰值可达 180 mL/（min・1.73 m^2），而在孤立肾时，GFR 峰值也可达 120 mL/（min・1.73 m^2），这两种情况的基线 GFR 均为正常范围，但前者的 RFR 是完整的，而后者的 RFR 几乎完全缺失。由此可见，临床上若仅以 GFR 评估肾功能，则可能出现 RFR 缺失患者的肾功能完全正常的假象，给临床诊治和预后的判断带来不小的干扰。

曾有研究比较了青年和老年健康受试者基线和应激状态下的 GFR，结果发现尽管所有老年人的基线 GFR 值都在正常范围内，但老年人的 RFR 显著低于青年人。我科早期的研究也证实老年高血压患者的 RFR 明显低于青年高血压患者的。流行病学研究表明急性肾损伤（AKI）在老年患者中的患病率很高，AKI 的发生增加了老年肾脏病患者进展为慢性肾脏病（CKD）和终末期肾病（ESRD）的风险，而预先存在的 CKD 状况则使这类风险进一步明显增加。这些研究结果均提示老年人 RFR 是明显降低的，这也是为什么在病理应激状况下，需要介入治疗或手术时，老年患者出现 AKI 等并发症的风险明显增大、预后变差的重要原因。此外，在具有完整 RFR 的患者中，如果只有少于 50% 的肾单位损伤，AKI 可能处于亚临床状态而难以被发现；然而，如果 RFR 出现缺失，患者对 AKI 的易感性会明显增加。采用临床上常规检测血清肌酐、胱抑素 C，甚至 eGFR 均难以早期预测或诊断，此时 RFR 的评估则是预测患者发生 AKI 的敏感参数。

AKI 后肾功能的恢复如何定义目前仍存在较大的争论，目前相关的定义均没有考虑 RFR 评估在 AKI 恢复中的作用。在稳定状态下，残余肾单位激活 RFR 可以补偿肾单位损失。通过激活 RFR、增强单个完整肾单位 GFR，可以维持患者的血清肌酐水平，患者从 AKI 中恢复；一旦 AKI 损伤程度或时间超过 RFR 的最大代偿，残余肾单位用于补偿功能性肾单位损失的缓冲能力下降或消失，出现肾单位功能的逐渐丧失，最终导致慢性肾损害的发生。事实上，AKI 患者治疗后，即使血清肌酐水平和 eGFR 恢复到基线值，患者的 RFR 也可能明显受损，这将使患者在未来对 AKI 的易感性增加，也会增加患者随后发展成为急性肾脏病（acute kidney disease，AKD）或 CKD 的风险。最近的研究表明较低的 RFR 与 AKI 和最终 CKD 的风险增加明确相关。RFR 除了在 AKI 发生、恢复和发展过程起着重要的作用外，在 GFR 基本正常的高血压患者中，RFR 降低与非杓型血压表型及运动心率反应减弱有关。因此，当高血压患者出现上述表现时，应当注意监测患者的 RFR，警惕高血压肾损害的发生。

在临床上，老年患者均应评估 RFR，尤其是以下老年患者更应重点评估。①有获得性肾实质减少的情况，如做过部分肾切除或患有多囊肾者，RFR 可以评价患者长期预后或发生肾衰竭的风险。②可疑有肾脏的高滤过状态者，如肥胖、糖尿病患者。③可疑肾功能不良的患者，如拟行大手术前可对评估术后 AKI 的风险；使用化疗药物和肾毒性药物之前，评估 RFR 确定是否需要减少剂量或改变治疗；多病共患（如糖尿病、心血管疾病、阻塞性肺病、阻塞性睡眠呼吸暂停综合征等）的高危患者评估 RFR 可早期诊断 CKD；老年人心肾综合征也应评估 RFR，注意心力衰竭治疗中可能出现的肾功能恶化；AKI 的恢复期，如前所述，RFR 的评估也十分重要。

目前，RFR 的评估主要是采用蛋白质负荷试验。研究发现在正常人群中，当蛋白质摄入量从 40 g/d 逐渐增加到 90 g/d 时，内生肌酐清除率（creatinine clearance rate，CCr）上升了约 26%；摄入含有 80 g 蛋白质的膳食也可以使健康志愿者的 GFR 短暂增加，但以上反应在部分 CKD 患者中并没有出现，提示这类患者的肾功能已经在以其最大的能力进行工作，没有检测到的 RFR 可能参与了肾小球的高滤过而表现出虚假的正常基线 GFR。目前多数研究结果表明老年或 CKD 患者的 RFR 普遍降低，且随着年龄的增加或 CKD 分期的加重，RFR 也明显受损。因此，临床上应该特别重视对老年患者尤其是老年 CKD 患者定期进行 RFR 的评估，以早期发现潜在的肾损伤，预测临床上各种干预措施对老年患者肾功能损伤的风险，评估肾损伤后的肾功能恢复和预后风险等。

然而，由于蛋白质负荷测定 RFR 的方法、蛋白质材料不一致，结果难以统一和准确。目前 RFR 评估的"金标准"是按

2.5 mL/kg 体重的剂量静脉输注 8.5% 复方氨基酸注射液，30 分钟内输注完毕，输液前 180 分钟和输液完成后 60 分钟分别采用碘海醇血浆清除率测定基线 GFR 和负荷后 GFR，计算 RFR 值。这个方法在临床常规使用时略显复杂，此外，氨基酸静脉给药在稳定的条件下可能是安全的，但是在 AKI、心肾综合征等老年病理状况下，氨基酸静脉给药可能会增加容量负荷和酸负荷，对髓质氧分压已经降低的患者（如 AKI 时）可能有害，因为氨基酸可能进一步减少髓质氧合并可能加剧肾缺氧损伤，以上这些问题均直接影响 RFR 评估的临床应用。我科最近的研究利用容易被人体吸收和消化的乳清蛋白粉作为负荷蛋白质，采用基于血清胱抑素 C（Cys）水平的 CKD-EPIcys 公式估算 eGFR，建立了一种临床上简便、实用的老年人 RFR 评估方法（即使用含蛋白 85% 以上的优质乳清蛋白，按蛋白 1.5 g/kg 体重口服，在乳清蛋白粉口服前 60 分钟和口服后 60 分钟分别采血检查血清胱抑素 C，使用 CKD-EPIcys 公式计算基线 eGFR 和负荷后 eGFR，评估 RFR 值），与 RFR 评估的"金标准"比较，我们建立的 RFR 评估方法更为简便、可靠，完全可以在老年科临床上方便使用。

研究发现蛋白质负荷后 GFR 的增加主要是由于入球小动脉的血管舒张所致，而机械腹压通过压缩肾血管，减少血流量也可以激活肾小血管的自动调节机制，这个变化量可以通过超声测定的肾血管阻力指数（renal resistive index，RRI）的下降来衡量。据此，有研究者开发一种可以间接测量 RFR 的非侵入性床边方法，即通过在腹部加上受试者体重 10% 重量的袋装液体施加压力后，超声测定肾脏小叶间动脉的 RRI，比较了 RRI 从基线水平到施加压力后最大百分比降低值，即肾实质内阻力指数变化值（intra-parenchymal renal resistive index variation，IRRIV）来估算 RFR。研究发现在健康的男、女受试者中平均基线 RRI 为 0.61 ± 0.05，而腹压期间为 0.49 ± 0.06；与采用蛋白负荷实测 RFR 值之间的 Pearson 相关系数为 74.16%（$P < 0.001$），数据显示了 IRRIV 和 RFR 之间具有良好的相关性。最近的一项研究也证实了这一结果，研究发现 IRRIV 和 RFR 之间存在显著相关性 [Pearson 相关系数 = 0.83，95% 置信区间（CI）为 0.71 ~ 0.90，$P < 0.01$]，采用 IRRIV 预测 RFR，其 ROC-AUC 为 0.86（95% CI 为 0.68 ~ 1.0）。

当然，肾脏在"静息状态"和"压力刺激"反应之间的差异除了 GFR 发生变化之外，近端肾小管分泌、尿素选择性排泄功能和酸碱电解质平衡等均有可能会发生改变，对于复杂肾脏功能储备的检测也是最近数年临床研究的重要发展，这些肾脏功能储备的评估对判断肾脏疾病的预后和进展十分重要。

本节要点

◇ 老年人 RFR 明显受损是容易发生肾损伤的危险因素。

◇ 老年患者定期进行 RFR 评估可早期发现潜在的肾损伤，预测各种干预措施对肾功能损伤的风险，评估肾损伤后的肾功能恢复和预后。

◇ 乳清蛋白粉作为负荷蛋白质并采用 CKD-EPIcys 公式估算 GFR，是临床上简便、实用的 RFR 评估方法。

参考文献

1. 程庆砾. 重视肾功能储备的临床评估. 中华保健医学杂志, 2018, 20 (6): 451 - 453.

2. FLISER D, ZEIER M, NOWACK R, et al. Renal functional reserve in healthy elderly subjects. J Am Soc Nephrol, 1993, 3 (7): 1371 - 1377.

3. 张晓英, 王喜群, 牟善初, 等. 应用蛋白质负荷试验评估高血压患者肾脏储备功能. 军医进修学院学报, 1996, 16 (2): 103 - 105.

4. CHAWLA L S, BELLOMO R, BIHORAC A, et al. Acute kidney disease and renal recovery: consensus report of the acute disease quality initiative (ADQI) 16 Workgroup. Nat Rev Nephrol, 2017, 13 (4): 241 - 257.

5. GORELIK Y, ABASSI Z, BLOCH-ISENBERG N, et al. Changing serum creatinine in the detection of acute renal failure and recovery following radiocontrast studies among acutely ill inpatients: reviewing insights regarding renal functional reserve gained by large-data analysis. Pract Lab Med, 2022, 30: e00276.

6. DAMIANAKI K, BURNIER M, DIMITRIADIS K, et al. Renal functional reserve is related to the nondipping phenotype and to the exercise heart rate response in patients with essential hypertension and preserved renal function. Kidney Blood Press Res, 2020, 45 (5): 737 - 747.

7. GORELIK Y, KHAMAISI M, ABASSI Z, et al. Renal functional recovery among inpatients: a plausible marker of reduced renal functional reserve. Clin Exp Pharmacol Physiol, 2021, 48 (12): 1724 - 1727.

8. JUFAR A H, LANKADEVA Y R, MAY C N, et al. Renal functional reserve: from physiological phenomenon to clinical biomarker and beyond. Am J Physiol Regul Integr Comp Physiol, 2020, 319 (6): R690 - R702.

9. SAMONI S, VILLA G, DE ROSA S, et al. The relationship between intra-parenchymal renal resistive index variation and renal functional reserve in healthy subjects. J Nephrol, 2021, 34 (2): 403 - 409.

10. ARMENTA A, MADERO M, RODRIGUEZ-ITURBE B. Functional reserve of the kidney. Clin J Am Soc Nephrol, 2022, 17 (3): 458 - 466.

10. 免疫衰老可影响老年人免疫抑制剂的应用

人体的衰老也会引起免疫衰老（immunosenescence），其特征是免疫反应缺陷和全身炎症反应增加，包括对新抗原的反应能力降低、对抗感染的获得性免疫力降低、促进微炎症状态发生、增加自身免疫的风险，主要表现为骨髓造血组织逐渐减少，造血干细胞的再生活性和自我更新能力降低，对感染、癌症、痴呆、心血管疾病、高血压、糖尿病和自身免疫性疾病的易感性增加。随着年龄的增长，造血干细胞由淋巴偏向型转变为髓系偏向型，最终导致 T、B 淋巴细胞生成减少。其中，外周血初始 T 淋巴细胞的比例和数量减少及记忆 T 淋巴细胞的数量增加是免疫老化的标志性改变之一。初始 T 细胞的老化改变可使 T 细胞表型（CD44^{low} CD62L^{High}）转化为记忆表型（CD44^{High}），其中 PD1$^+$/CD153$^+$ CD4$^+$ 记忆表型 T 细胞代表年龄依赖性 T 细胞群，具有典型的细胞衰老特征。

胸腺的衰老、退化是 T 淋巴细胞衰老的重要病理结构基础，淋巴结和脾脏衰老、纤维化可导致获得性免疫反应缺陷、抗体产生缺陷，而骨髓衰老则是造血干细胞向淋巴系细胞产生发生缺陷的重要基础。衰老的 T 淋巴细胞在受到刺激时不能有效增殖，但是可以产生 IL-6、IL-8、TNF-α、干扰素 γ（interferon γ，IFNγ）、IL-10 和 TGF-β 等炎性细胞因子。老化的 T 淋巴细胞增殖能力下降与细胞的端粒长度变短、端粒酶活性下降密切相关。研究表明 T 淋巴细胞端粒越短，老年人感染的概率越高。与年龄相关的 B 淋巴细胞变化主要是天然 B 淋巴细胞数量的明显减少，老年人 B

淋巴细胞对新抗原的识别反应下降，也造成了 B 淋巴细胞的多样性减少，对新的细胞外病原体特定的体液免疫反应降低，如从初始 B 细胞产生的免疫球蛋白（IgD、IgM）向记忆 B 细胞产生的免疫球蛋白（IgG、IgA）转变，从而使机体产生针对感染因子的高亲和力保护性抗体的能力受损。除了 T、B 淋巴细胞衰老改变之外，巨噬细胞、中性粒细胞、树突状细胞和自然杀伤细胞（natural killer，NK）细胞也会发生衰老的改变。若老年人的巨噬细胞和中性粒细胞的吞噬能力和趋化能力明显减弱，NK 细胞的增殖能力、细胞毒性及细胞因子和趋化因子的产生能力几乎全部丧失。机体的微炎症状态和慢性应激可以降低各种免疫功能，如抗体的产生、病毒特异性 T 细胞和 NK 细胞的活性及中性粒细胞的增殖。

研究发现免疫衰老在伴有慢性肾脏病（CKD）的青年患者中也可以存在，即"加速性免疫衰老"。CKD 患者的免疫表型与老年人的免疫表型相似，即淋巴细胞数量减少、髓系细胞数量增加，$CD4^+/CD8^+$ 减少，幼稚 T 细胞的丢失和促炎 T 细胞（$CD28^-$）相对增加，单核细胞和巨噬细胞的吞噬活性降低等。CKD 患者因为肾脏病变常常需要使用免疫抑制剂治疗，而免疫抑制剂的靶标多为淋巴细胞，且还有不少免疫抑制剂具有一定的肾毒性。在老年 CKD 患者中，免疫衰老的原因和后果可以重叠，从而可能形成一个加剧免疫衰老的恶性循环。研究发现免疫衰老的原因和后果并不是独立的，而是紧密相连的，如年龄依赖性炎症损害了保护宿主免受细菌和病毒等病原体侵害能力的机体免疫系统，而感染则可以反过来进一步促进和维持炎症状态，长时间的炎症可阻碍损伤后的各种内在细胞的修复，促进器官进一步损伤。

越来越多的流行病学调查显示，免疫衰老的存在可以极大增加急性肾损伤（AKI）的发生和促进 CKD 进展的风险。因为免疫衰老导致的免疫异常和慢性微炎症状态可以影响正常的组织修复，如中性粒细胞的吞噬作用和氧化还原功能降低、巨噬细胞的趋化性和吞噬作用降低、细胞因子的产生异常等。在临床上在对老年患者使用免疫抑制剂时也一定要特别注意免疫抑制剂对淋巴细胞的影响。

　　研究表明糖皮质激素可明显减少 CD3$^+$、CD4$^+$、CD8$^+$、CD44$^+$和 CD8$^+$CD122$^+$的 T 细胞数量，减少和抑制 NK 细胞，刺激 CD4$^+$CD25$^+$T 调节细胞。糖皮质激素对 T 淋巴细胞的影响具有剂量依赖性。环磷酰胺对整体淋巴细胞功能均具有显著的抑制作用。霉酚酸酯可增加 CD8$^+$、CD4$^+$CD25$^+$和 CD4$^+$CD45RA$^+$的 T 细胞数量，减少 CD4$^+$T 细胞和 CD4$^+$/CD8$^+$比值，容易导致淋巴细胞减少症（＜1000/μL）的发生，尤其是与钙调神经蛋白抑制剂类药物合用时，这种不良反应更为明显。例如，霉酚酸酯与环孢素 A 合用时，淋巴细胞减少症的发生率为 22.5%，与他克莫司合用时淋巴细胞减少症的发生率可高达 52.2%。他克莫司仅对总外周 B 细胞和 T 细胞有轻微影响，相对特异性抑制滤泡辅助性 T 细胞（Tfh）。Tfh 细胞可介导体液免疫，辅助 B 细胞产生抗体，故使用他克莫司有可能影响对疫苗接种的应答。环孢素 A 一般较少引起淋巴细胞减少，使用中发生感染的概率相对较小。利妥昔单抗则可以快速有效地耗尽所有外周 B 细胞，B 细胞的重建通常在用药结束后 6～12 个月才开始，但总 T 细胞计数一般无重大变化。在临床用药时，可根据药物的这些特性和老年患者具体的免疫功能变化来选择相关药物和剂量。在免疫抑制剂使用过程中应该注意监测淋巴细胞亚群的改变，及时调整药物，避免药物对免疫系统和肾脏功能进一步损害，导致不可预见的机体损伤或医源性损伤。

除了对免疫抑制剂的临床使用产生影响之外，免疫衰老也是广泛的衰老相关疾病发展的一个危险因素，是老年人衰弱的重要原因，对老年患者的生活质量有明显的影响。目前对于免疫衰老的治疗方法还在探索之中，以下几类方法可能有助于免疫衰老的防治。

（1）细胞因子的治疗。研究表明 IL-7 可作为一种治疗药物来增强淋巴细胞减少患者或老年人的胸腺重建，从而抵消免疫衰老的标志，即初始 T 淋巴细胞的减少。由于胸腺退化可导致胸腺上皮细胞 IL-7 的产生减少，而 IL-7 对 T 细胞发育的影响需要皮质和髓质胸腺结构的完整性及功能性胸腺上皮细胞的存在，因此，胸腺重建是目前治疗免疫衰老的一个方向。研究发现将新生小鼠的胸腺移植到衰老小鼠体内可恢复其衰退的免疫活力，延长生命时间在 20% 以上，移植后还可明显降低老年鼠自身免疫疾病的发生率。胸腺重建的方法主要有：①细胞过继；②免疫分子或转录因子相关分子调控；③信号通路；④生物工程方法等。但目前这些方法尚未应用于临床实践之中。

（2）营养治疗。营养、特定生物活性饮食成分的摄入、免疫功能和炎症状态之间存在着相互作用，因此，与免疫衰老的治疗密切相关。研究表明食物在免疫反应和炎症状态中起着比较关键作用，可作为免疫衰老速率的调节剂。如老年人血清 N-3 多不饱和脂肪酸与促炎标志物呈负相关，与抗炎标志物呈正相关；维生素 D 与抗炎细胞因子增多和促炎标志物减少有关。较高的饮食炎症指数与炎症血清标志物的增加和较高的衰弱发生率有关。另外一种与免疫衰老逆转有关的方法是热量限制，与衰老和炎症密切相关的通路核转录因子 κB（nuclear transcription factor κB，NF-κB）、雷帕霉素作用机制的靶点（mTOR）和丝裂原活化蛋白激酶（mitogen activated protein kinase，MAPK）等均受热量限制的调节，其可以下调 IL-1β、IL-6 和 TNF-α 基因的激活，从而调节促炎状态。值得注意的是，老年人营养不良与免疫功能低下状态也密切相关，营养不良主要与 T 细胞数量的改变、对抗原的反应减少、细胞因子等介质的释放受损、吞噬作用和 NK 细胞活性的降低有关。

（3）促红细胞生成素治疗。促红细胞生成素可改善免疫功能的异常，研究发现维持性血液透析患者接受促红细胞生成素治疗可提高 CD4$^+$T 细胞的增殖能力和 IL-2 水平，促进初始 T 细胞向 Th1 分化。接种乙型肝炎病毒疫苗后的透析患者在促红细胞生成素治疗期间，其抗乙型肝炎表面抗原（HBs）的抗体滴度增加。此外，促红细胞生成素还可提高 T 细胞依赖抗原（如破伤风类毒素）引起的抗体反应。

（4）补充左卡尼汀。左卡尼汀能增加 CD3$^+$淋巴细胞的数量，同时可通过增加 CD4$^+$细胞的表达来提高 CD4$^+$/CD8$^+$比值，从而提高 T 淋巴细胞免疫功能。其可能的作用机制：①改善患者的营养状态，激活糖皮质激素，调整糖皮质激素敏感性基因，提高 T 淋巴细胞总数；②左卡尼汀具有一定抗炎、抗氧化应激作用，可以改善包括 T 淋巴细胞在内的免疫细胞自身的抗氧化能力，从而增强其功能。

（5）补充肠道益生菌。研究发现根据益生菌补充剂量的不同，益生菌对老年免疫缺陷的作用不一样，如高剂量的益生菌（5×10^9 cfus/d）可使激活的 T 抑制细胞和 NK 细胞的百分比显著增加；而低剂量益生菌（5×10^8 cfus/d）则可增加活化的 T 辅助淋巴细胞、B 淋巴细胞和抗原呈递细胞的数量。

（6）中医药治疗。有不少中药对免疫功能具有促进作用，我们早期的临床和实验研究均发现中药冬虫夏草、淫羊藿等对慢性肾功能衰竭的患者具有良好的免疫调节作用。目前临床上也多使用百令胶囊或金水宝片等中成药来改善患者的免疫功能。

（7）体育锻炼。运动是支持免疫功能和降低免疫衰老不良风险的一种有效策略。研究发现定期的耐力运动在对抗细胞免疫衰老和炎症方面具有较好的作用。研究表明太极拳、八段锦等运动特别适合老年人增强机体的抵抗力。

本节要点

◇ 免疫衰老的特征主要包括对新抗原的反应能力降低、对抗感染的获得性免疫力降低、促进微炎症状态发生、增加自身免疫的风险。

◇ 老年肾脏病患者免疫抑制剂的使用剂量和使用的药物需要根据老年人免疫衰老的表现进行相关调整。

◇ 免疫衰老的防治方法比较多，但具有确切疗效的凤毛麟角，临床上往往需要采用综合调整的治疗方法。

参考文献

1. XU W, WONG G, HWANG Y Y, et al. The untwining of immunosenescence and aging. Semin Immunopathol, 2020, 42（5）：559 – 557.

2. AIELLO A, FARZANEH F, CANDORE G, et al. Immunosenescence and its hallmarks：how to oppose aging strategically? A review of potential options for therapeutic intervention. Front Immunol, 2019, 10：2247.

3. MA S, WANG C, MAO X, et al. B Cell dysfunction associated with aging and autoimmune diseases. Front Immunol, 2019, 10：318.

4. PANSARASA O, PISTONO C, DAVIN A, et al. Altered immune system in frailty：Genetics and diet may influence inflammation. Ageing Res Rev, 2019, 54：100935.

5. KRONBICHLER A, GAUCKLER P, WINDPESSL M, et al. COVID-19：implications for immunosuppression in kidney disease and transplantation. Nat Rev Nephrol, 2020, 16（7）：365 – 367.

6. SATO Y, YANAGITA M. Immunology of the ageing kidney. Nat Rev Nephrol, 2019, 15（10）：625 – 640.

7. SYED-AHMED M, NARAYANAN M. Immune dysfunction and risk of infection in chronic kidney disease. Adv Chronic Kidney Dis, 2019, 26（1）：8 – 15.

8. LIOULIOS G, FYLAKTOU A, PAPAGIANNI A, et al. T cell markers recount the course of immunosenescence in healthy individuals and chronic kidney disease. Clin Immunol, 2021, 225：108685.

9. 程庆砾, 陈香美. 肾切除大鼠免疫功能的变化及中药淫羊藿的调节作用. 中华微生物和免疫学杂志, 1993, 13（3）：198 – 201.

10. WEYH C, KRüGER K, STRASSER B. Physical activity and diet shape the immune system during aging. Nutrients, 2020, 12（3）：622.

11. 老年糖尿病患者应尽早筛查肾小管间质病变

随着人们生活方式的改变，糖尿病的患病率逐年增加，我国糖尿病的患病率已近 10% 并仍在继续上升。糖尿病肾病是糖尿病最常见的微血管并发症，也是导致终末期肾病的重要原因。既往多数研究均认为糖尿病肾病主要为肾小球病变，肾小管间质病变是继发于肾小球的病变。近期研究发现在糖尿病早期即可出现肾小管间质病变，且其病变的严重程度与糖尿病肾病的进展及预后密切相关。临床上，肾脏病理检查是糖尿病肾病诊断的"金标准"，与肾小球病变相比，肾小管间质病变在糖尿病患者肾组织病理活检中更为常见。有报道总结了 567 例糖尿病伴肾脏疾病（其中 61% 伴有微量白蛋白尿）患者的肾活检结果，发现有 68% 患者为糖尿病肾病，在这其中有 48% 存在肾小管间质病变，12.5% 为间质性肾炎，39.5% 为糖尿病肾小球病变。另一项针对糖尿病伴微量白蛋白尿（microalbuminuria，MAU）的患者的肾穿刺活检结果也提示仅有 3/10 的患者存在典型的糖尿病肾小球病变，而 4/10 的患者肾小球病变轻微但肾小管间质和肾血管病变比较严重，另外 3/10 的患者肾脏结构基本正常。近几年研究也发现肾小管间质病变是 MAU 缺乏性糖尿病肾病的病理基础。

我们自己的实验研究发现在糖尿病大鼠模型成功后第 6 周即出现 MAU，第 8 周发现尿 N-乙酰-β-氨基葡萄糖苷酶（N-acetyl-β-D-glucosaminidase，NAG）高于正常组，第 12 周的病理发现肾小管广泛空泡样变性，肾间质炎细胞浸润，但肾小球仅轻微病变。由于 MAU 并非肾小球病变的特异性指标，其在血管内皮损伤时也可以出现，而 NAG 是近端肾小管损伤确切的标志物，加上肾脏病理的改变，我们认为肾小管间质病变可能是糖尿病早期的肾脏改变。我们在实验研究中还观察到大鼠肾小管刷状缘和肾小管上皮细胞中有糖萼标志物——多配体蛋白聚糖（syndecan，SDC）1 和 SDC 4 的表达，提示肾小管上皮细胞和肾小管微绒毛上也可能存在糖萼（糖萼通常存在于血管内皮细胞上，对血流稳定和内皮保护具有重要作用）。在糖尿病大鼠的肾小管上糖萼成分表达明显减少并出现明显的肾小管间质病变，当补充糖萼的主要成分糖胺聚糖类药物——舒洛地特后，肾小管上的糖萼成分表达增加，大鼠的肾脏病理损伤也明显减轻。我们推测这可能是由于糖尿病大鼠尿量增多及肾脏高滤过状态，引起肾小管内液流速增快，流体剪切力增加，导致糖萼的破坏，引起肾小管含糖萼成分的机械和电荷屏障受损，最终可导致肾小管间质病变发生。既往有研究报道在糖尿病肾病的早期，肾脏高灌注高滤过的状态可使血管中液体流速加快，引起流体剪切力增加，导致内皮细胞糖萼的受损、血管的机械屏障和电荷屏障功能的减弱，使血流中一些配体与内皮细胞上的受体更容易结合，进而引发一系列有害反应。而补充糖胺聚糖可通过维持肾小球基底膜的电荷屏障、抑制系膜细胞增殖及抑制炎症反应等多种机制延缓糖尿病肾病的进展。

最近有研究采用单个细胞核 RNA 测序（snRNA-seq）技术对冷冻保存的人类糖尿病肾样本进行分析，确定了糖尿病患者肾皮质和浸润免疫细胞中的所有主要细胞类型。结果发现在糖尿病早期，肾小球内皮、系膜、近曲小管和晚期远曲小管等多种细胞类型表现异常血管生成的早期迹象。肾小管升支粗段、远曲小管和主细胞中 Na^+/K^+-ATP 酶和其他转运相关基因的表达变化提示早期糖尿病肾小管细胞的基因表达变化可促进尿钾分泌、减少钙和镁的重吸收。另有研究是对中位年龄在 61 岁的糖尿病患者肾组织进行 RNA 测序，并与慢性肾脏病和活体肾脏捐赠者肾组织测序结果进行配对比较分析，测序主成分分析结果显示糖尿病组的肾小球和肾小管间质转录组之间有明显的分离，肾小球中主要是细胞外基质和炎症通路的激活，而肾小管间质中则是免疫和细胞凋亡通路的激活，活化的途径包括细胞凋亡和氧化还原，这与已知在糖尿病肾病早期肾小管间质中发生的氧化应激反应是一致的。其实很早就有研究发现在糖尿病早期可以观察到近端肾小管肥大，被认为会促进葡萄糖和钠的再摄取增加，从而导致肾小球高滤过。随着糖尿病肾脏病变的进展，肾小管变性、萎缩、间质纤维化和肾小球硬化开始明显增加，这与该研究中报道的基因转录组的变化也是一致的。肾小球和肾小管间质部分的基因表达谱的巨大差异表明了糖尿病肾病发病机制的复杂性，强烈提示对于糖尿病肾病患者不仅要研究肾小球病变，而且更应该关注肾小管间质早期病变。

其实，在临床上还有一些现象也表明糖尿病肾病肾小管间质病变的危害性。例如，研究发现 70% 糖尿病且无肾功能损害的贫血患者血液中促红细胞生成素（erythropoietin，EPO）水平较低。EPO 主要由肾皮质中的管周成纤维细胞产生，并以缺氧诱导的方式受到严格调节，以维持组织的氧稳态。临床上我们也发现在包括糖尿病在内的各种临床病症中，血管紧张素转换酶抑制剂（angiotensin converting enzyme inhibitors，ACEI）或血管紧张素受体阻滞剂（angiotensin receptor blockers，ARB）的使用与患者的血细胞比容降低和（或）贫血显著相关；在糖尿病患者中联合使用 ACEI 和 ARB 可实现更好的肾素 – 血管紧张素系统（renin-angiotensin system，RAS）的抑制，降低尿蛋白，但同时血红蛋白浓度可能会明显下降。有趣的是，在加用钠糖协同转运体 2 抑制剂（sodium glucose co-transporter-2 inhibitors，SGLT-2i）后的几周内，患者的网织红细胞计数可以增加，血红蛋白浓度和红细胞比容水平逐渐升高，在治疗 2~3 个月后达到最高值。我们知道，血管紧张素 Ⅱ 可选择性地收缩出球小动脉，增加肾小球内压力和肾小球滤过率，减少了向肾小管间质的氧气输送，同时血管紧张素 Ⅱ 对近端钠重吸收具有直接刺激作用，从而提高肾小管细胞的需氧量，肾小管间质局部供氧减少和需氧量增加共同导致肾小管间质缺氧、缺氧诱导因子 1（HIF-1）活化和肾小管周围成纤维细胞分泌 EPO 增加，而 ACEI 和（或）ARB 可能会阻断这个生理过程。此外，糖尿病患者肾小球高滤过增加了每日在近端小管中被 SGLT-2 过滤和重吸收的葡萄糖负荷，这在肾小管间质局部建立了一个高葡萄糖的环境，降低了 HIF-1 的活化、损伤肾小管周围成纤维细胞并将其转化为肌成纤维细胞，导致 EPO 分泌减少和红细胞生成。SGLT-2i 则可抑制葡萄糖重吸收，可减轻肾小管间质的糖毒性，使肾小管周围成纤维细胞恢复其功能并增加 EPO 分泌。在最近的临床试验结果中也发现，在 RAS 阻断之上给予 SGLT-2i 可使糖尿病患者的血细胞比容上升且有助于心、肾功能的保护。

糖尿病肾病早期患者常无明显的临床症状，此时血液及影像学的相关检查也难以发现肾脏的早期病变，但糖尿病肾病早期的肾小管间质病变可出现尿液中 NAG、中性粒细胞明胶酶相关脂质运载蛋白（neutrophil gelatinase-associated lipocalin，NGAL）、肾损伤分子 1（KIM-1）等肾小管损伤的标志物的异常。一项对 177 例 2 型糖尿病患者平均随访 3.5 年的研究发现尿液中的 NGAL 和 KIM-1 的升高与 eGFR 的下降密切相关。对 659 例伴有不同程度蛋白尿的 1 型糖尿病患者随访 2 年，发现尿 KIM-1 和 NAG 水平较低者与微量蛋白尿的消失有关，即尿 KIM-1 和 NAG 水平越低，微量蛋白尿越容易逆转，提示肾小管损伤与微量蛋白尿的持续存在密切相关。由此可见，早期对糖尿病肾病患者的肾小管间质损伤进行相关干预是有可能延缓糖尿病肾病进展的。

既往研究认为在糖尿病早期，肾小球内高压力、高灌注、高滤过为糖尿病肾病的始发因素，但近期研究表明在糖尿病的早期，肾小管的过度重吸收较肾小球高滤过更早发生，并且可通过管球反馈介导或加重肾小球的高滤过，最终引发肾实质损害。糖尿病早期肾小管的过度重吸收表现主要与 SGLT-2 的高表达密切相关。肾小管上皮细胞 SGLT-2 的表达增加，可引起钠和糖的大量重吸收，导致肾小管液的钠含量减低，通过管球反馈可以引起肾小球的高滤过。此外，SGLT-2 表达持续增加还可引起 Ang II 受体 AT1 的活化，通过 TGF-β1 途径引发肾小管间质的病变。对 SGLT-2 的阻断可抑制糖尿病早期肾小管的过度重吸收、引起远端小管钠和糖的含量增加，可减轻肾小球高滤过和间质损伤。这也是近年来 SGLT-2i 在临床糖尿病治疗具有肾脏保护作用并成为治疗热点的原因之一。

总之，尽管传统的观点认为肾小球病变在糖尿病肾病的发生、发展中占据首要地位，糖尿病肾小管病变是继发于肾小球病变的，但近期国外的研究和我们自己的研究均发现糖尿病引起的肾小管间质病变发生得更早，而且肾小管间质病变与糖尿病肾病进展更加密切相关，肾小管间质病变很可能是糖尿病早期病变，早期对老年糖尿病患者进行肾小管间质病变早期损害生物标志物的筛查可以对糖尿病肾病进行早查、早防，延缓糖尿病肾病的进展。

本节要点

◇ 糖尿病肾病是糖尿病最常见的微血管并发症。近期的研究发现糖尿病早期的肾脏改变可能首先表现为肾小管间质病变。

◇ 肾小管上皮和毛细血管内皮糖萼层的破坏在糖尿病早期肾小管间质损伤中占有重要地位，补充糖胺聚糖类物质可以延缓糖尿病肾病的发生和进展。

◇ 糖尿病早期肾小管的过度重吸收较肾小球高滤过更早发生，肾小管的过度重吸收与钠糖协同转运体（SGLT）的高表达密切相关，SGLT-2i 在糖尿病治疗具有肾脏保护作用可能与此相关。

参考文献

1. YANG W, LU J, WENG J, et al. Prevalence of diabetes among men and women in China. N Engl J Med, 2010, 362 (12)：1090-1101.

2. 刘洋，马强，杨光，等. 糖尿病大鼠肾小管间质早期病变及肾康注射液的干预治疗. 中华医学杂志, 2015, 95 (4)：289-293.

3. WILSON P C, WU H, KIRITA Y, et al. The single-cell transcriptomic landscape of early human diabetic nephropathy. Proc Natl Acad Sci USA, 2019, 116 (39)：19619-19625.

4. 刘洋，程庆砾. 糖尿病早期肾小管间质病变的研究进展. 中华医学杂志, 2017, 97 (34)：2710-2712.

5. HAIDER D G, PERIC S, FRIEDL A, et al. Kidney biopsy in patients with diabetes mellitus. Clin Nephrol, 2011, 76 (3)：180-185.

6. LEE K, HE J C. AKI-to-CKD transition is a potential mechanism for non-albuminuric diabetic kidney disease. Fac Rev, 2022, 11：21.

7. LIU Y, YANG G, MA Q, et al. Protective effect of SK injection against renal ischemia-reperfusion injury via inflammation inhibition in type 2 diabetic rats. Int J Clin Exp Med, 2018, 11 (10)：10446-10457.

8. LEVIN A, REZNICHENKO A, WITASP A, et al. Novel insights into the disease transcriptome of human diabetic glomeruli and tubulointerstitium. Nephrol Dial Transplant, 2020, 35 (12): 2059 – 2072.

9. MARATHIAS K P, LAMBADIARI V A, MARKAKIS K P, et al. Competing effects of renin angiotensin system blockade and sodium-glucose cotransporter- 2 inhibitors on erythropoietin secretion in diabetes. Am J Nephrol, 2020, 51 (5): 349 – 356.

12. 高位结肠透析可治疗老年慢性肾功能不全

长期以来，人们一直认为结肠的主要作用是吸收盐分和水分，并为消化废物的储存和有序处理提供场所。最近的研究发现结肠还负责从碳水化合物和未在上消化道消化的蛋白质中回收能量和可能的氮。大约每日有 0.3 ~ 4.1 g 的氮进入结肠，其中大部分以蛋白质（50%）和肽（20% ~ 30%）的形式存在，在肠道中的蛋白酶和肽酶作用下水解生成小肽和氨基酸的混合物。存在于结肠中的氨基酸一部分发酵成多种最终产物，包括短链或支链脂肪酸和其他代谢物，其中一些代谢产物具有潜在的毒性，如氨、胺、硫醇、酚和吲哚等；另外一部分用于局部的细菌生长。我们知道，人的大肠长度约为 150 cm，内腔表面积约为 1.3 m²，肠道内容物的缓慢运动使大量细菌（在大肠内每克内容物细菌含量高达 $10^{11} \sim 10^{12}$）得以生长繁殖，细菌占肠内容物的 40% ~ 60%，属于 400 ~ 500 个不同的种类。研究表明结肠中的微生物会产生通常由肾脏排泄的化合物，这些化合物是潜在的尿毒素，如大肠杆菌等肠道细菌具有色氨酸酶，可将肠道内色氨酸转化为吲哚，吲哚在肝脏中被吸收并代谢为硫酸吲哚酚等尿毒素。

　　由于对高钾食物的限制规定可能会使慢性肾脏病（CKD）患者摄入水果、蔬菜量明显减少，导致膳食纤维摄入量减少，尤其是老年患者，便秘的发生率较高，因此，老年 CKD 患者结肠内容物的转运时间明显延长。研究发现在肠道中产生或通过肠道进入体内的毒素，如晚期糖基化终产物、酚类和吲哚，都是 CKD 患者晚期尿毒素的来源，尤其是结肠微生物群的代谢产物可能是尿毒症毒素的重要来源。有研究者比较了来自有结肠和无结肠的血液透析患者血浆中结肠衍生的尿毒素溶质，采用高分辨率质谱分析透析前患者血浆样本，检测到浓度比正常人高出很多的 1000 多种尿毒素溶质，其中对甲酚硫酸盐和硫酸吲哚酚确定为结肠来源的尿毒素，但马尿酸盐、甲胺和二甲胺为非结肠来源的。此外，在标准代谢组学数据库中找不到具有与大多数结肠衍生溶质的精确质量值相匹配的化合物，这些结果提示结肠微生物可能是产生尿毒症溶质毒素的重要部分，并且其中大部分毒素尚未被识别。已有的研究证据表明除了肾脏清除率降低外，结肠代谢产物的生成和吸收增加也是 CKD 患者血中尿毒素水平较高的原因之一。此外，随着肾功能下降，结肠在钾和草酸盐的体内平衡和处理中也变得非常重要。

　　鉴于以上研究结果，目前在临床上出现了多种降低结肠细菌代谢产生尿毒素物质的策略，即利用饮食调整、加用益生菌、益生元等调节肠道细菌生长和口服 AST-120、氧化淀粉、活性炭或司维拉姆等肠道吸附剂结合细菌产生的尿毒素。其中 AST-120 是一种口服吸附剂，由直径为 0.2～0.4 mm 的球形碳颗粒组成，能够吸附大肠中大量的有机化合物，包括硫酸吲哚酚、对甲酚和食物来源的晚期糖基化终末产物。在日本，AST-120被证明可延缓轻至中度CKD患者肾功能衰竭的进展。国内生产的氧化淀粉、包醛氧化淀粉、活性炭等药物也有类似的作用，但从发表的相关文献来看，肠道吸附作用和治疗效果均有限。

中医理论认为肺与大肠相表里，肺有主气、朝百脉之功能，中药经肛肠给药可将药液随气血散布全身，发挥整体的治疗作用。现代药理学研究也证明药物的给药途径是决定药物吸收速度、程度和影响药物发生作用的重要因素。肠道某些天然的生理特性，如肠道吸收面积大、血流量大、药物在肠中的溶解性较好等，均有利于药物在肠道的吸收。在药物的吸收速度方面，经肠道给药要快于皮肤、口服、皮下注射和肌内注射；在药物的吸收程度方面，经肠道给药，药物的吸收较口服会更完全。此外，研究发现在人体正常状态下，每日从肠道排泄的尿素氮、肌酐、尿酸等代谢物比尿液中的还多，肾功能下降之后，这些毒素的排泄还会相应增加，因此，中医从20世纪60年代就开始应用泻下药物为主的中药或灌肠等方法治疗慢性肾衰竭，如采用肾康栓或中药汤剂灌肠等治疗肾功能不全，均取得了一定的疗效。

近年来人们又注意到一些中药具有改善肠道局部血液循环的作用，在此基础上发展起来的低位结肠透析具有清除体内毒素，增强药物吸收与延长肠内保留时间的优势。目前在国内已经有多家医院开展了中药结肠途径治疗CKD。我们在数年前的文献检索结果发现关于结肠途径治疗的中文发表文献约200篇，其中70%与治疗CKD有关，大部分均描述出良好的疗效，在42篇结肠透析治疗CKD有效率报道中，有效率90%以上的占43%，80%~

89% 的占 36%，70%~79% 的占 12%，70% 以下的占 9%。然而，相关文献报道中的结肠途径治疗方法缺乏统一的规范（既有传统中药灌肠，也有透析液灌肠），灌肠采用的方式不同，透析液所能达到的部位也不同。这些操作规范的差异，造成临床疗效评价的困难。此外，低位结肠灌注治疗的技术落后、患者的不适感觉较强（如肛肠内憋压），可能有一定的危险性（如出现肠管破裂、水中毒等）、治疗效率较低，不少临床医师并不认可此治疗方法。

研究表明结肠黏膜是与腹膜类似的生物半透膜，具有选择性吸收和分泌功能，人体结肠黏膜的表面积是腹膜面积的 10 倍，在生理上，结肠运动缓慢，各段均有结肠袋，如果将净化液灌注入高位结肠，不仅可以稀释并清除肠道内细菌产生的代谢毒素，明显减少入血毒素的浓度，净化液还可以随着肠腔曲折形成许多净化池，有利于物质的交换及吸收，加上结肠的蠕动能使净化液与结肠黏膜充分接触，加速肠腔与血液间水及溶质的交换，利用净化液中离子浓度的不同，建立跨结肠黏膜的离子浓度梯度，使血循环中潴留的有毒代谢产物跨结肠黏膜而进入净化液，同时又将净化液中对人体有用的物质吸收入血，使体内多余的水及有毒物质排出体外，减轻氮质血症和水钠潴留的症状。

高位结肠净化序贯中药治疗技术是在传统灌肠、低位结肠透析基础上进行的技术创新，通过专门设计的治疗探头，应用结肠途径治疗机等设备，可使结肠净化液或药液直达高位结肠，一改以往传统灌肠方式只能到达直肠或乙状结肠的缺点，充分扩大了肠内净化滤过的面积，灌洗的药液量也可达传统灌肠量的 80 倍以上，使结肠净化效果较传统方法明显增强，能更充分地清除体内的有毒物质，提高中药治疗的效能，同时保留了结肠净化治疗简便、无创的优势。

高位结肠途径治疗机的技术特点：①净化液或灌注的药物是通过高位探头或导管及蠕动泵挤压方式直达结肠的高位（脾区以上），而非采用憋压式灌注，安全性高，治疗中患者较为舒适，无明显痛苦。②与直肠灌注和常规结肠净化治疗比较，其扩大了结肠灌洗面积和药物吸收面积，提高了交换效率，可更有效地清除肠道内的代谢废物或毒素。③治疗操作简单、无创，费用低廉，对治疗环境的要求相对较低，易于推广使用。我科曾使用血液透析液对高龄老年患者进行高位结肠净化，净化结束前给予大黄、黄芪、川芎等浓缩煎剂保留灌肠治疗 200 余例次，治疗 2 周即可明显改善患者的临床症状，4 周可部分降低患者的血中尿素氮、肌酐、尿酸水平。此外，我们在临床实践中发现中药高位结肠净化治疗在降低血清肌酐、血尿素氮的幅度与临床症状的缓解程度不成比例，尽管患者平均血清肌酐和血尿素氮的下降幅度不太显著，但患者的皮肤瘙痒、乏力等症状却能明显缓解，生活质量得到较大提高。分析其原因可能与高位结肠净化治疗也能清除结肠中产生的一些尚未被认识的中分子尿毒素有关。我们曾观察了在中药高位结肠净化治疗后患者血中 β_2-微球蛋白、胱抑素 C 的水平，初步结果显示治疗后这些指标确实有不同程度下降。国内也有机构采用结肠净化技术序贯尿毒清等中药保留灌肠治疗，也取得了较好的疗效。高位结肠净化治疗的不良反应较少，偶见有腹痛、腹泻的报道，因此，在临床上对于一些对血液透析或腹膜透析治疗方式排斥或无法承受这些治疗的老年患者，高位结肠透析或序贯中药治疗不失为一种可以选择的治疗方法。

　　当然，中药序贯高位结肠透析治疗的效率较血液透析或腹膜透析治疗低，我们曾设想是否可以通过在透析液中加入某些药物改变结肠的通透性而提高清除相关毒素分子的效率？众所周知，为了防止肠腔内细菌、食物抗原、酶和化学药物等直接与黏膜裸露面接触引起的相关疾病，肠黏膜形成了完备的功能隔离带——黏膜屏障，包括机械屏障、生物屏障、化学屏障及免疫屏障。上皮细胞之间紧密连接（tight junction，TJ）的存在对维持肠黏膜屏障功能的完整性至关重要，其结构呈一狭长的带状，相邻的细胞相互包裹形成一系列"拉链样"结构的吻合点，使相邻细胞膜紧密靠在一起，形成环绕细胞的物理屏障结构，是中大分子物质的转运的主要途径。目前一些紧密连接相关蛋白已经被鉴定和克隆，其功能也逐步被阐明。主要的紧密连接相关蛋白有闭锁蛋白Occludin、Claudins家族，连接黏附分子，PDZ表达蛋白，如ZO-1、ZO-2、ZO-3等。肠黏膜Claudins表达异常引起屏障功能紊乱，导致紧密连接功能失调和组织渗透性的增加，是多种肠道疾病的共同特征。肠道通透性的增加可以在结肠透析过程中提高尿毒症毒素的清除效率，但是如果过度增加，也可能发生肠道上皮损伤和肠道细菌移位引起临床不良事件发生。如血浆二胺氧化酶是一种具有高度活性的细胞内酶，存在于哺乳动物的黏膜和绒毛上层细胞中，当肠黏膜受损、通透性增高时，二胺氧化酶可以释放入血导致外周血中二胺氧化酶含量升高。因此，增加结肠的通透性可能会带来相应的不良反应。由此可见，中药序贯高位结肠透析治疗尚有很多问题亟待探索，如结肠净化液及治疗探头等耗材对肠道黏膜的刺激、对肠道菌群的影响、对营养吸收的影响、对整体代谢的影响及中药成分可能带来的常规毒副反应等。我科在国家和北京市自然科学基金项目的资助下目前正在对以上问题进行研究。此外，为了进一步完善"中药高位结肠序贯净化治疗技术"方案，我们也制定了相关标准并不断修订，使其成为行内认可的标准。

我们相信，随着治疗机制的明确，可望在确保安全性的基础上继续提高高位结肠净化序贯中药治疗的疗效，使这一中西医结合的独特方法真正成为肾脏病界公认的疗效优越、机制清楚的治疗手段。由于这一治疗技术具有简便、安全、无创、价廉的特点，不仅可在大中型医院应用，更可贵的是可以在基层社区、县医院及乡镇卫生院安全、方便地开展，可望为广大老年 CKD 3～5 期患者提供新的治疗选择，不仅可以提高生活质量、改善长期预后、延缓终末期肾病的发生，也可因此，大大降低医疗费用，减轻社会负担。

本节要点

◇ 肠道产生的毒素是尿毒素的重要来源，灌肠和肠道透析治疗对缓解尿毒症患者的症状具有较好的临床价值。

◇ 高位结肠净化序贯中药治疗可明显改善灌肠和低位结肠透析的治疗效率，治疗技术简便、安全、无创，易于推广普及。

◇ 高位结肠净化序贯中药疗效的提高取决于结肠黏膜屏障的通透性，在透析效率和安全性方面的平衡尚有不少需要解决的问题。

参考文献

1. EVENEPOEL P, MEIJERS B K, BAMMENS B R, et al. Uremic toxins originating from colonic microbial metabolism. Kidney Int Suppl, 2009, 114: S12 – S19.

2. SCHEPERS E, GLORIEUX G, VANHOLDER R. The gut: the forgotten organ in uremia? Blood Purif, 2010, 29 (2): 130 – 136.

3. VITETTA L, GOBE G. Uremia and chronic kidney disease: the role of the gut microflora and therapies with pro-and prebiotics. Mol Nutr Food Res, 2013, 57 (5): 824 – 832.

4. ARONOV P A, LUO F J, PLUMMER N S, et al. Colonic contribution to uremic solutes. J Am Soc Nephrol, 2011, 22 (9): 1769 – 1776.

5. RYSZ J, FRANCZYK B, ŁAWIŃSKI J, et al. The impact ofCKD on uremic toxins and gut microbiota. Toxins(Basel), 2021, 13 (4): 252.

6. POESEN R, MEIJERS B, EVENEPOEL P. The colon: an overlooked site for therapeutics in dialysis patients. Semin Dial, 2013, 26 (3): 323 – 332.

7. 邢春光, 石淑珍, 王艳. 不同体位对老年慢性肾功能衰竭患者结肠透析效果的影响. 中华护理杂志, 2008, 8 (43): 713 – 715.

8. 杜婧, 刘胜, 王小丹, 等. 中药联合高位结肠净化治疗老年慢性肾功能不全的观察. 中华保健医学杂志, 2011, 13 (3): 207 – 209.

9. 呼延小媛, 邢春光, 张瑞芹, 等. 中老年慢性肾衰竭患者改良结肠透析方法的对比研究. 中华保健医学杂志, 2010, 12 (2): 103 – 105.

10. 陈仁贵, 叶婷, 刘娜, 等. 结肠透析联合尿毒清颗粒保留灌肠治疗慢性肾衰竭疗效的 Meta 分析. 临床肾脏病杂志, 2014, 14 (7): 424 – 428.

老年肾脏病诊断的相关问题

13. 老年综合征评估对老年肾脏病诊治很重要

老年综合征（geriatric syndrome，GS）指老年人群中常伴有的多种疾病或多种原因造成的一系列非特异性症状和体征的临床问题综合征，主要包括跌倒、认知障碍、便秘、视力下降、听力下降、睡眠障碍、尿失禁等对老年人生命和生活质量造成严重影响的综合征。目前学界对于老年综合征的认识仍有较大的分歧，认同较为一致的老年综合征症候组分主要包括认知障碍、衰弱、跌倒、感觉丧失、营养不良、体重减轻、日常生活活动能力下降或功能受限、疼痛、药物滥用、尿失禁等，但也有专家认为老年综合征还应包含谵妄和压疮。随着对老年综合征研究的深入，自我忽视、咀嚼困难、老年贫血、骨质疏松和肌少症等与老年人衰弱、营养水平低下密切相关的症候也被纳入老年综合征的研究范畴。

有研究对我国中西部地区的多个城市社区的 1076 名老年人的调查显示老年综合征发生率为 66.54%。其中，36.34% 的老年人出现视力下降，31.60% 出现听力下降，31.32% 伴有睡眠障碍，

24.44% 伴有疼痛，23.88% 出现便秘，19.33% 有多重用药，7.53% 伴有关节活动障碍，6.78% 曾发生跌倒，6.69% 大小便失禁等。北京协和医院对 179 例平均年龄为 72.5 岁老年进行老年综合评估 （comprehensive geriatric assessment，CGA），结果发现视力异常患者占 62.0%，睡眠障碍占 41.3%，听力异常占 40.8%，慢性疼痛占 34.6%，跌倒占 25.7%，多重用药占 23.5%，便秘占 21.8%，抑郁焦虑占 18.4%，尿失禁占 16.2%，谵妄占 10.6%，以不同主诉入院的 15 例患者最终确定为老年综合征（占 8.4%）。

　　研究发现老年综合征是老年患者 30 天内再入院的危险因素，一项对 1619 例平均年龄 76.4 岁的入院患者调查发现抑郁症状、营养不良、合并症负担、虚弱、谵妄、认知障碍、功能下降和经口摄入量不足等老年综合征的问题均比较严重，其中营养不良和 30 天再入院之间的关联密切。一项荟萃分析对社区居民老年综合征的 8 种常见组分（多种合并症、认知障碍、虚弱、残疾、肌少症、营养不良、功能受限和慢性炎症）与生存的关系进行了研究，结果发现多种合并症、认知障碍、虚弱、残疾、营养不良、功能受限和慢性炎症等组分与较差的生存率有关，其中营养不良和功能受限对生存率的影响是多种合并症和虚弱等因素的 2 倍。另外一项对中位年龄在 79 岁的 4478 例老年患者的研究发现 3 个月死亡率最高的患者是那些伴有功能受限和营养不良等老年综合征的患者。此外，老年综合征的各组分通常需要多种药物治疗（多重用药），一项对 6882 例家庭保健治疗的老年患者的调查发现在患者服用的药物中超过 40% 是与老年综合征各组分治疗相关的药物，多种疾病和多重用药可使老年患者住院风险增加 2.3 倍。

老年糖尿病患者多重用药率、跌倒、尿失禁、认知障碍、功能障碍等老年综合征的发生率明显高于非糖尿病患者，老年综合征各组分的数量与糖尿病患者的心血管疾病（cardiovascular disease，CVD）和慢性肾脏病（CKD）的发生显著相关。

研究发现老年 CKD 患者伴发老年综合征的比例较高，而且两者互相影响，甚至发生恶性循环，严重影响老年肾病患者的生活质量。与正常老年人比较，老年 CKD 患者步速较慢，并存在步态周期异常，包括较短的步幅、较长的站立时间和明显的摇摆或失去平衡。在老年 CKD 患者中，较低的肾小球滤过率（eGFR）与步态周期异常的严重程度独立相关，步态表型与老年 CKD 患者的跌倒风险增高相关。步幅和步态周期变化在早期通过老年综合评估可使患者受益，然而，在临床上老年 CKD 患者通常难以得到专业人员的老年综合评估。另外一项研究对 112 例尚未接受透析的老年 CKD 患者［平均年龄为 80 岁，平均 eGFR 为（24 ± 11）mL/（min · 1.73 m^2）］的衰弱状况进行了评估，同时进行老年综合评估。综合评估主要评估患者的营养、身体表现、认知和抑郁等 4 个方面。结果发现衰弱的发生率为 45%，与未患 CKD 的老年衰弱患者相比，CKD 衰弱患者的营养不良、身体功能损伤、认知功能障碍和抑郁的发生率几乎都要高一倍以上。我们自己的一项调查发现老年非透析 CKD 患者衰弱的发生率高达 64.8%，且随着 eGFR 的下降，衰弱的发生率呈明显增加的趋势；与肾功能稳定的老年 CKD 患者相比，肾功能下降的患者发生衰弱的风险明显增加。还有研究发现即使是在病史调查中老年 CKD 患者自我报告的老年综合征临床信息（如抑郁、认知障碍、

跌倒、生活质量和视力障碍等）与患者 eGFR 水平和 CKD 并发
症（如贫血、营养不良、血脂异常）的发生也具有明确的关联。
因此，在老年 CKD 患者的诊治过程中应该特别重视对老年综合
征的评估。

　　老年综合评估包括一般的医学评估及对老年人的躯体功能、
精神心理、社会功能、生活质量等方面的评估，以明确老年人在
生理状况、功能状况、社会状况、心理状况等多个方面的问题，
从而制定连续、综合、长期的治疗、照护和随访计划。老年综合
评估是老年医学的一项核心干预措施，倾向于准确评估而后进行
对症干预。《老年综合评估技术应用中国专家共识》中建议综合
医院或老年病专科医院在老年患者入院后、住院诊疗过程中、出
院随访工作中常规开展全面、详细的老年综合评估工作。通过相
关的老年综合评估初筛和评估的工具或量表，从患者的一般情况、
罹患共病、多重用药、身体的功能状况、精神和心理状况、认知
功能、营养状况及社会支持等多个方面、多种维度来确定老年患
者是否合并有老年综合征。同时，老年综合评估不能仅停留在评
估环节，评估后需要多学科团队针对评估中发现的问题制定干预
措施，干预后针对新的问题再评估、再干预，因此，老年综合评
估是一个评估－干预－再评估－再干预的螺旋上升并不断循环过
程，其最终目标是维持老年人的健康和功能状态。譬如，在老年
CKD 患者中常有急性肾损伤（AKI on CKD，即 A on C）的发生，
此时除了对相关器官组织病变进行甄别外，还应该注意进行老年
综合评估，仔细调查老年综合征的各组分是否出现问题，如患者
是否有跌倒、营养不良、贫血加重、使用镇痛药物、失眠、便秘

或衰弱等问题，并探究这些问题对肾功能的可能影响，在纠正不良因素后，根据肾功能变化的情况进行再评估、再干预。

老年综合征其实是多种生理、病理因素及社会环境因素累积叠加的结果。老年 CKD 通常难以治愈，但其进展都是通过一些不太起眼的可逆因素，尤其是老年综合征相关因素所致，因此，通过对老年 CKD 患者的老年综合评估认真寻找这些可逆性因素并纠正，通常可以使老年 CKD 患者获益。

本节要点

◇ 老年综合征是指老年人群中常伴有的多种疾病或多种原因造成的一系列非特异性症状和体征的临床综合征，主要包括跌倒、认知障碍、便秘、视力下降、睡眠障碍、衰弱、多重用药等。

◇ 老年慢性肾脏病患者伴老年综合征的比例较高，两者互相影响，甚至出现恶性循环，严重影响老年患者的生活质量。

◇ 临床上老年慢性肾脏病患者进行老年综合评估可以甄别相关的可逆性因素并纠正，通常可以使患者获益。

参考文献

1. 杨雪，郭菊红，陈茜. 中西部社区老年人老年综合征发生情况及相关因素分析. 护理管理杂志. 2018, 18 (09): 618 – 621.

2. 康琳，朱鸣雷，刘晓红，等. 住院患者老年综合评估规范及初步效果分析. 中华老年多器官疾病杂志, 2015, 14 (2): 84 – 88.

3. LAURA T, MELVIN C, YOONG D Y. Depressive symptoms and malnutrition are associated with other geriatric syndromes and increase risk for 30-day readmission in hospitalized older adults: a prospective cohort study. BMC Geriatr, 2022, 22 (1): 634.

4. KANE R L, SHAMLIYAN T, TALLEY K, et al. The association between geriatric syndromes and survival. J Am Geriatr Soc, 2012, 60（5）：896 － 904.

5. OUD F M M, SCHUT M C, SPIES P E, et al. Interaction between geriatric syndromes in predicting three months mortality risk. Arch Gerontol Geriatr, 2022, 103：104774.

6. KOREN M J, BLUMEN H M, AYERS E I, et al. Cognitive dysfunction and gait abnormalities in CKD. Clin J Am Soc Nephrol, 2021, 16（5）：694 － 704.

7. WANG J, SHEN J Y, YU F, et al. Medications associated with geriatric syndromes （MAGS）and hospitalization risk in home health care patients. J Am Med Dir Assoc, 2022, 23 （10）：1627 － 1633. e3.

8. 宋良晨, 赵佳慧, 敖强国, 等. 老年男性慢性肾脏病患者衰弱的影响因素. 中华 医学杂志, 2019, 99（40）：3126 － 3131.

9. VETTORETTI S, CALDIROLI L, PORATA G, et al. Frailty phenotype and multi- domain impairments in older patients with chronic kidney disease. BMC Geriatr, 2020, 20 （1）：371.

10. 陈旭娇, 严静, 王建业, 等. 老年综合评估技术应用中国专家共识. 中华老年医 学杂志, 2017, 36（5）：471 － 477.

14. 老年人与青年人的肾功能评估方法有所不同

成年人在 40 岁以后肾脏的重量开始减轻, 体积逐渐缩小, 70 ~ 80 岁时肾脏重量下降 20% ~ 30% , 总体积也下降了 20% 左 右, 肾脏体积缩小主要与肾皮质变薄有关。此外, 随着年龄的增 加, 肾脏血浆流量 （RPF） 也开始减少, RPF 从 40 岁以后约每 10 年下降 10% , 90 岁时 RPF 仅有青年时的一半。肾脏结构与肾血 浆流量的变化势必会影响肾脏的功能。研究发现即使是完全健康 的老年人, 肾功能也会随着年龄的增加而逐渐降低。现实社会中, "完全健康" 的老年人凤毛麟角, 绝大多数老年人患有不同的疾 病, 需要服用多种药物治疗。肾功能的降低对老年患者药物使用 的安全性和治疗剂量具有明显的影响, 许多药物都需要根据患者的肾功能状况调整剂量，否则可能会出现明显的不良反应，因此，老年人肾功能的评估在临床上是十分重要的。

临床上，肾功能评估通常是指对肾小球滤过率（GFR）的评估，主要反映肾脏的滤过功能。临床肾功能的评估主要用于筛查急性肾损伤（AKI）、诊断和监测慢性肾脏病（CKD）、确定开始透析治疗的指征、确定患者尤其是老年患者是否可以耐受各种成像检查的对比剂及某些肾毒性药物是否可以安全使用等方面。菊粉清除率、碘海醇清除率和同位素肾图检测均是直接测定 GFR 的手段，所得结果为测量的 GFR（measured GFR，mGFR），比较准确，但因为操作复杂、价格昂贵或临床应用不方便等原因在临床上使用较少。目前，在临床上评估肾功能的主要方法是测量血清肌酐水平或采用一些计算公式来估算肾小球滤过率（eGFR）。

血清肌酐的测定方法既往多采用苦味酸法，由于体内存在与苦味酸反应的非肌酐色原，因此，这种方法可能会高估血清肌酐水平，在健康成年人中测定的误差最高可达 20% ~ 30%。目前不少实验室改用酶法检测血清肌酐，由于排除了非肌酐色原，所测定的血清肌酐值偏低。此外，肌酐是肌肉组织的分解代谢产物，血清肌酐水平易受肾外因素，如年龄、性别、种族、饮食、体型大小、肌肉量和肉类摄入量的影响。老年人容易合并食欲减退、肌肉萎缩、蛋白质代谢率降低等，测定的血清肌酐值常偏低，不能准确地反映老年人的肾功能，尤其是衰弱的老年人，仅使用血清肌酐值可能会明显高估其肾小球滤过率。

衰弱是一种因多器官系统功能下降引起的，以生理储备功能降低、机体脆弱性增加、抗应激能力下降为特征的临床综合征。

衰弱的老年人通常有以骨骼肌质量减少及功能减退为特征的肌少症发生。肌少症包括 3 个生理变化：肌肉量的变化，肌肉质的变化，支配肌肉的神经末梢密度也在变化。研究发现老年人的肾功能与步速和关节运动能力相关，老年人的低肌酐清除率与步态速度较慢相关，基线较低的肌酐清除率与膝关节伸展强度的快速下降相关，老年人持续和严重的活动受限与肌肉力量的降低是明显相关的。大多数基于血清肌酐值估算 eGFR（eGFRcr）的研究结果并没有发现肾功能改变与衰弱的相关关系，但在社区老年人中采用血清胱抑素 C 为基础来估算肾小球滤过率（eGFRcys）值则与衰弱明显相关。这是因为与血清肌酐相比，血清胱抑素 C 水平受肾外因素的影响相对较少。这些研究的结果进一步提示在衰弱的老年患者中不能仅以血清肌酐值作为肾功能的评估指标，目前大多数临床实践指南也不推荐单独使用血清肌酐值来评估老年人的肾功能。

采用公式估算的 eGFR 可以从年龄、性别和体重诸方面来校正血清肌酐的误差。目前在临床上常用的公式有计算肌酐清除率的 Cockcroft-Gault 公式和估算 GFR 的肾脏病饮食改善研究（Modification of Diet in Renal Disease）的 MDRD 公式、CKD 流行病学联合研究（Chronic Kidney Disease Epidemiology Collaboration）的 CKD-EPI 公式、柏林倡议研究（Berlin Initiative Study）的 BIS 公式和适用于全年龄段（full age spectrum）的 FAS 公式等，其中 Cockcroft-Gault 公式、MDRD 公式和 CKD-EPI 公式在国内临床上使用较为普遍。对老年人群的研究显示与 Cockcroft-Gault 公式、MDRD 公式相比，CKD-EPI 公式表现出更好的准确性。当然，由于血清肌酐是所有这些方程中最重要的变量，测定的血清肌酐水平同样可能会受到肌肉与肥胖体型、多肉或素食的影响，而且公式中血清肌酐和 GFR 之间的关系是指数的，因此，血清肌酐测量中的错误或不精确可能会严重影响 eGFR 结果。此外，在老年人群中少肌性肥胖并不少见，仅采用体重作为衡量肌肉量的指标进行相关校正也并不完全合理。基于这些原因，使用血清胱抑素 C 为基础的公式（CKD-EPIcys）或使用血清肌酐和胱抑素 C 联合的校正公式（CKD-EPIcr-cys）较单纯基于血清肌酐的公式（CKD-EPIcr）估算 eGFR 更加准确。研究发现 19.4% 的 MDRD 估算值和 15.9% 的 CKD-EPI 估算值与实际测量的 GFR（mGFR）偏差超过 30%。同时使用肌酐和胱抑素 C 的 CKD-EPIcr-cys 方程已被证明更加准确，与 mGFR 值偏差超过 30% 以上者仅为 8.5%。国内的相关研究及我们在临床实践中也发现 CKD-EPIcr-cys 联合公式的准确性也明显优于其他 eGFR 估算公式。值得注意的是，在以上所有公式的推导过程中，均未涵盖大样本的老年人资料，对老年人，尤其是中国老年人肾功能的评估可能仍存在较大的偏差。

2012 年推出的基于血清肌酐或胱抑素 C 的 BIS 公式，主要研究对象来源于 70 岁以上德国受试者，故对于老年患者而言，BIS 公式比 CG、MDRD 或 CKD-EPI 公式更为精确。2016 年推出的 FAS 公式研究对象涵盖了 1764 例 70 岁以上老年高加索人，研究发现对于老年人群，FAS 公式与 CKD-EPI 方程相比，偏差更小，准确性更高。最近北京医院对 eGFR 的不同评估公式在 60 岁以上老年患者中的应用情况进行了比较，他们采用 ^{99m} 锝-二乙三胺五乙酸（^{99m}Tc-DTPA）肾动态显像法检测 GFR（mGFR），比较各

eGFR 公式在老年人群中应用的优劣，结果发现基于血清肌酐的各种 eGFR 公式均不同程度高估了 GFR，但以 FAS 公式的偏差最小、准确性最佳，其次为 BIS 公式。在基于血清胱抑素 C 的各 eGFR 计算公式中，FAS 和 CKD-EPI 公式的误差也较小。在联合血清肌酐和胱抑素 C 的公式中，FAS 联合公式的偏差最小，FAS、BIS 和 CKD-EPI 联合公式的准确性相当。在 60～80 岁年龄组患者中，FAS 联合和 BIS 联合的准确性最好，其他公式的准确性均欠佳。在年龄≥80 岁的患者中，除 MDRD 公式和 CKD-EPIcr 公式外，其他公式的准确性均可，其中基于血清肌酐和胱抑素 C 联合公式的准确性最好。当然，所有的估算公式都有其优缺点，目前在临床上 BIS 和 FAS 公式的推广应用尚不充分，肾脏病科各临床指南多推荐的是 CKD-EPI 公式，因此，《老年慢性肾脏病诊治的中国专家共识（2018）》推荐使用基于血清肌酐和胱抑素 C 的 CKD-EPIcr-cys 联合公式计算老年人的 eGFR。

此外，随年龄增加，肾脏可发生多种结构和功能改变，包括潴钠与排钠功能的下降、尿液浓缩与稀释能力的下降及排酸能力的下降等。老年人服药种类较多，造成药物性肾损害概率较大。因此，老年人肾功能的评估还需要注意肾小管间质的改变。《老年慢性肾脏病诊治的中国专家共识（2018）》建议加强对老年人肾小管间质损伤和肾小管功能的监测，建议临床上应像监测 GFR 一样重视和监测间质 - 肾小管功能，如电解质及酸碱平衡的评价、尿 NAG、尿液渗透压、尿酸化功能、尿糖及小分子蛋白的检测等，这些检查在老年人 AKI 的早期诊断中价值重大。

由于成人肾脏储备能力强大，每侧肾由 100 多万个肾单位组成，每个肾单位均可独立工作，主动代偿，只有肾脏功能丧失50%以上才出现失代偿，逐渐表现出肾损伤的征象，相关化验指标才会出现改变。目前临床上常规检测的血清肌酐、血清胱抑素C 等均无法早期诊断亚临床的肾损伤情况。测定肾功能储备可发现临床上常规肾功能检查正常而实际上已经存在肾功能储备减退的患者。因此，肾功能储备的检测也是老年肾功能评估的重要部分，此部分内容请参考本书"9. 肾脏储备功能评估需要临床实用的方法"。

本节要点

◇ 老年人的肾功能可出现增龄改变，准确评估老年人肾功能在临床上十分重要。

◇ 老年人尤其是伴有衰弱的老年人，单纯使用血清肌酐无法准确评估其肾功能。

◇ 基于血清肌酐和胱抑素 C 的 CKD-EPI 联合公式（CKD-EPIcr-cys）可以较好地评估老年 CKD 患者的肾小球滤过率。

参考文献

1. 程庆砾. 老年人肾功能的评估：问题与挑战. 中华保健医学杂志，2010，12（2）：83 - 84.

2. DAHLÉN E, BJÖRKHEM-BERGMAN L. Comparison of creatinine and cystatin C to estimate renal function in geriatric and frail patients. Life, 2022, 12 (6): 846.

3. 杨勇，敖强国，张晓英，等. 血清半胱氨酸蛋白酶抑制剂 C 在评价高龄慢性肾脏病患者肾小球滤过功能中的作用. 中华保健医学杂志，2010，12（2）：88 - 90.

4. DENIC A, RULE A D, GLASSOCK R J. Healthy and unhealthy aging on kidney structure and function：human studies. Curr Opin Nephrol Hypertens, 2022, 1 (3)：228 – 234.

5. HUGHSON M D, HOY W E, BERTRAM J F. Progressive nephron loss in aging kidneys：clinical-structural associations investigated by two anatomical methods. Anat Rec (Hoboken), 2020, 303 (10)：2526 – 2536.

6. 程庆砾，杨继红，赵卫红，等. 老年慢性肾脏病诊治的中国专家共识（2018）. 中华老年医学杂志, 2018, 37 (7)：725 – 731.

7. GROOTHOF D, POST A, POLINDER-BOS H A, et al. Muscle mass and estimates of renal function：a longitudinal cohort study. J Cachexia Sarcopenia Muscle, 2022, 13 (4)：2031 – 2043.

8. 宋良晨，敖强国，赵佳慧，等. 肾功能对老年男性慢性肾脏病患者肌少症的影响. 中华医学杂志, 2020, 100 (32)：2488 – 2493.

9. XU L, CHEN A, SUN Y, et al. The effects of aging on the renal function of a healthy population in Beijing and an evaluation of a range of estimation equations for glomerular filtration rate. Aging, 2021, 13 (5)：6904 – 6917.

10. 孙颖，陈爱群，李文婵，等. 肾小球滤过率评估公式在老年人群中的应用. 中华老年医学杂志, 2021, 40 (6)：738 – 744.

15. 老年人急性肾损伤的诊断问题值得重视

急性肾损伤（AKI）是由各种病因引起的肾功能快速下降而出现的临床综合征，表现为血清肌酐（serum creatinine，SCr）、血尿素氮水平的升高，水、电解质紊乱和酸碱平衡失调，严重者可出现尿毒症的各种系统并发症。老年人的肾脏自身修复功能较低，因此，发生 AKI 的风险要明显高于青年人。一项多中心大规模横断面研究显示我国住院的成年人中 AKI 发生率约为 2.03%，而这组人群中有 57.7% 为 60 岁以上老年人，年龄是发生 AKI 的独立危险因素。我国 60 岁以上的老年患者 AKI 发生率大约为 12.45%，80 岁以上的患者 AKI 发生率更高。其中社区（医院以外）获得性 AKI 和医院内获得性 AKI 分别为 2.5% 和 9.1%。在发生 AKI 的住院患者中，有 1/3 年龄在 65 岁以上。老年 AKI 病情容易恶化，直接发展为尿毒症、需要透析治疗的比例较高，因病致残、致死的风险也非常高。尤其是年龄在 70 岁以上且伴有糖尿病、高血压、慢性肾脏病的患者，或出现心力衰竭、感染、败血症、梗阻性肾病的老年人发生 AKI 后的预后不良。然而，由于老年人 AKI 的临床症状不明显，目前的诊断标准对部分老年人群不够敏感，因此，在临床上老年 AKI 常被忽视或误诊。

首先，需要了解 AKI 的诊断标准。多项覆盖老年人群的研究显示改善全球肾脏病预后组织（Kidney Disease：Improving Global Outcomes，KDIGO）的 AKI 诊断和分期标准在预测患者生存率及预后方面要优于其他 AKI 诊治标准。与 7 天的诊断时间窗相比，AKI 定义中 48 小时时间窗在老年 AKI 诊断中与随后的死亡率相关性更好，在老年人群的诊断中更有意义，因此，老年 AKI 的诊断目前推荐应用 KDIGO 的 AKI 诊断标准，即当存在如下情况时提示 AKI 发生：48 小时内 SCr 水平升高至少 0.3 mg/dL（26.5 μmol/L）；和（或）SCr 在 7 日内上升至≥基线值 1.5 倍的水平；和（或）尿量≤0.5 mL/（kg·h）并持续 6 小时以上。此标准中 SCr 的变化是与患者基线 SCr 进行比较的。然而，在临床上，不少老年人合并有食欲减退、肌肉萎缩、蛋白质代谢率降低等，基线 SCr 水平常常偏低，通常难以真实反映老年患者肾功能水平，临床上不能仅根据 SCr 水平来评价老年人的基础肾功能。此外，由于 SCr 常常不能实时反映 GFR 的改变，其较 GFR 变化会延后 48 ~ 72 小时，因此，老年人的基础肾功能以 eGFR 评估更为合适。对老年人群基础肾功能的研究显示与 Cockcroft-Gault 公式、MDRD 公式相比，CKD-EPI 公式表现出更好的准确性。与 SCr 相比，血清胱抑素 C 水平受肾外因素的影响相对较少，基于血清胱抑素 C（Cys）的公式（CKD-EPIcys）可能较基于 SCr 的公式（CKD-EPIcr）估算 eGFR 更加准确。由此可见，老年 AKI 的诊断应以 eGFR 和（或）血清胱抑素 C 的变化另立标准，在暂无新标准之前，AKI 的诊断采用与基线 SCr 变化的相对值比采用 SCr 变化的绝对值更为可靠。

KDIGO 分期标准可以有效识别 AKI 患者的死亡和（或）需要肾脏替代治疗（renal replace therapy，RRT）的风险，AKI 严重程度分期与死亡风险及入住 ICU 和住院的时长相关。随着 AKI 分期的增加，患者死亡和需要 RRT 治疗的风险也增加，但在 AKI 1 期的评分标准中，存在 48 小时内 SCr 升高 > 0.3 mg/dL（Ia）和 7 天内 SCr 较基线上升 50%（Ib）2 个标准。研究显示 AKI Ia 和 Ib 期患者临床意义不同，Ib 期 AKI 患者住院时间更长，且院内死亡率更高。有研究观察到对于基线 SCr < 0.7 mg/dL 的老年患者，AKI 分期标准的诊断效能较差。研究发现 SCr 水平的升高是老年 AKI 患者死亡率的强预测指标，但尿量则是比 SCr 更敏感的肾损伤标志物，是预测患者死亡风险的独立危险因素，因此，联合 SCr 和尿量来评定 AKI 的分期能够更准确地预测患者的预后。

随年龄增加，肾脏本身对尿液浓缩与稀释能力下降，肾脏的排酸能力也下降，加之老年人服药种类较多，造成药物性肾小管间质损害概率较大，因此，老年人容易出现电解质及酸碱平衡紊乱，且纠正难度大，严重影响患者预后。为此，当临床上怀疑有 AKI 时，还应加强对老年人肾小管间质损伤和肾小管功能的监测，如电解质及酸碱平衡、尿 NAG、尿液渗透压、尿糖、尿酸化功能的变化，以便能早期诊断 AKI。

其次，老年人 AKI 的临床症状比较隐匿，因此，了解老年 AKI 的危险因素和主要原因对于临床诊断十分重要。老年人容易出现 AKI 的主要原因：①老年人肾脏功能随增龄而呈逐渐下降的趋势，肾脏的储备功能明显降低，对各种肾损伤因素的敏感性增高。如在新型冠状病毒感染疫情防控期间，被感染的老年患者比青年患者更容易发生 AKI。国外有研究表明在 6874 例因新型冠状病毒感染住院的患者中，39.6% 发生了 AKI。AKI 发生的高峰在年龄≥60 岁老年患者，在校正了疾病严重程度、已存在的共患疾病或不同的基线肌酐水平后，这种情况仍然存在。其中，老年感染患者 AKI 的发生多数是与摄入不足等肾外因素相关。我在 2020 年支援武汉抗疫工作时也发现了这一点。②老年人功能性肾小管组织亦是随增龄而递减，常可出现肾小管浓缩稀释功能减退及口渴阈值升高等情况，脱水和血容量不足的倾向容易导致急性肾脏血流低灌注而诱发 AKI，大约 1/3 以上的老年 AKI 为低血容量休克所致。③老年人多重用药情况比较严重，由于老年人肾脏对药物的敏感性增高，药物使用不当可以诱发 AKI。如过度使用利尿剂容易引起脱水和血容量不足，过多或错误使用降压药物可导致血压过低，肾毒性药物使用可直接损伤肾功能。一项对亚洲老年人队列中 AKI 发生率、危险因素的分析发现老年人局部、全身使用非甾体抗炎药 1～14 天和使用时间 >14 天者发生 AKI 的危险比未用药者分别高 1.29 倍、1.43 倍和 1.84 倍。除使用肾毒性药物以外，滥用和过量服用中草药，尤其是含有不明成分的"保健品"也是近年来老年人频发 AKI 的重要原因。④高龄老年人容易出现跌倒，跌倒后骨折、挤压伤等严重创伤由于休克、感染和创伤组织释放的肌红蛋白、大量液体丢失及血管内溶血等可以引起 AKI。各种手术也是老年人发生 AKI 的危险因素。国内的一项研究发现股骨颈骨折老年患者术后 AKI 的总发生率为 12%，在调整年龄、术中失血量和身体质量指数（body mass index，BMI）等因素后，术后早期血白蛋白水平、血红蛋白的变化和术中低血压是术后 AKI 发生的独立危险因素，且发生 AKI 的患者的死亡率显著高于非 AKI 的患者。⑤在医院外发生的老年 AKI 多为尿路梗阻引起的肾后性 AKI，如由前列腺肥大、尿潴留、尿路结石、梗阻性肾盂肾炎和尿道狭窄等引起 AKI。在接诊老年患者时，注意调查相关病史可以在临床上早期发现 AKI 的蛛丝马迹。

最后，当 AKI 病因不清，高度怀疑为肾脏本身病变时，肾穿刺活检是确诊的主要方法。在一项对老年人肾穿刺活检的临床研究中发现 69.2% 的老年患者（中位年龄为 87 岁）的适应证为 AKI，中位 SCr 水平为 262 μmol/L，其中 21% 的患者在肾穿刺活检时需要采用透析支持，肾穿刺活检诊断明确后，49% 患者均接受了相应的治疗。与青年患者比较，肾穿刺活检的相关不良反应并未见明显增加。研究表明对于高龄老年 AKI 的患者，在临床诊断需要时，肾穿刺活检并非禁忌。

本节要点

◇ 老年人 AKI 的发生率较高，病因复杂，诊断比较困难，临床上应予重视。

◇ 以血清肌酐绝对值改变为基础的 AKI 诊断标准对部分老年人不一定适用。

◇ 在临床上仔细调查老年 AKI 的危险因素可以早期发现 AKI 的蛛丝马迹。

参考文献

1. 程庆砾. 老年人急性肾损伤. 临床肾脏病杂志, 2015, 15 (7): 388 - 391.

2. WANG Y, WANG J, SU T, et al. Community-acquired acute kidney injury: a nationwide survey in China. Am J Kidney Dis, 2017, 69 (5): 647 - 657.

3. Kidney Disease: Improving Global Outcomes (KDIGO) Acute Kidney Injury Work Group. KDIGO clinical practice guideline for acute kidney injury. Kidney Int Suppl, 2012, 2: 1 - 138.

4. KOEZE J, KEUS F, DIEPERINK W, et al. Incidence, timing and outcome of AKI in critically ill patients varies with the definition used and the addition of urine output criteria. BMC Nephrology, 2017, 18 (1): 70.

5. LIM C C, TAN N C, TEO E P S, et al. Non-steroidal anti-inflammatory drugs and risk of acute kidney injury and hyperkalemia in older adults: a retrospective cohort study and external validation of a clinical risk model. Drugs Aging, 2022, 39 (1): 75 - 82.

6. 敖强国, 侯颉玢, 张雅宾, 等. 老年肾脏和急性肾损伤. 中华保健医学杂志, 2020, 22 (6): 659 - 662.

7. BJORNSTAD E C, CUTTER G, GURU P, et al. SARS-CoV-2 infection increases risk of acute kidney injury in a bimodal age distribution. BMC Nephrol, 2022, 23 (1): 63.

8. LIU Y, WANG C C, AO Q G, et al. Clinical analysis of kidney injury in elderly patients with COVID-19. Integr Med Nephrol Androl, 2021, 8: 11.

9. ZHAN S, XIE W, YANG M, et al. Incidence and risk factors of acute kidney injury after femoral neck fracture in elderly patients: a retrospective case-control study. BMC Musculoskelet Disord, 2022, 23 (1): 7.

10. FEDI M, BOBOT M, TORRENTS J, et al. Kidney biopsy in very elderly patients: indications, therapeutic impact and complications. BMC Nephrol, 2021, 22 (1): 362.

16. 老年人血尿诊治中应该关注的问题

在普通门诊的血尿患者中，老年人占 1/3 以上，健康查体老年人的血尿检出率也明显高于青年人群。老年患者的血尿常常没有临床症状，多是在进行尿常规检查时发现的。有资料显示临床上 98% 的血尿来源于泌尿系统疾病，仅有 2% 的血尿来源于全身其他系统病变（如尿路邻近器官病变、全身性疾病导致的血尿，抗凝药物使用不当导致的血尿等）。其中泌尿系统疾病分为肾小球源性血尿（来源于肾小球疾病或部分肾小管间质疾病，如各类肾小球肾炎，肾小管间质性肾炎等）和非肾小球源性血尿（来源于肾盂、输尿管、膀胱或前列腺的炎症、结石、肿瘤或损伤）。与青年患者不同，老年人的血尿大多为非肾小球源性血尿，尤其是泌尿系肿瘤的可能性比较大。一项针对 10 万余例泌尿系统肿瘤患者的大规模调查发现，85% 的膀胱癌和 95% 的上尿路肿瘤患者的最初表现均为血尿。此外，抗凝药物使用不当导致血尿的患者也不断增多，因此，临床医师对于老年人血尿的主诉或检查结果不可大意，需谨慎处理。

在对老年患者血尿的诊治过程中，首先应该注意血尿是肉眼血尿还是镜下血尿。老年人突然出现无痛性肉眼血尿，一定要特别排查泌尿系统肿瘤的可能性。最近的一项前瞻性观察对 3556 例血尿患者的泌尿系统癌的发生情况进行了研究，发现男性、年龄 ≥60 岁、吸烟是泌尿系统肿瘤的重要危险因素，与镜下血尿的患者相比，肉眼血尿且具有上述相关危险因素的患者更有可能被诊断为泌尿系统肿瘤。

其次，应该注意老年患者多病共患和药物使用的情况。老年患者因为全身多系统疾病需要使用的药物较多（同时使用 5 种以上的药物即为多重用药），尤其是抗凝和（或）抗血小板聚集的药物在临床上使用非常广泛。国家老年疾病临床医学研究中心（解放军总医院）在全国进行的一项调查发现老年住院患者平均口服用药为 5.2 种，多重用药的比例高达 43.8%，其中抗血小板药物是使用最多的药物。由于抗血小板或抗凝治疗频繁，加上多重用药引起的药物间相互作用，往往会导致老年患者凝血或血小板聚集障碍，容易发生血尿的情况。抗凝血药物相关肾病（anticoagulant-related nephropathy，ARN）的临床表现主要就是血尿伴有不明原因的急性肾损伤。华法林和直接口服抗凝药物（direct oral anticoagulants，DOACs），如利伐沙班等均可引发 ARN。年龄、肾功能受损、高血压和糖尿病是 ARN 的主要危险因素，由于老年患者是临床上使用抗凝药物的"主力军"，加上华法林和 DOACs 在老年患者中的应用越来越多，因此，当老年患者发生血尿时，一定要询问患者是否在服用抗凝药物并注意检查肾功能，排查 ARN 的相关问题。

再次，应该注意老年血尿患者伴随的临床症状和体征，以初步判断血尿的病因。血尿同时伴有尿急、尿频、尿痛等膀胱刺激症状，多为尿路感染；若同时伴有发热、腰痛等表现，需注意肾盂肾炎、肾结核的可能；血尿伴腰、腹部剧痛，常提示肾盂、输尿管有结石、出血或肿瘤的可能；患者在长期排尿不畅、夜尿增多、排尿困难等症状后出现终末血尿，要注意是否有前列腺增生和前列腺癌的可能；若伴有皮肤、黏膜出血、紫癜等表现，要注意是否有出血性疾病或抗凝药物使用不当；腹痛后出现血尿，要注意尿路邻近器官的疾病，如急性阑尾炎、盆腔炎、子宫、阴道或直肠的肿瘤等。

最后，血尿患者必须进行尿沉渣镜检、尿红细胞形态和计数检查以初步确定血尿是肾小球源性血尿还是非肾小球源性血尿，这对血尿病因的判断和后续的治疗具有非常重要的作用。对于肉眼血尿的患者，在暂时没有尿沉渣镜检及尿红细胞形态和计数检查条件的情况下，可以进行尿三杯试验，初步判断患者是初始血尿、终末血尿还是全程血尿。初始血尿的病变部位通常在尿道，终末血尿的病变在膀胱三角区，全程血尿的病变部位通常在膀胱以上的部位，肾小球源性血尿一定是全程血尿，且通常不会伴有血丝或血凝块，也鲜有尿路刺激症状出现。

目前尿液常规检查多采用试纸法，试纸法在血尿的大量筛查中成本较低，很多国家和地区在老年人体检中强制采用试纸法血尿试验进行筛查。由于血尿、血红蛋白尿和肌红蛋白尿在试纸法检验中均表现为潜血阳性，因此，试纸法检测出潜血阳性后必须通过尿液沉渣显微镜检查确定是否有红细胞。如果有红细胞，则后续采用尿液红细胞形态和计数检查，此结果可以初步区分肾小球源性血尿和非肾小球源性血尿，可使部分血尿患者避免进行泌尿系统 CT、MRI、静脉肾盂造影、膀胱镜、逆行肾盂造影及肾血管造影等，大大节约医疗费用，减少患者痛苦并降低各种检查给患者带来的潜在危险，也避免给患者造成心理精神和经济上的过重负担。

一般而言，临床上初步判断为肾小球源性血尿者多为肾小球疾病或肾小管间质疾病，对于不伴有蛋白尿、高血压、肾功能不全的单纯性肾小球源性血尿患者可以在临床上随访观察。如果患者伴有蛋白尿或肾功能不全的表现，则有可能需要进行肾穿刺活检进一步诊断。非肾小球源性血尿的老年患者，除了可以明确为尿路感染或结石且无并发症的患者外，均应转诊至泌尿外科进行相关检查和鉴别诊断。国际上有研究发现对于一般人群而言，转诊至泌尿外科医师的镜下血尿患者在 1～2 年查出泌尿系统肿瘤的概率在 0.01%～3.0%，对于 40 岁以上的患者，女性患者在 1～2 年查出泌尿系统肿瘤的概率约为 2.8%，男性则为 3.4%～8.3%。一项队列研究对尿检发现血尿的 30 万例患者进行观察，结果发现 3 年内泌尿系统肿瘤发生率为 0.43%，随年龄的增长和尿中红细胞数的增加，泌尿系统肿瘤的发生率也明显增加。当尿中红细胞 > 100/HPF 时，泌尿系统肿瘤的发生率在 65 岁以上人群中可达 6%～7%，75 岁以上的老年男性患者甚至高达 13% 以上。因此，当老年血尿患者伴有以下泌尿系肿瘤的危险因素时，如年龄 > 50 岁、吸烟史 > 15 年、有化学物质或各种染料的职业暴露史、长期或大量食用过含有亚硝酸盐或硝酸盐的食物、过量使用镇痛剂、使用过大剂量的环磷酰胺、服用过含有马兜铃酸成分的草药、接受过会阴部放射治疗等，应尽早转诊至泌尿外科筛查。

本节要点

◇ 老年患者的血尿病因比较复杂，临床上需要认真对待、仔细调查以明确诊断。

◇ 老年人血尿需要注意药物的影响，尤其是抗凝药物使用不当。

◇ 老年非肾小球性血尿需要警惕各种泌尿系肿瘤的可能性，尤其是对于无痛性肉眼血尿患者应注意鉴别诊断。

参考文献

1. 程庆砾. 老年患者血尿的评估. 中华全科医师杂志, 2011, 10（8）: 538－540.

2. 薛宁, 丁小强, 钟一红, 等. 20 665 例普通人群单次尿液和肾功能检查结果及其意义探讨. 肾脏病与透析肾移植杂志, 2010, 19（2）: 116－120.

3. TAN W S, FEBER A, SARPONG R, et al. Who should be investigated for haematuria? Results of a contemporary prospective observational study of 3556 patients. Eur Urol, 2018, 74（1）: 10－14.

4. 曹丰, 王亚斌, 薛万国, 等. 中国老年疾病临床多中心报告. 中华老年多器官疾病杂志, 2018, 17（11）: 801－808.

5. ZAKROCKA I, ZAŁUSKA W. Anticoagulant-related nephropathy: focus on novel agents. A review. Adv Clin Exp Med, 2022, 31（2）: 165－173.

6. JUBBER I, SHARIAT S F, CONROY S, et al. Non-visible haematuria for the detection of bladder, upper tract, and kidney cancer: an updated systematic review and meta-analysis. Eur Urol, 2020, 77（5）: 583－598.

7. LUCOCQ J, ALI A, HARRISON W, et al. Does non-visible haematuria require urgent assessment? A retrospective cohort study from a university teaching hospital. World J Urol, 2021, 39（9）: 3393－3397.

8. OKUBO R, HOSHI S L, KIMURA T, et al. Cost-effectiveness of mass screening for dipstick hematuria in Japan. Clin Exp Nephrol, 2022, 26（5）: 398－412.

9. 程庆砾. 尿沉渣检查-"体外无创性肾活检". 肾脏病与透析肾移植杂志, 2005, 14（2）: 149－150.

10. JUNG H, GLEASON J M, LOO R K, et al. Association of hematuria on microscopic urinalysis and risk of urinary tract cancer. J Urology, 2011, 185: 1698－1703.

17. 老年肾病综合征诊治有不同寻常的特点

肾病综合征（nephrotic syndrome，NS）的主要特点是大量蛋白尿（>3.5 g/d）和低蛋白血症（<30 g/L）。老年 NS 约占成人 NS 的 12%～35%，肾穿刺活检资料中，NS 占老年患者的 35% 左右。国内的一项多中心研究报告表明在 65 岁以上老年中，约有 63.1% 行肾穿刺活检的患者初始表现为 NS。在老年 NS 病因中，继发性肾小球疾病的比例远高于青年 NS 患者。因此，对老年 NS 患者尤其要仔细寻找可能存在的全身系统性疾病。老年 NS 的临床表现与青年 NS 有较大的不同，老年人起病较隐匿，水肿逐渐出现、加重，同时常合并有高血压、糖尿病、冠心病、慢性肾脏病等多种基础性疾病，这些基础疾病往往掩盖了 NS 的病情，不少老年患者往往因合并心功能不全或肺部感染来院就诊时才发现有 NS。老年 NS 的诊治受到多病共患、多重用药、衰弱和免疫衰老等老年常见问题的制约和影响，给临床诊治带来较大的麻烦。根据我们的临床经验，老年 NS 患者在诊治上需要注意以下问题。

（1）老年 NS 患者的继发性病因多，应注意查找相关根底疾病。有研究报道在老年 NS 患者的继发性病因中，10%～25% 的可能为恶性肿瘤，故老年 NS 患者确诊后首先要详细追问病史，积极查找相关病因，除外继发性肾脏疾病，尤其是恶性肿瘤。老年 NS 患者通常都需要进行临床上常规的肿瘤筛查，如血液的肿瘤标志物、胸部 CT、腹部超声，甚至是腹部 CT 等，如果有相关器官或系统的肿瘤线索，针对性靶向筛查也是十分重要的。肾脏病理改变是发现 NS 病因的重要手段之一，必要时应该积极行肾穿刺活检。老年 NS 患者常见的肾脏病理改变为膜性肾病、微小病变型肾病、肾淀粉样变性、局灶节段性肾小球硬化等。膜增殖性肾小球肾炎及 IgA 肾病的发生率相对较少。值得注意的是，肿瘤相关性肾病的病理改变类型多种多样，几乎可覆盖肾小球肾炎的一切病理类型，其中实体肿瘤最常见的病理类型为膜性肾病，血液肿瘤最常见的类型为微小病变型肾病。NS 的病理改变对临床治疗有很大的指导作用，但有不少人认为老年患者行肾穿刺活检的风险高，因此，常不愿意为其进行此项检查。研究发现老年患者肾穿刺活检并发症的发生率（2.2%～9.8%）并不比青年人多。国外一项肾穿刺活检的研究共纳入 104 例患者，中位年龄为 87 岁，其中 13.5% 的患者肾穿刺活检的适应证是 NS，中位血清肌酐值为 262 μmol/L，甚至有 21% 的患者在肾穿刺活检时需要同时进行透析治疗，但严重出血在这个队列中并不常见。肾穿刺活检结果确定后，49% 患者均接受了特定的治疗，如 41.3% 使用了皮质类固醇、6.7% 使用了环磷酰胺、6.7% 应用了利妥昔单抗、7.6% 使用了硼替佐米和其他化疗方法。该研究提示肾穿刺活检对于老年 NS 患者的诊治具有较大的意义。事实上，老龄并非肾穿刺活检的禁忌证，除非有任何绝对的禁忌证，及时的肾活检可揭示老年 NS 患者治疗的情况并提供预后信息。当然，在肾穿刺活检前必须做好相关准备，如停用抗血小板和抗凝药物、纠正严重的酸中毒和氮质血症等。

（2）老年人共患疾病较多，应注意多病共患对老年 NS 患者诊治的影响。高血压、糖尿病目前几乎是多数老年人的"标配"。此外，30%～40% 的老年患者还伴有不同程度的慢性肾脏病，这些疾病的共同特点是对全身的大、中、小血管都有损伤，因此，在老年 NS 患者中容易伴发急性肾损伤、凝血功能障碍和心血管功能异常，在老年 NS 的诊治过程中需要对共患疾病进行严密的观察和恰当的治疗。曾有文献报道 1 例 73 岁接受利伐沙班治疗的房颤患者因 NS 住院，为了在肾活检时降低出血性事件的风险而停用了利伐沙班，并计划在肾活检后 1 周恢复利伐沙班的治疗。然而，在恢复使用利伐沙班之前，患者就出现了急性肱动脉栓塞和腹主动脉壁血栓形成。因此，我们在临床上对于长期口服抗凝或抗血小板治疗的老年 NS 患者，在停药时通常会采用小剂量的低分子量肝素进行桥接治疗，防止出现此类问题。另外，在临床上也有不少老年患者在感染、创伤等应激情况下出现大量蛋白尿，甚至是 NS。这种情况通常在较短时间内使用常规剂量的糖皮质激素可以完全缓解，有报道表明这类患者的肾脏病理改变以微小病变型肾病多见，其发生机制尚不清楚。我科曾收治 1 例 88 岁患者，既往无肾脏病史，糖尿病、高血压控制均较好，因脑出血后行颅内血肿清除术，术后出现蛋白尿并逐渐增多，很快发生 NS，在除外各种致病因素后，怀疑是创伤应激所致，给予泼尼松 40 mg/d 治疗 2 周，尿蛋白从 15 g/d 到完全缓解，在以较快速度减量并停用激素治疗后，随访 5 年直至患者去世均未再出现蛋白尿或肾功能损害。有研究发现病理表现为微小病变型肾病的 NS 患者，发生急性肾损伤的比例随着年龄的增加而增加，50 岁以上患者中急性肾损伤的比例为 52.9%，明显高于青年患者。此外，微小病变型肾病患者发生急性肾损伤的比例明显高于膜性肾病的患者。肾小管上皮细胞损伤和肾间质水肿可能是微小病变型肾病患者出现急性肾损伤的主要病理病变。伴有急性肾损伤患者的年龄、尿蛋白、体重增加（从入院至出院的差异）和组织病理学评分显著高于非急性肾损伤的患者。老年人体内细胞外液容量的改变、体脂的变化等可能使其对急性肾损伤危险因素的易感性明显增高。

（3）老年人常伴多重用药和营养不良，警惕 NS 治疗时出现的相关不良反应。老年 NS 患者的治疗原则与成人基本相似，但老年人因有多病共患、免疫衰老和多重用药的情况，比青年人更容易出现药物不良反应，在使用类固醇激素、细胞毒性药物时应更加小心，药物剂量应根据具体情况进行调整。研究发现使用激素和细胞毒性药物治疗老年 NS 时，相关并发症的发生率可高达 35%～60%，主要为感染，其次可能出现急性左心衰竭和急性肾损伤等。此外，老年人使用激素后容易发生白内障，其他重大并发症（如肺栓塞、心肌梗死、脑血管病、溃疡穿孔及骨病）也时有发生，患精神和心理疾病的危险也明显增加。临床分析显示使用糖皮质激素的老年 NS 患者比青年患者发生高血压、尿路感染的概率明显增高。研究发现老年 NS 的预后与诊断时的年龄、肾功能状况和患者的营养状况密切相关，因此，一般支持治疗在老年 NS 的治疗中举足轻重。恰当的营养支持治疗既能纠正低蛋白血症，又不会增加肾脏负担、加重肾脏损害。老年人每日的热卡供给最好不低于 25～30 kcal/（kg·d），因老年人糖耐量常常降低，故碳水化合物的摄入量以占总热量的 60%～65% 为宜。蛋白质供给在不伴有肾功能不全时以 1.0～1.2 g/（kg·d）为好，而合并肾功能不全时以 0.6～0.8 g/（kg·d）为宜。在伴有糖尿病的患者中，可以适当增加蛋白的摄入，减少碳水化合物的摄入量。当老年 NS 患者全身水肿明显时，必定会引起胃肠道水肿，此时经口摄入的食物在消化吸收上均会受到较大的影响，必要时应该给予肠外营养的补充。

（4）老年 NS 患者预后往往较差。老年 NS 的继发因素较多，加上合并多种共患疾病，对药物治疗的反应较差，因此，老年 NS 的预后明显差于青年。1 项对 522 例成年 NS 患者的预后分析发现在长期（中位数为 866 天）随访中，有 80 例患者（15%）进展为终末期肾病，110 例患者（21%）死亡。原发性 NS 的终末期肾病发生率为 8.4%，继发性 NS 为 35.1%。在原发性 NS 患者中，60 岁以上的老年患者 3 年病死率是 60 岁以下的 9～10 倍，心血管事件是病死率过高的主要原因；在继发性 NS 患者中，60 岁以上的老年患者 3 年病死率是 60 岁以下的 3～8 倍。蛋白尿的早期缓解和不伴有早期出现的急性肾损伤与较低的病死率和较少进入终末期肾病相关。

本节要点

◇ 老年人肾病综合征的继发性病因多，在诊断时要注意查找相关根底疾病，尤其需要注意肾病综合征是否与恶性肿瘤相关。

◇ 肾病综合征是老年人肾穿刺活检的最常见适应证，肾脏病理检查结果对老年肾病综合征的诊治具有十分重要的作用。

◇ 老年多病共患、多重用药、免疫衰老和营养不良均可增加老年人肾病综合征治疗的相关不良反应，导致患者的预后较差。

参考文献

1. XIONG M, WANG L, LIU X, et al. Kidney biopsies in elderly Chinese patients: a nationwide survey. Am J Kidney Dis, 2020, 76 (2): 295 – 297.

2. 杨光, 赵佳慧, 程庆砾. 老年肾病综合征的特点与诊治. 中国临床保健杂志, 2020, 23 (1): 30 – 34.

3. FEDI M, BOBOT M, TORRENTS J, et al. Kidney biopsy in very elderly patients: indications, therapeutic impact and complications. BMC Nephrol, 2021, 22 (1): 362.

4. 杨勇, 杨悦, 敖强国, 等. 老年肾病综合征120例临床和病理特点. 中华保健医学杂志, 2013, 15 (2): 99 – 101.

5. TANIGUCHI T, TOMITA M, IKEDA H, et al. Acute brachial arterial embolic occlusion following anticoagulant discontinuation in a renal biopsy of a nephrotic syndrome patient. Intern Med, 2021, 60 (21): 3453 – 3458.

6. LIN S P, ZHU F G, MENG J L, et al. Clinical features of acute kidney injury in patients with nephrotic syndrome and minimal change disease: a retrospective, cross-sectional study. Chin Med J(Engl), 2020, 134 (2): 206 – 211.

7. NISHIDE K, NAKATANI S, MORI K, et al. Clinical and histopathological features of acute kidney injury in adult-onset minimal change nephrotic syndrome. Clin Exp Nephrol, 2021, 25 (3): 261 – 269.

8. KOLB A, GALLACHER P J, CAMPBELL J, et al. A national registry study of patient and renal survival in adult nephrotic syndrome. Kidney Int Rep, 2020, 6 (2): 449 – 459.

18. 老年慢性肾脏病 1~3 期应密切随访和积极治疗

美国内科医师学会曾在 2013 年制定并发表了关于普通成年人群慢性肾脏病（CKD）1~3 期的筛查、监测和治疗的临床实践指南，其主要是希望能对以下问题进行临床指导：①对伴或不伴有 CKD 发病、进展或发生并发症危险因素的无症状的成人，进行 CKD 的筛查是否有助于改善临床预后？②这种系统性 CKD 筛查是否有危害？③在 CKD 1~3 期患者中，监测肾功能进展或肾损伤的情况是否可以改善患者预后？④这种系统的监测是否有危害？⑤CKD 1~3 期患者的治疗措施是否可以改善临床预后？⑥这些治疗是否有危害？其评估 CKD 的主要危险因素有糖尿病、高血压、心血管疾病；其他危险因素有老年、肥胖、家族史、非洲裔人士、美洲土著人士、西班牙裔人士。评估临床预后的指标包括全因的死亡率、心血管疾病的死亡率、心肌梗死、卒中、慢性心力衰竭、多重血管预后、多重肾脏预后、终末期肾病、生活质量、身体功能和日常活动等。

该指南通过文献复习指出目前尚没有随机对照研究来评估监测 CKD 1~3 期患者疾病进展的优缺点，也没有证据评估对筛查出的 CKD 患者进行早期治疗可以改善临床预后。加上蛋白尿的测定有相当大的个体差异，其对 CKD 进展的评估并不精确，也没有证据支持对没有 CKD 危险因素的成人进行筛查可以改善预后，对目前正在服用 ACEI 或 ARB 的患者进行微量白蛋白尿的筛查也没有额外的益处。筛查 CKD 还可能存在潜在的危害：可能会出现假阳性结果、CKD 状态可能会被不正确分级、患者可能会被标签患有疾病、不必要的检查及其不良反应、不必要的治疗及其不良反应、明显增加财政和医保负担等，因此，该指南不推荐在没有 CKD 危险因素的无症状成人中进行 CKD 筛查，也不推荐对目前正在服用 ACEI 或 ARB 的伴或不伴糖尿病的成人进行蛋白尿检查。

由于该指南的靶向人群是内科医师、家庭医师和其他医护人群，以及 CKD 1~3 期患者，受众十分广泛，引人注目。该指南发布后随即引发了较大的争议和广泛的批评，争议的主要焦点是对于 CKD 的认识和对早期 CKD 预后的判断，尤其是对于老年

CKD 1～3 期，不少人都认为属于人体衰老的生理性改变，临床上不需要特别地进行相关监测或诊治。那么，临床上真实情况又如何呢？

最近的临床研究发现与非 CKD 患者比较，CKD 患者发生心血管事件（如冠状动脉疾病、心力衰竭、心律失常和心源性猝死）的风险明显升高。即使是 CKD 早期（即 CKD 1～3 期）患者，其心血管事件发生率和患病率已经显著高于普通人群；在 CKD 晚期（即 CKD 4～5 期），患者发生心血管事件风险进一步升高，这一人群死亡的主要原因是心血管疾病而非终末期肾病。研究发现 CKD 可以引起全身性慢性炎症状态，导致血管和心肌重塑、动脉粥样硬化病变、血管钙化和血管衰老，以及心肌纤维化和心脏瓣膜钙化，加速了心血管系统的老化。

我们知道，CKD 的发生率随年龄的增长而增加，CKD 1～3 期患者在临床上鲜有明显的症状，容易被忽视。我国的流行病学调查发现 CKD 的总患病率为 10.8%，其中 CKD 1～3 期的发生率约为 10.7%，占全部 CKD 的绝大多数，而且 CKD 患者的知晓率不足 10%。我们对北京市 80 岁以上的高龄老年患者进行的调查也发现，高龄老年 CKD 发生率高达 37.6%，其中 CKD 1～3 期发生率约为 26.8%。老年患者多伴有衰弱表现，而衰弱通常可以导致肾功能的变化及 CKD 发生率增加。一项研究对中位年龄为 79.5 岁的老年患者的研究发现随着尿白蛋白的增加，肌少症或衰弱的患病率也明显增高，正常尿白蛋白组为 9.3%，微量尿白蛋白组为 13.2%，大量尿白蛋白组为 16.8%。另外一项多中心国际前瞻性队列研究发现在伴有衰弱（握力降低、认知障碍、功能障碍和营养不良等）的老年 CKD 1～3 期患者中，肾功能和蛋白尿的轻度变化与患者 24 个月内病死率密切相关。

由于大多数肾脏病在临床上没有明显的症状，CKD 临床诊断很大程度上是通过化验检查或筛查发现的，临床上如果不进行相应的筛查，大多数 CKD 患者可能被延误诊断。加上老年患者普遍都伴有糖尿病、高血压、心血管疾病等病史，因此，在具有一定危险因素的老年患者中进行 CKD 筛查还是有必要的，尤其是在老年人伴有急性发病或接受诊断性和治疗性操作前，进行肾功能评估和 CKD 筛查十分重要。此外，CKD 相关的筛查主要是尿常规检查和血清肌酐的检查，这在临床工作中均属常规检验工作，花费并不大，这两项化验检查的假阳性率也不高，通过重复检查通常可以印证，检查本身也没有过多的不良反应。当然，从财政和医保负担方面而言，对于无任何危险因素的老年患者（事实上这类老年人并不多见）确实没有必要进行全社会的全员普查。

对于确定为 CKD 1～3 期的老年患者，若出现单纯血尿者，除考虑肾脏疾病外，一定要首先排除泌尿系统肿瘤的可能性；如果出现尿蛋白，2.0 g/d 以下的在除外继发性因素之外，可以根据患者的一般情况应考虑先给予观察或肾素 - 血管紧张素 - 醛固酮系统抑制剂（renin-angiotensin-aldosterone system inhibitor，RAASi）等药物治疗。一般情况下，很多老年患者已经因为其他共存疾病采用 RAASi（包括 ACEI/ARB）、他汀类或其他药物进行治疗。有证据表明 ACEI（中等质量证据）或 ARB（高质量证据）可以降低 CKD 1～3 期患者进展为 ESRD 的风险。这些药物也能降低多重肾脏预后、血清肌酐翻倍、从微量蛋白尿发展为大量蛋白尿的风

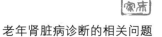

险。头对头临床试验表明 ACEI 和 ARB 的治疗结果之间没有差异。使用 ACEI/ARB 时血压的目标值也非常重要，尽管目前有不少研究认为血压控制在 120/70 mmHg 以内预后更好，但也有证据显示严格的血压控制（128～133/75～81 mmHg）和标准的血压控制（134～141/81～87 mmHg）在 CKD 进展为终末期肾病的风险和死亡率方面并没有区别，此方面的研究差异可能主要是血压测定方法的不同。标准的血压测定方法与平时诊室内真实测量法之间可能有 7～14 mmHg 的差别。过于严格控制血压，反而容易引起临床低血压，导致肾脏灌注不良，总体预后较差，因此，对于使用 ACEI/ARB 治疗的老年 CKD 患者，应注意血压的靶目标不宜过低。如果患者的血压偏低无法采用 RAASi 治疗，也可以根据相关指南辩证使用中成药治疗（如黄葵胶囊、益肾化湿颗粒、肾炎康复片或肾炎舒片等）。

对于伴有高脂血症的 CKD 1～3 期患者使用他汀类治疗可以降低死亡率、心肌梗死和卒中的发生风险。高质量的证据表明他汀类药物可以降低全因死亡的风险，也有证据表明他汀类药物可以降低 CKD 1～3 期患者发生心肌梗死，卒中和心血管预后的风险。研究证实了他汀类药物治疗可以降低 CKD 1～3 期患者死亡率和发生心血管事件概率，减少低密度脂蛋白的治疗（包括他汀类治疗）可以降低 CKD 患者发生心源性死亡和动脉粥样硬化介导心血管事件的概率。

在老年患者的 CKD 诊断中，CKD 3 期的占比很高，这类患者中有不少人并没有蛋白尿或血尿等异常情况出现，因此，对 eGFR <60 mL/（min·1.73 m^2）是否为老年 CKD 诊断的合适界值一直

存有较大的争议。这个问题的很大一部分是由于老年人 eGFR 的计算方法和肾脏储备功能的评估比较困难所导致的。2012 年改善全球肾脏病预后组织（KDIGO）以 eGFR = 45 mL/（min·1.73 m^2）为界，将 CKD 3 期分为 3a、3b 两个亚期，建议对以血清肌酐（SCr）为基础的 CKD-EPI 公式（CKD-EPIcr）计算所得到的 eGFR 处于 45～60 mL/（min·1.73 m^2）、但无其他肾损伤标志物的人群需要进一步采用以 SCr 和胱抑素 C（Cys）为基础的 CKD-EPI 公式（CKD-EPIcr-cys）来计算 eGFR，以明确是否为 CKD，这样也可以减少 CKD 3a 期的过度诊断。

当然，在老年 CKD 1～3 期的诊治过程中存在不少问题，如哪些指标是确实、可靠的 CKD 1～3 期的诊断指标？在临床上如何发现和处理化验的假阳性结果？如何预防和处理可能被误判为 CKD 1～3 期的老年人群心理负担问题等。这些重要问题均需要老年病科和肾脏病专科医师在今后的临床和科研工作中进行细致的研究和探索。此外，在老年 CKD 1～3 期患者中是否需要强化降压、强化糖尿病控制和严格的低蛋白饮食等治疗也值得临床医师进一步探究。

本节要点

◇ 对老年 CKD 1～3 期患者的诊治目前仍有较大的争议。

◇ 在临床工作中，对老年患者进行尿常规检查和肾功能的评估是必要和恰当的，尤其是对有一定危险因素或衰弱的老年 CKD 1～3 期患者应进行密切的随访和治疗。

◇ 对于老年 CKD 1～3 期患者的各种强化治疗和预防性治疗的必要性及其可能带来的危害应该深入进行研究。

参考文献

1. QASEEM A, HOPKINS R, SWEET D, et al. Screening, monitoring, and treatment of stage 1 to 3 chronic kidney disease: a clinical practice guideline from the Clinical Guidelines Committee of the American College of Physicians. Ann Intern Med, 2013, 159 (12): 835 – 847.

2. 程庆砾. 解读与争议——关于慢性肾脏病 1-3 期筛查、监测和治疗的临床实践指南. 临床合理用药杂志(临床指导版), 2014, 7 (5): 27 – 30.

3. MOLITORIS B A. Screening for kidney disease—a lost opportunity. Nat Rev Nephrol, 2014, 10 (1): 6 – 8.

4. JANKOWSKI J, FLOEGE J, FLISER D, et al. Cardiovascular disease in chronic kidney disease: pathophysiological insights and therapeutic options. Circulation, 2021, 143 (11): 1157 – 1172.

5. 刘旭利, 程庆砾, 刘海波, 等. 北京市丰台区军队高龄男性慢性肾病的调查. 中华保健医学杂志, 2014, 16 (6): 468 – 470.

6. 程庆砾. 重视衰弱对老年慢性肾脏病的影响. 肾脏病与透析肾移植杂志, 2019, 28 (6): 544 – 545.

7. CORSONELLO A, SORACI L, ÄRNLÖV J, et al. The relevance of geriatric assessments on the association between chronic kidney disease stages and mortality among older people: a secondary analysis of a multicentre cohort study. Age Ageing, 2022, 51 (7): afac168.

8. 宋良晨, 敖强国, 赵佳慧, 等. 肾功能对老年男性慢性肾脏病患者肌少症的影响. 中华医学杂志, 2020, 100 (32): 2488 – 2493.

9. Kidney Disease: Improving Global Outcomes(KDIGO) CKD Work Group. KDIGO 2012 clinical practice guideline for the evaluation and management of chronic kidney disease. Kidney Int Suppl, 2013, 3: 1 – 150.

10. MORENO-GONZALEZ R, CORBELLA X, MATTACE-RASO F, et al. Prevalence of sarcopenia in community-dwelling older adults using the updated EWGSOP2 definition according to kidney function and albuminuria: The Screening for CKD among Older People across Europe (SCOPE) study. BMC Geriatr, 2020, 20(Suppl 1): 327.

19. 老年慢性肾脏病 3～5 期需要精细的临床管理

老年 CKD 3～5 期的临床管理主要涉及以下几个方面：①正确评估和监测肾功能的变化；②在使用各种药物时需根据患者的肾功能合理调整药物剂量，防止药物性肾损伤；③评估患者进展至终末期肾病（ESRD）的风险和死亡风险，控制相关合并症和并发症；④营养状况评估和干预治疗策略；⑤ESRD 的保守治疗和肾脏替代治疗利弊的评估。

由于老年人蛋白质摄入减少、肌肉容积降低、衰弱等原因导致肌酐生成减少，我们在临床上经常可以看到一些已经出现无尿的患者血清肌酐（SCr）仅为 30～40 μmol/L，甚至更低，因此，临床上常用的 SCr 指标难以准确估计老年人的 GFR。目前的研究发现基于血清胱抑素 C（Cys）的 CKD-EPIcys 或基于 SCr 和 Cys 的 CKD-EPIcr-cys 公式比仅基于 SCr 的估算公式精确性和准确性更高。由于肾功能存在动态变化，在对老年 CKD 患者进行随访时最好能使用相同的估算公式。老年人的临床特点是多病共患和多重用药，同时，由于器官老化及脏器功能减退，肝肾对药物代谢能力下降，药物在血液中半衰期延长，药代动力学和药效动力学均出现相应变化。因此，老年患者在使用经肾脏清除的药物时，需认真评估肾脏功能。

对我国普通人群的研究发现 CKD 3～5 期患者是病程快速进展的高危人群。老年患者由于高血压、糖尿病、冠心病、多重用药、营养不良和衰弱等危险因素的影响，其肾功能的恶化进展速度可能会更快。有研究发现在校正基线 CKD 阶段、年龄、性别、当前 CKD 阶段和蛋白尿水平等变量后，在 CKD 3b ~ 5 期患者中，糖尿病肾病患者和多囊肾病患者 eGFR 每年下降速度 $[mL/(min \cdot 1.73 m^2)]$ 明显快于其他患者，CKD 分期越高，下降速度越快，且多囊肾病患者的 eGFR 下降速度明显快于糖尿病肾病患者。老年 CKD 3 ~ 5 期患者肾功能下降经常呈非线性下降，建立老年肾功能进展预测模型并非易事。欧洲关于老年 CKD 3b 期以上管理指南推荐采用具有 4 个变量（年龄、性别、eGFR 和蛋白尿）的肾衰风险方程（kidney failure risk equation，KFRE）来预测 eGFR < 45 mL/(min · 1.73 m^2) 的老年患者肾功能进展风险。也有研究认为采用 8 个变量（年龄、性别、eGFR、蛋白尿、血清钙、磷酸盐、血清碳酸氢盐和人血清白蛋白）的 KFRE 方程在老年组的风险预测中表现更好，但 4 个变量的方程更容易在临床开展。需要注意的是这个方程原始开发队列来自加拿大，是否适合中国老年人尚需要国内较大的队列研究进行校正。

CKD 3 ~ 5 期患者常伴有高血压、糖尿病和心血管疾病等合并症，可能会经常暴露于肾毒性药物、感染、手术或介入治疗等高危因素，容易引起短期内 GFR 迅速下降，导致 AKI 的发生，即 AKI on CKD（A on C）。A on C 可促进 CKD 患者迅速进展至 ESRD。因此，在临床上，积极控制相关的并发症和合并症是十分重要的。对于蛋白尿、高血压、高血脂和高血糖的控制，在本书其他章节有相关描述，本节不再赘述。

贫血在老年 CKD 3 ~ 5 期患者中常见，而且纠正起来比较麻烦。老年人贫血多为慢性病所致，CKD 仅为其中的一个危险因素。因此，在老年 CKD 3 ~ 5 期患者的贫血诊治过程中，需要认真评估其贫血的根底原因。通常情况下，EPO 在老年患者中多为缺乏状态，因此，若患者的血红蛋白水平较低需要尽快改善，在不存在严重高血压等相对禁忌证的情况下，均可使用重组人红细胞生成素（recombinant human erythropoietin，rHuEPO）治疗并可以适当加大剂量，如每周 100 ~ 200 IU/kg。然而，在患者本身血压偏高的情况下，或伴有血栓风险，rHuEPO 的使用则应从低剂量逐渐增加，可从每周 50 IU/kg 起步逐渐提升至每周 100 IU/kg 左右，根据血色素目标要求及时调整 rHuEPO 的剂量。一项国际多中心观察研究发现与血红蛋白在 120 g/L 以上的患者比较，伴有严重贫血（血红蛋白 < 100 g/L）及血红蛋白在 100 ~ 120 g/L 的 CKD 患者生活质量较差，而且较低的血红蛋白水平与 CKD 的快速进展和死亡率密切相关，这与我们最近在老年 CKD 患者中的一项临床观察结果相似。值得注意的是 120 g/L 以上血红蛋白水平已经明显超过了当前的治疗指南建议，在还没有进一步的循证医学证据之前，老年 CKD 患者的血红蛋白水平纠正至 120 g/L 左右应该是合理的。

老年 CKD 患者的矿物质和骨代谢异常（chronic kidney disease-mineral and bone disorder，CKD-MBD）在临床上常表现为血管或其他软组织钙化。控制高磷血症、纠正低钙血症和维持相对正常的全段甲状旁腺激素（intact parathyroid hormone，iPTH）水平是 CKD 3 ~ 5 期管理中的重要问题。高磷血症的控制主要是限制饮食中磷的摄入，但老年患者严格控制磷的摄入可能导致蛋白摄入不足，引起营养不良，因此，降磷药物的使用十分必要。另外，值得注意的是，衰弱的老年人因摄入不足，在临床上常会表现为低磷血症。低钙血症的纠正目前主要是补充元素钙、合理使用活性维生素 D 及其类似物。值得注意的是，老年人会经常因为误服药物（如多用活性维生素 D 及其类似物）或因为其他疾病出现高钙血症，当血钙水平 >2.5 mmol/L，应立即停用含钙制剂、活性维生素 D 及类似物；当存在血管钙化或无动力骨病或血清 iPTH 持续过低时，应限制含钙制剂的使用。对于老年患者的继发性甲状旁腺功能亢进症，首先应控制血磷及血钙水平达标；若 iPTH 水平仍不达标，可用活性维生素及其类似物或拟钙剂，若 iPTH 仍持续 >800 pg/mL，有可能需进行甲状旁腺手术切除或次全切除。

目前多数 CKD 营养管理指南建议无论患者年龄大小，在 CKD 3 期时就应减少蛋白质摄入，以减缓肾功能损害。然而，由于老年患者蛋白质摄入量通常会随着年龄增长而自发减少，这种饮食限制方案可能会减少老年患者正常所需的营养摄入，导致营养不良和蛋白质 - 能量消耗（protein-energy wasting，PEW）状态的出现。在一项对平均年龄为 71 岁的 CKD 3~5 期患者的研究中，采用低蛋白饮食的患者虽然只有 34% 达到了低于 0.8 g/(kg·d) 的蛋白摄入推荐目标，但 85% 的患者卡路里摄入量不足，大约仅为 23 kcal/(kg·d)，仅 15% 的患者可达到推荐的 30~35 kcal/(kg·d) 的标准。低蛋白饮食和每日热量摄入不足与较短的 6 分钟步行距离、较低的血红蛋白和亮氨酸水平相关。当血浆亮氨酸水平低于 95.5 μM 时预示着这些热量摄入不足的老年患者可能出现肌肉萎缩和营养不良。营养不良在老年 CKD 透析前患者常见，其发生率可达 20%~60%。透析开始后营养不良状况可能会进一步恶化，从而可导致老年患者的病死率明显增高。研究发现老年 CKD 患者的生存率仅与年龄和合并症显著相关，并不受基线蛋白质摄入量的影响，因此，有研究者认为减少蛋白质摄入量的营养干预对于老年 CKD 患者而言可能是徒劳的。最近的国内外老年人营养治疗指南和中华医学会老年医学分会肾脏病学组的老年 CKD 诊治中国专家共识均指出，对于衰弱的老年 CKD 患者在实施低蛋白饮食前应进行充分的营养评估。对于老年 CKD 3~5 期患者而言，保持良好的营养状况应优先于各种饮食的限制，应保证患者有足够营养如蛋白质、热量和维生素等摄入，维持良好的营养状态。补充复方 α-酮酸制剂有助于纠正 CKD 患者的营养不良状况，延缓 CKD 的进展。

中成药是中医药的重要组成部分，在我国肾脏病领域广泛应用。尤其是对于病情相对平稳的门诊患者，中成药已经成为 CKD 一体化治疗方案不可或缺的补充治疗手段，CKD 被认为是中医药治疗的优势病种。最近，国家中医药管理局发布了 CKD 3~5 期（非透析）患者中成药治疗的临床实践指南。对于 CKD 3~5 期（非透析）患者，建议在西医规范治疗基础上，推荐选用尿毒清颗粒、肾衰宁胶囊、海昆肾喜胶囊或肾康注射液治疗，这些药物可以降低患者的血清肌酐水平，延缓 CKD 进展。百令胶囊或金水宝胶囊可与上述具有排毒作用的任何一种药物联合使用，起到扶正祛邪的作用。加用黄葵胶囊、肾炎康复片等可以减少患者尿蛋白水平。合并贫血的患者，在使用 EPO 的基础上，可与铁剂合用或单独使用生血宁片治疗。该指南强调在使用中成药时需要进行辨证施治，此外，该指南作为证据的一些临床试验研究存在着方法学质量较低的问题，采用国际通用的推荐分级评估、制定与评价（grade of recommendations assessment, development and evaluation, GRADE）的 GRADE pro 系统进行评价时，其证据质量评分均为低或者极低。因此，目前中成药治疗 CKD 3~5 期（非透析）的临床应用指南尚缺乏高级别循证医学证据的支持，需要进一步的临床验证。

老年 ESRD 患者，尤其是伴有衰弱的老年 ESRD 患者选择肾脏替代治疗（如透析）能否获益一直存在着较大的争议。研究发现老年 ESRD 患者过早开始透析治疗并没有明显的获益，相反，老年人透析后容易出现衰弱、跌倒、认知障碍及焦虑、抑郁等心理精神疾病。相对于保守治疗，透析对年老衰弱患者生存率的改善程度并不明显，而且透析会直接降低患者的生活质量。因此，老年 ESRD 患者在导入维持性透析治疗前，应先进行综合评估以决定患者是否适合透析治疗。对于老年 CKD 3~5 期患者，如果死亡风险远高于 CKD 进展风险，应优先选择肾脏保护和支持等保守治疗的手段；若 CKD 进展风险高、死亡风险低的患者除一般支持治疗外，可考虑进行透析前的相关准备。对于高龄、并发病多、身体功能状态较差的患者选择保守治疗可能是一种更好的选择。当临床上难以抉择是否采取透析治疗时，也可以采用限时透析治疗试验，即预先设定一个时间段（通常为 4~6 周）的透析来观察患者对透析的反应。在试验治疗期间，需要与患者、家属和透析团队所有成员进行充分沟通，确定是否实施维持性透析或非透析治疗，以确保老年患者的生活质量。

总之，对于老年 CKD 3~5 期患者，正确评估和监测肾功能的变化非常重要，不仅有助于在临床治疗中调整药物剂量、避免药物性肾损伤，更为重要的是通过生存风险预测和肾衰竭进展风险预测评估患者的预后，确定出可以从积极的临床治疗中获益的老年 CKD 3~5 期患者。在充分考虑老年人多病共患、多重用药、衰弱、营养不良、病情进展快、死亡风险高等特点的基础上，对于老年 CKD 3~5 期患者的诊治采取不同的管理途径进行精准管理。临床实践工作中，医疗工作者可以根据患者自身特点，结合患者及其家属意愿，参照相关的指南或专家共识建议等综合制定符合老年人最大利益的个体化治疗方案。

本节要点

◇ 老年 CKD 3~5 期患者的临床管理首要工作是正确评估和监测肾功能的变化，合理调整药物剂量，防止药物性肾损伤等医源性损伤。

◇ CKD 相关合并症是老年 CKD 3~5 期患者进展至终末期肾病和死亡的风险因素，应积极控制相关合并症和并发症。

◇ 积极评估和干预老年 CKD 3~5 期患者的营养状况，应保证患者处于良好的营养状况。老年 ESRD 患者是否需要接受透析治疗应进行综合评估，以确保治疗利益的最大化和患者生活质量。

参考文献

1. FARRINGTON K, COVIC A, AUCELLA F, et al. Clinical practice guideline on management of older patients with chronic kidney disease stage 3b or higher(eGFR < 45 mL/min/1. 73 m^2). Nephrol Dial Transplant, 2016, 31(suppl 2)：Ⅱ1 - Ⅱ66.

2. STEVENS P E, LEVIN A, Kidney Disease: Improving Global Outcomes Chronic Kidney Disease Guideline Development Work Group. Evaluation and management of chronic kidney disease: synopsis of the kidney disease: improving global outcomes 2012 clinical practice guideline. Ann Intern Med, 2013, 158 (11): 825 –830.

3. ZHANG L, WANG F, WANG L, et al. Prevalence of chronic kidney disease in China: a cross-sectional survey. Lancet, 2012, 379 (9818): 815 –822.

4. HOSHINO J, TSUNODA R, NAGAI K, et al. Comparison of annual eGFR decline among primary kidney diseases in patients with CKD G3b- 5: results from a REACH-JCKD cohort study. Clin Exp Nephrol, 2021, 25 (8): 902 –910.

5. GARCIA SANCHEZ J J, THOMPSON J, SCOTT D A, et al. Treatments for chronic kidney disease: a systematic literature review of randomized controlled trials. Adv Ther, 2022, 39 (1): 193 –220.

6. HOSHINO J, MUENZ D, ZEE J, et al. Associations of hemoglobin levels with health-related quality of life, physical activity, and clinical outcomes in persons with stage 3- 5 nondialysis CKD. J Ren Nutr, 2020, 30 (5): 404 –414.

7. HSU H J, YEN C H, WU I W, et al. The association between low protein diet and body composition, muscle function, inflammation, and amino acid-based metabolic profile in chronic kidney disease stage 3-5 patients. Clin Nutr ESPEN, 2021, 46: 405 –415.

8. TORREGGIANI M, FOIS A, MOIO M R, et al. Spontaneously low protein intake in elderly CKD patients: myth or reality? analysis of baseline protein intake in a large cohort of patients with advanced CKD. Nutrients, 2021, 13 (12): 4371.

9. 李平, 谢院生, 吕继成, 等. 中成药治疗慢性肾脏病 3~5 期(非透析)临床应用指南(2020 年). 中国中西医结合杂志, 2021, 41 (3): 261 –272.

10. ROSANSKY S J, SCHELL J, SHEGA J, et al. Treatment decisions for older adults with advanced chronic kidney disease. BMC Nephrol, 2017, 18 (1): 200.

20. 肾功能评估对老年人合理用药非常重要

全世界每年死亡的人数中，大约有 1/3 的人可能死于不合理用药。我国的相关研究发现每年住院的患者中至少有 5% 与药物不良反应有关。近年来老年人口的增加使得与年龄相关的疾病迅速增加，老年人用药的概率不断增大，且服药数量随年龄的增加而增多，美国约 1/3 的处方药物量为老年患者所使用。由于老年人的药物代谢动力学和药物效应动力学变化极大，对药物的代谢及排泄能力减弱，对药物的敏感性增加，服药后容易出现不良反应，老年人因不合理用药引起不良反应的发生率也大大增加。美国 FDA 的一项统计数据显示 65 岁以上老年人的药物不良反应发生率是青年人的 2 倍，因急性因素住院的老年患者中，10% ~ 17% 与药物不良反应有关，院外约有 18% 的老年人出现过药物不良反应。解放军总医院统计结果表明老年人院内发生 AKI 的病因中，约 22% 与药物不良反应相关，国内外的研究表明此项数据在 8% ~ 60% 。药物不良反应不仅降低了老年人的生活质量，而且也明显增加了老年人群的病死率。对药物相关不良反应风险因素的分析发现，年龄的增加和肾功能的减退与药物不良反应的关系最为密切。

在增龄过程中，人体的消化、泌尿、神经、内分泌系统及身体物质组成成分等都出现渐进性退化，体内多器官和系统的储备功能下降，加上老年人群中常见的老年综合征（包括虚弱、肌少症、痴呆、对药物的敏感性增高、多重用药和肠内营养）等，都可能影响药物在体内的吸收、分布、代谢和排泄过程，这些药物代谢动力学的变化最终影响老年患者临床用药时的安全性、耐受性及有效性。一般来说，老年人对药物的吸收通常不会明显减少，但药物吸收后在体内分布、代谢，尤其是清除会发生明显的改变。药物及其代谢产物排泄的途径包括肾脏、胆汁、肺呼吸、皮肤汗腺分泌、乳汁及唾液排泄，其中肾脏是大多数药物排泄的主要器官。大多数药物清除率的降低与肾功能的减退基本相当，许多药物都需要根据患者的肾功能状况来调整用药剂量。老年人肾小球滤过功能明显降低，药物清除能力减退，容易引起药物的蓄积。特别是那些主要经肾排泄的药物在老年人体内消除缓慢、药物的半衰期（$t_{1/2}$，指药物代谢一半所需要的时间）延长、药物在体内滞留的时间较长，导致血药浓度和 $t_{1/2}$ 的变化，并可能引起药物的疗效和不良反应发生变化，对老年患者药物使用的安全性和治疗剂量具有明显的影响。因此，在临床用药时，必须根据老年人肾功能的状况来调整用药剂量和给药间隔时间。

肾脏功能包括肾小球功能、肾小管功能和肾脏的内分泌功能。肾小球滤过率（GFR）是评估肾小球功能最准确、最重要的参数。菊粉清除率是公认的测定 GFR 的"金标准"，但由于方法繁杂而不适于临床应用。放射性同位素标志物测得的 GFR 与菊粉清除率非常接近，目前被认为是临床测定 GFR 的"金标准"，但其准确性仍然受到仪器和操作技术较明显的影响，且需使用特殊仪器和同位素，难以在临床上广泛应用。目前临床上通常根据血清肌酐（SCr）及计算的内生肌酐清除率来粗略地反映 GFR 的变化，但其灵敏度仅为 58% 和 69%。

此外，SCr 的测定易受肾外因素（如年龄、性别、种族、饮食、体型等）的影响，老年人容易合并食欲减退、肌肉萎缩、蛋白质代谢率降低等问题。很多情况下，即使 SCr 值尚在正常值范围内，实际肾功能可能已经明显减退，故不能单独根据 SCr 水平来评价老年人肾功能。研究发现在老年患者中，采用基于年龄、体重、性别和种族等因素校正 SCr 的推算公式估算 GRF 或肌酐清除率更为可靠，临床上常用的有经典的 Cockcrofl-Gault 公式（CG 公式）、MDRD 和 CKD 流行病学联合研究（CKD-EPI）计算公式，采用这些公式对肾功能的评估比单纯的 SCr 值更为准确。

值得注意的是上述公式中基本要素仍为 SCr，在伴有肌少症或衰弱老年患者中可出现较明显的偏差。研究发现与 SCr 相比，血清胱抑素 C（Cys）水平受肾外因素的影响相对较少，基于 SCr 和（或）胱抑素 C 的 CKD-EPI 联合公式（CKD-EPIcr-cys）较单纯基于 SCr 的公式（CKD-EPIcr）计算 eGFR 更加准确。中华医学会老年医学分会肾脏病学组发布的《老年慢性肾脏病诊治的中国专家共识（2018）》推荐使用 CKD-EPIcr-cys 或 CKD-EPIcr 公式估算老年人的 GFR，而不推荐单独使用 SCr 值评价老年人肾功能。需要说明的是，在上述所有公式的推导过程中，并未涵盖大样本的老年人资料，对老年人，尤其是中国老年人肾功能的评估可能存在着一定的偏差。在临床实践中，我们也发现对于老年肾功能的评估，单凭某一种肌酐清除率或 eGFR 的估算方法是难以正确评估老年肾脏功能改变的，在目前尚无更精确的方法出现之前，我们建议在临床上采用以上 2～3 种方法对患者的肾功能进行综合评估。另外，多数药物在研发过程是采用 Cockcroft-Gault 公式来评估肾功能的，因此，临床实践中使用 CKD-EPI 公式得到的 eGFR 值需乘以［体表面积（BSA）/1.73］后再用于药物剂量的调整。

临床上有不少药物具有肾毒性，在使用过程中可能会引起的急性肾损伤（AKI），此时 SCr 水平改变通常会有延迟，公式计算的 eGFR 也不能充分反映肾损伤的改变。由于肾毒性药物引起的肾损伤部位大多发生在近端肾小管，因此，监测尿液中 NAG、肾损伤分子 1（KIM-1）或中性粒细胞明胶酶相关载脂蛋白（NGAL）等肾损伤标志物的变化对 AKI 的早期诊断十分重要。一项研究对年龄在 65 岁以上、SCr 正常、接受每日 1 次阿米卡星治疗的危重患者进行了为期 10 天的研究，测量了阿米卡星的谷浓度、肌酐清除率和尿 NGAL 的水平。根据第 3 天和第 7 天的阿米卡星谷浓度将患者分为 3 组，< 3 μg/mL（低浓度组）、3 ~ 6 μg/mL（中浓度组）和 > 6 μg/mL（高浓度组），结果发现在低浓度组中，肌酐清除率和尿 NGAL 的水平与基线相比无明显变化；在中浓度组中，尿 NGAL 水平的变化至少比肌酐清除率的变化要早 4 天。当然，药物谷浓度的测定也是重要的预警指标。

近些年来，慢性肾脏病（CKD）在老年患者中的患病率不断增加，CKD 及其合并症在临床上可能会使用多种药物治疗。CKD 患者的药物相互作用（drug-drug interaction，DDI）和药物不良反应（adverse drug reaction，ADR）可能会降低患者的生活质量、增加住院时间或再住院率，严重时有增加死亡率的风险。一项基于二级保健医院的前瞻性横断面研究，对入住肾内科的年龄在 61 ~ 70 岁的 CKD 4 ~ 5 期患者使用药物的潜在 DDI（potential DDI，pDDI）和与处方药相关的 ADR 进行了评估。结果发现每例患者平均使用的药物数量为（11.1 ± 3.8）种，ADR 的发生率为 10.7%，pDDI 的发生率为 89.2%，其中血脂异常和糖尿病治疗药物使 pDDI 的发生率增加了 2.7 倍和 1.2 倍，多重用药增加 pDDI 的发生率高达 6.3 倍。这提示老年肾功能的变化可以明显增加药物间相互作用和药物不良反应的发生。老年患者的药物不良反应事件常见的严重表现包括跌倒、直立性低血压、心力衰竭和谵妄。最常见的死亡原因是胃肠道或颅内出血及肾功能衰竭。其中抗凝抗血栓药物、降糖药物、利尿剂和非甾体抗炎药等是导致因药物不良事件住院的主要药物。降低药物不良事件风险的策略包括停药、谨慎处方新药、减少处方者的数量及经常调整药物。美国的Beers 标准、欧洲老年人处方筛选工具（screening tool of older persons' prescriptions，STOPP）和提醒医师正确治疗的筛选工具（screening tool to alert to right treatment，START）及《中国老年人潜在不适当用药判断标准》等可以帮助识别导致药物不良事件的药物。

由于合并多种系统疾病，老年人常需要多重用药，临床上容易发生潜在不适当用药（potentially inappropriate medication，PIM）或潜在处方遗漏（potentially prescription omissions，PPO）等问题。PIM 是指药物导致的不良反应大于患者从中获取的益处，应有更好的药物替代这些药物；PPO 是指遗漏了用于治疗或预防疾病药物的处方且与疾病的不良后果有关。研究发现 STOPP/START 标准比 Beers 标准能发现更多的 PIM。2015 年 STOPP/START 将 2 项标准进行了更新。与版本 1 相比，版本 2 的 STOPP/START 标准总体增加了 31%，包括 80 条 STOPP 标准和 34 条 START 标准，并创建了几个新的 STOPP 类别，即抗血小板/抗凝药物、影响肾功能或受肾功能影响的药物及增加抗胆碱能负担的药物；新的 START 类别包括泌尿生殖系统药物、镇痛剂和疫苗。国内的一项研究对年龄在 65 岁以上内科病房出院患者采用STOPP/START 版本 2 标准检测了老年患者 PIM 和（或）PPO，结

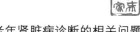

果发现 PIM 的发生率为 47.7%，PPO 的发生率为 64.2%。其中无适应证处方药是 PIM 中最常见的问题，ACEI 是 PPO 最常涉及的药物。如前所述，老年人肾功能明显减低，无适应证处方药可明显加重肾脏负担而又无确切的临床效益，应尽量避免。ACEI 在肾功能不全的患者中容易诱发 SCr 和血钾水平的增高，这可能是临床上 PPO 发生率高的原因之一。因此，用药前对老年肾功能的正确评估也有助于减少 PIM 和（或）PPO 的发生，提高老年患者合理用药的水平。

如果老年人已经出现慢性肾功能不全，那么临床医师应谨记下述用药原则。

（1）慎用或忌用肾毒性药物。若确有应用指征时必须调整用药方案，根据肾功能减退程度调整给药剂量和用药间隔时间，尽量选择不以肾脏排泄为主的药物，若必须使用主要经肾脏途径排泄的药物及其代谢产物，则需要调整剂量。经肾脏排泄的比例在 40% 以上的药物，在肾功能障碍时均可出现药物的蓄积。常见的肾毒性药物有非甾体抗炎药（NSAIDs）、金、汞、青霉胺、抗菌药物（包括氨基糖苷类、头孢菌素类、糖肽类等）、抗病毒药、抗肿瘤药、部分中药等。

（2）剂量调整需要个体化。个体化用药的原则为根据药物的药代动力学和药效学的特点，在维持足够疗效的前提下，最大限度地减少不良反应。调整的方法主要有减少给药剂量、延长药物使用间期及减量加延长药物应用间期。①减少给药剂量：对于治疗窗较窄的药物和半衰期较长的药物，可减少每日或每次给药剂量而给药间期不变；肾功能轻度、中度、重度损害时一般各给正常量的 1/2～2/3、1/5～1/2、1/10～1/5；若使用的药物基本全部经肾排泄，则采用每日或每次量除以 SCr 值（换算成以 mg/dL 为单位的 SCr 值）所得到结果即为该例患者每日或每次的量。②延长药物使用间期：对于治疗窗较宽的药物及半衰期较短的药物，可延长给药间隙而每次给药量不变；应根据肾功能减退程度延长给药间隔；若药物基本全部经肾排泄，则用正常给药间期乘以 SCr 值（换算成以 mg/dL 为单位的 SCr 值）即为该例患者的用药间期。

（3）及时监测和处理药物的不良反应。对待老年肾功能不全患者在治疗中应严密观察病程发展、肾功能变化及药物不良反应的出现，对某些治疗窗相对较窄的药物，可测定药物血清或血浆浓度（如地高辛、氨茶碱、氨基糖苷类抗生素等），及时调整剂量或更换治疗药物，避免肾毒性药物对肾脏的进一步损害。

本节要点

◇ 由于大多数药物清除率的降低与肾功能的减退基本相当，临床上多根据老年患者的肾功能状况来调整药物剂量。

◇ 推荐使用 CKD-EPIcr-cyst 公式估算老年人的肾小球滤过率，不推荐单独使用血清肌酐值评价肾功能。使用肾毒性药物还需要特别监测肾小管损伤指标的变化。

◇ 老年人常需要多重用药，临床上应注意出现潜在不适当用药或潜在处方遗漏两种问题，正确评估肾功能，提高老年人合理用药水平。

参考文献

1. LAATIKAINEN O, SNECK S, TURPEINEN M. Medication-related adverse events in health care-what have we learned? A narrative overview of the current knowledge. Eur J Clin Pharmacol, 2022, 78 (2): 159 – 170.

2. TANG II SURAN B, DAVIES J G, WRIGHT J E, et al. Adverse drug reactions in a population of hospitalized very elderly patients. Drugs Aging, 2012, 29 (8): 669 – 679.

3. 程庆砾. 重视药源性肾病的防治. 药物不良反应杂志, 2015, 17 (6): 401 – 402.

4. MAHER D, AILABOUNI N, MANGONI A A, et al. Alterations in drug disposition in older adults: a focus on geriatric syndromes. Expert Opin Drug Metab Toxicol, 2021, 17 (1): 41 – 52.

5. SHI S, KLOTZ U. Age-related changes in pharmacokinetics. Curr Drug Metab, 2011, 12 (7): 601 – 610.

6. SADEGHI K, SHAHRAMI B, HOSSEINI FANI F, et al. Detection of subclinical nephrotoxicity induced by aminoglycosides in critically ill elderly patients using trough levels and urinary neutrophil gelatinase-associated lipocalin. Eur J Hosp Pharm, 2022, 29 (e1): e63 – e66.

7. SHOUQAIR T M, RABBANI S A, SRIDHAR S B, et al. Evaluation of drug-related problems in chronic kidney disease patients. Cureus, 2022, 14 (4): e24019.

8. O'MAHONY D, O'SULLIVAN D, BYRNE S, et al. STOPP/START criteria for potentially inappropriate prescribing in older people: version 2. Age Ageing, 2015, 44 (2): 213 – 218.

9. MA Z, TONG Y, ZHANG C, et al. Potentially inappropriate medications and potentially prescribing omissions in Chinese older patients: comparison of two versions of STOPP/START. J Clin Pharm Ther, 2020, 45 (6): 1405 – 1413.

21. 老年人夜尿增多应检查肾小管间质是否有病变

夜尿增多有两种情况，一个是夜尿症，一个是夜间多尿。夜尿症是指患者夜间醒来排尿 1 次或以上。但是由于正常人也可以出现 1 次夜尿，且对生活质量影响较小，目前多数研究都以每晚

2 次以上的排尿作为夜尿症的诊断标准。夜间多尿是指夜间尿量过多（夜尿量超过 24 小时总尿量的 20%~33%）。夜尿增多是老年人群常见的症状，传统观点认为夜尿增多与下尿路疾病（如膀胱病变、良性前列腺增生）等有关，对其诊断和治疗并未给予充分重视。然而，越来越多的研究发现夜尿增多有可能是系统疾病重要的临床表现之一，其可能由食物或药物摄入异常、睡眠异常、泌尿系统疾病或心血管疾病等引起。

夜尿症的患病率随年龄的增加而增高。北京市的一项调查发现社区中老年男性人群［平均（64±10）岁］夜尿症的患病率为 66.4%，80 岁以上老年男性的夜尿症患病率高达 82.0%。一项国外的研究发现如果以每晚排尿≥2 次定义为夜尿症，在 70 岁以上的老年人中，男性患病率为 29%~59%，女性患病率为 28%~62%，且随年龄的增长患病率逐渐增高。90% 以上老年性夜尿症主要是夜尿生成增多所致。

年龄相关的生理、结构、激素和组织学变化与老年人夜尿症发生率的增加关系密切。夜间产生的尿量与膀胱在睡眠期间保持足够尿量的能力之间的不匹配是发生夜尿症的常见机制。随着年龄的增长，决定肾脏水钠处理、保水机制和肾小球滤过率（GFR）昼夜节律的因素逐渐向促进夜间利尿的方向发展。此外，由于对精氨酸加压素（arginine vasopressin，AVP，又称"抗利尿激素"）的反应性受损，肾脏的浓缩能力会随着年龄的增长而下降。在青年的健康成年人中，AVP 通常有一种昼夜节律的释放模式，其浓度在夜间达到峰值，导致夜间尿量下降到每日总尿量的 25% 或更少，然而，老年人 AVP 昼夜节律分泌被破坏，导致尿液产生的昼夜节律向夜间尿液排泄增多转移。与年龄相关的功能和结构能力的下降也导致了膀胱在夜间储存尿液的能力下降。研究表明，由于胶原蛋白与平滑肌比例的增加，夜间膀胱容量和逼尿肌收缩力均随着年龄的增加而明显降低。

引起夜尿增多的相关病因：前列腺增生引起的膀胱出口不同程度的阻塞；膀胱结石或感染、泌尿生殖系统肿瘤等导致膀胱容量的减少；绝经后妇女的雌激素缺乏导致的泌尿生殖系统结构和生理变化、盆腔器官脱垂、盆底放松和神经源性逼尿肌过度活跃。高血压的某些病理生理变化也有利于夜尿症的发生，如高血压对肾小球滤过和肾小管回吸收的影响、充血性心力衰竭并发高血压时的心肌扩张和心房利尿钠肽的释放等。此外使用钙通道阻滞剂（如氨氯地平）等降压药物可能引起外周水肿，而外周水肿在夜间的再吸收可增加夜间尿量。

最近有证据表明慢性肾脏病（CKD）与夜尿增多之间有直接关系。在 CKD 患者中，夜尿症的患病率高达 64.0%。一项大规模队列研究表明自我报告的夜尿增多是终末期肾病的独立危险因素。CKD 引起夜尿的主要机制是渗透性利尿而不是水利尿，主要原因是 CKD 患者肾髓质产生和维持逆流系统的能力降低、皮质集合管对 AVP 的反应性降低等导致尿液浓缩功能减退。由于夜尿症的高尿量可能增加肾小管管内体积和压力，长期的夜尿增加可能导致肾间质的纤维化改变，加速 CKD 的进展。研究发现夜尿症是 CKD 患者在睡眠期间血压下降幅度低于预期（即非杓型血压）的重要原因。与没有夜尿症的患者相比，夜尿症患者在睡眠期间的收缩压下降幅度减小。无夜尿症患者的睡眠收缩压平均下降 9.8 mmHg，而夜尿症患者的睡眠收缩压平均下降只有 3.4 mmHg，非杓型血压是 CKD 患者肾功能恶化的重要危险因素。另外一项研究发现在平均年龄为 68.4 岁的老年 CKD 患者中，有临床意义的夜尿症发生率为 64.0%，其具有统计学意义的危险因素是患者年龄和 CKD 的分期。肾功能下降可损害盐和水的体内平衡，从而导致夜尿症或夜尿增多。夜尿症在 CKD 的早期即可出现，因此，对于夜尿症或夜尿增多应该进行 CKD 的筛查和评估，包括采集病史（口渴症状和平时的液体摄入量）、回顾患者使用的药物（如利尿剂、锂剂、钙通道阻滞剂、非甾体抗炎药等）、体格检查（水肿状态和血压情况）、尿液分析（尿常规和白蛋白/肌酐比）、血液检查（血尿素氮、血清肌酐和电解质）和泌尿系统超声检查等。根据患者的具体情况采用优化血压控制、调整饮食（减少钠盐摄入量）、液体摄入和调整相关药物等方法以延缓 CKD 的进展。

此外，夜尿增多可以直接造成睡眠障碍、降低生活质量、增加夜间跌倒风险，可严重影响老年患者预后。有研究发现夜尿症是 70 岁以上慢性心脏病患者死亡率升高的一个独立预测因素。因此，即使在非 CKD 的老年患者中，认真解决夜尿增多的问题也有助于改善其生活质量和临床预后。

夜尿症的治疗策略和治疗目标主要是为了改善患者生活质量、优化治疗导致夜尿症的老年共患疾病。夜尿症的治疗应根据相关病因选择非药物、药物和手术治疗，纠正夜尿症的潜在病理机制。由于老年患者的特殊情况，多数治疗方法可能存有风险，因此，在决定相关治疗前均需仔细权衡治疗决策的益处和风险。夜间多尿首先使用的治疗方法应该是生活方式和行为的改变，如调整液体摄入的时间和具有利尿剂特性的液体类型。在某些患者中，简单地调整利尿剂的使用时间可能有助于减少夜间排尿的频率，例如，在午后尽量不要使用具有利尿作用的相关药物，减少或停止咖啡等饮品的摄入；伴有外周水肿状态时可使用弹力袜或在下午抬高腿部有助于减少夜间排尿；老年妇女的膀胱训练和盆底肌肉锻炼对改善夜尿增多明显有效。对于相关疾病引发的夜尿增多，积极控制相关根底疾病是治疗的首选。症状比较严重、影响生活质量的夜尿增多可以考虑在严密观察下使用药物治疗。

目前，已经有不少的临床研究证明在临床上用于治疗中枢性尿崩症的去氨加压素在治疗夜尿症中疗效显著。去氨加压素是天然精氨酸加压素的结构类似物，其作用与生理性加压素类似，但显著增强了抗利尿作用。抗利尿激素能调节人体内液体总量和渗透平衡，去氨加压素模拟抗利尿激素与肾远端集合小管上 V2 受体结合，浓缩尿液，降低总尿量，抗利尿作用比生理性精氨酸加压素作用更强，并且起效更快，持续时间更长。然而，去氨加压素也存在头痛、血压一过性降低、反射性心动过速、胃痛、恶心和低钠血症等诸多不良反应，尤其是发生低钠血症的风险在老年人群中随着年龄的增加而增大。

为明确高龄夜尿症患者服用去氨加压素的有效性和安全性，我们曾选取了 74 例使用去氨加压素（弥凝片）的高龄夜尿症患者进行随机对照研究，结果发现去氨加压素能减少夜间总尿量，降低夜尿指数，改善患者的睡眠质量。去氨加压素治疗 3 周后，患者的平均血钠水平与治疗前比较，未见统计学差异。所有患者均未发生循环系统、胃肠道系统及头痛不良反应，治疗后肾功能、凝血功能指标均未见明显异常。该研究结束后继续使用去氨加压素的患者血钠水平低于 130 mmol/L，但均高于 125 mmol/L，临床上容易纠正，无须特别治疗。尽管如此，我们在随后的长期临床观察中发现长期使用去氨加压素的患者，体内容量的增多对伴有心功能不全的患者有可能加重心衰的症状，用药前已经存在低钠血症的患者可能会进一步加重，因此，对于这些有危险因素的患者，去氨加压素需要慎重使用，或在用药次日可适当使用普通利尿剂或小剂量托伐普坦进行校正。

本节要点

◇ 老年人夜尿增多的病因较多，临床上需要警惕慢性肾脏病引起的夜尿症。

◇ 夜尿增多主要处理方法是指导患者进行生活方式和行为的改变。

◇ 去氨加压素可以在严密监测下治疗症状严重的夜尿增多。

参考文献

1. EVERAERT K, HERVé F, BOSCH R, et al. International Continence Society consensus on the diagnosis and treatment of nocturia. Neurourol Urodyn, 2019, 38 (2): 478 –498.

2. 王伟，陈山，闫伟，等. 北京 50 岁及以上男性夜尿患病率调查. 中华临床医师杂志(电子版)，2012, 6 (14): 3947 –3950.

3. LOMBARDO R, TUBARO A, BURKHARD F. Nocturia: the complex role of the heart, kidneys, and bladder. Eur Urol Focus, 2020, 6 (3): 534 –536.

4. BOONGIRD S, SHAH N, NOLIN T D, et al. Nocturia and aging: diagnosis and treatment. Adv Chronic Kidney Dis, 2010, 17 (4): e27 – e40.

5. AGARWAL R, LIGHT R P, BILLS J E, et al. Nocturia, nocturnal activity, and nondipping. Hypertension, 2009, 54 (3): 646 –651.

6. WU M Y, WU YL, HSU Y H, et al. Risks of nocturia in patients with chronic kidney disease—do the metabolic syndrome and its components matter? J Urol, 2012, 188（6）: 2269 – 2273.

7. RIDGWAY A, COTTERILL N, DAWSON S, et al. Nocturia and chronic kidney disease: systematic review and nominal group technique consensus on primary care assessment and treatment. Eur Urol Focus, 2022, 8（1）: 18 – 25.

8. SONG M, HONG B S, CHUN J Y, et al. Safety and efficacy of desmopressin for the treatment of nocturia in elderly patients: a cohort study. Int Urol Nephrol, 2014, 46（8）: 1495 – 1499.

9. WEISS J P, JUUL K V, WEIN A J. Management of nocturia: the role of antidiuretic pharmacotherapy. Neurourol Urodyn, 2014, 33（Suppl 1）: S19 – S24.

10. 刘胜，程庆砾，敖强国，等. 去氨加压素联合托伐普坦治疗高龄夜尿症患者的临床研究. 中华保健医学杂志，2018, 20（5）: 368 – 370.

老年肾脏病治疗的相关问题

22. 老年急性肾损伤治疗的特点非常鲜明

急性肾损伤（AKI）并不是一个独立的疾病，而是一组病因复杂的临床综合征。老年 AKI 防治总原则：①早期发现 AKI 可能的危险因素并纠正相关的危险因素；②尽量避免肾毒性药物的使用；③维持尿量和血容量正常，维持机体电解质和酸碱平衡；④当对症治疗无效时，需要根据患者的具体情况决定是否进行肾脏替代治疗。

老年 AKI 的预防在很大程度上依赖于患者、家属和医师对此病的警惕性，预防的关键是早期发现患者发生 AKI 可能的危险因素：① 伴有糖尿病、慢性肾脏病、心力衰竭、肝衰竭、低蛋白血症或动脉血管疾病等是老年人发生 AKI 的基础危险因素。当老年人伴有这些情况时，应尽量避免发生感染、低血压和血容量不足等，慎用容易导致血容量不足的药物（如利尿剂或各种泻药），避免使用肾毒性药物或成分不明的"保健药物"。② 发生脓毒血症、低血压/休克、横纹肌溶解或需要进行心血管手术、肾外实质器官移植或机械通气的老年患者，应积极控制感染，监测机体容量变化，在围手术期间注意充分补足血容量、及时纠正低血容量，小心使用各类抗生素，避免使用肾毒性药物。③ 若因疾病治疗需要必须使用肾毒性药物（如含碘对比剂、抗生素、化疗药物或非甾体抗炎药等）时，应该尽量选择肾毒性较小的药物或剂型，注意使用的剂量、疗程，并提前做好相关预防的措施，尽量减少其肾毒性，防止 AKI 出现。

对伴有 AKI 高危因素的老年患者，应及时进行血清肌酐、血清胱抑素 C、尿 NAG 和尿量的监测，以便能及时发现 AKI，并及时纠正可逆性危险因素。老年患者一旦发生 AKI，由于其发病原因复杂、病情变化较快，应及时送到医院肾脏病专科或老年病专科请医师仔细观察、认真诊断和治疗。老年 AKI 的治疗主要是从相关危险因素着手，临床上主要应注意以下几个方面的问题。

（1）排查可能的肾毒性药物，及时停用或减量使用，防止 AKI 进一步加重。老年患者通常用药种类繁多，一旦出现 AKI，首先要仔细检查患者用药情况并停用所有可能的肾毒性药物。需要注意的是老年人多病共患常见，多重用药概率较大，对于某些涉及其他系统或器官的重要药物，停药需要谨慎。例如，在 AKI 发生后停用肾素 - 血管紧张素系统抑制剂（RASi）可以预防复发性 AKI 或高钾血症，但也可能使患者失去使用 RASi 的心血管益处。最近有不少研究对此问题进行了探讨，一项研究观察了10 165 例中位年龄为 78 岁，在住院期间经历 AKI（2 或 3 期）并长期使用 RASi 的患者在出院后 3 个月内停用 RASi 与继续使用 RASi 的情况，中位随访时间为 2.3 年，AKI 发生前的中位肾功能为 55 mL/（min·1.73 m²）。主要研究结果是全因死亡率、心肌梗死和卒中的复合结果。结果发现停用 RASi 的老年患者死亡、心肌梗死和卒中的复合风险明显增高，与继续 RASi 治疗的患者相比，AKI 复发风险相似，但高钾血症风险降低。另外一项对中位年龄在 72 岁的老年患者因高钾血症在 6 个月内停止和继续使用 RASi 的预后进行了研究，结果与继续使用 RASi 治疗的患者相比，停止使用 RASi 治疗者尽管复发性高钾血症的风险较低，但与更高的 3 年死亡风险和主要心血管不良事件相关。这些研究提示对于老年患者，一些重要药物继续或停止使用可能需要多学科协商，所有治疗的目标应该是使患者的获益最大化。

（2）对所有老年 AKI 患者均应进行容量状态的评估，及时纠正容量不足或容量超负荷才有可能逆转或改善肾功能损伤。低血容量是老年 AKI 最常见的原因，所以当老年人出现血容量减少的证据，如自觉口干舌燥、手足冰冷或发生直立性低血压等情况时应及时就诊，并补充合适的液体。需要注意的是多数老年人的心功能较差，在补充液体时要特别注意不能速度过快，防止出现心脏负荷过重引起心力衰竭。多数感染性休克患者对初始液体复苏是有反应的，但当患者存在心力衰竭、体温过低、免疫功能低下、高碳酸血症和凝血功能障碍的情况时，对液体复苏效果较差。在危重患者的液体复苏中，白蛋白并不优于等张盐水，羟乙基淀粉反而会增加 AKI 的发生风险，对凝血功能也有一定影响，与体液成分更接近的平衡盐溶液在危重患者的液体复苏中效果更好。

（3）注意患者血压和尿量的改变。研究表明当 AKI 患者的平均动脉压（mean arterial pressure，MAP）低于 65 mmHg 超过 2 个

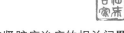

小时，可明显增加患者的病死率，因此，维持正常的肾脏灌注压或跨肾灌注压（transrenal perfusion pressure，TPP）是治疗 AKI 的重要一环。TPP 主要是由 MAP 和中心静脉压（central venous pressure，CVP）决定的，多项研究及指南推荐老年患者的 MAP > 65 mmHg，伴有高血压的老年患者 MAP > 80 mmHg，CVP 为 8 ~ 12 cmH$_2$O。由于老年人多有高血压病史，我们的经验是 MAP 至少应大于 80 mmHg。当液体复苏后仍无法保证 TPP 时，可联合使用血管活性药物提升血压，以增加尿量、改善预后、降低对肾脏替代治疗的需求。血管活性药物首选去甲肾上腺素，当用量超过 0.3 μg/（min·kg）时，建议加用垂体后叶激素或间羟胺等药物。不推荐应用多巴胺治疗，因其没有肾脏保护作用，还会带来心动过速、心肌缺血、肠道血流减少等不良反应。尿量的减少通常是肾脏灌注压和容量不足所致，使用利尿药物必须是在容量充足、肾脏得到有效灌注后才可以进行治疗，否则无效且有害。老年人出现突然少尿或无尿应排查肾后梗阻的情况，若有梗阻发生，需及时解除梗阻。

（4）尽量维持患者酸碱电解质平衡。AKI 患者的酸碱电解质紊乱以代谢性酸中毒、高钾血症、低钠血症最为常见。老年人代谢性酸中毒常没有明显的症状，需要经常监测血碳酸氢根（HCO$_3^-$）的变化，当 HCO$_3^-$ < 15 mmol/L 时可表现为纳差、呕吐、乏力、深长呼吸等，甚至可导致死亡。老年人若长期采用低钠饮食，或出现纳差、呕吐时容易出现低钠血症。老年 AKI 患者高钾血症发生率也较高，当存在酸中毒、感染、出血等情况时，发生风险将进一步升高。上述各种酸碱电解质紊乱均严重影响

老年 AKI 患者的预后，因此，治疗过程中需严密监测各项指标的变化。

（5）适时开始肾脏替代治疗（RRT）。RRT 具有控制容量平衡、稳定内环境、清除毒素、清除炎性介质等作用，适时使用 RRT 对于 AKI 具有较好的疗效。近期一项临床随访治疗显示对于重症并伴有 AKI 的患者，与晚期开始 RRT（AKI 3 期）相比，早期开始 RRT（AKI 2 期）可以减少肾脏不良事件发生，提高生存率，并改善 1 年内肾脏预后。然而，在亚组分析中，对于年龄 >80 岁的高龄老年人，早期 RRT 并没有减少 1 年内全因死亡率，反而增加心律失常及高血压的发生率。一般而言，当存在以下情况时可考虑紧急进行 RRT：①血尿素氮 >27 mmol/L 或每日上升 10.1 mmol/L；②顽固性电解质紊乱，如血钾 >6.5 mmol/L，血钠 >160 mmol/L 或血钠 <115 mmol/L，血镁 <4 mmol/L；③难以纠正的代谢性酸中毒（pH <7.15 或 HCO_3^- ≤13 mmol/L，或每日 HCO_3^- 下降 >2 mmol/L）；④非梗阻性少尿（尿量 <200 mL/d）或无尿；⑤难以纠正的容量负荷过重或对利尿剂无反应的水肿（尤其肺水肿）等。多数研究表明持续性肾脏替代治疗（continuous RRT，CRRT）在改善 AKI 预后方面并没有比间歇性肾脏替代治疗（intermittent RRT，IRRT）显示出更多的优势。荟萃分析结果显示 CRRT 与 IRRT 在患者死亡率和转入慢性透析治疗的比率方面，两者并没有显著统计学差异，但 CRRT 出血风险可能更高，医疗费用较高，且医护人员工作负担更重。延长式间歇性肾脏替代治疗（prolonged IRRT，PIRRT）结合了 CRRT 清除毒素、血流动力学稳定、操作方便和 IRRT 花费较少的优点，多项研究证明

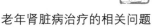
PIRRT 与 CRRT 同样安全、有效，并且没有引起病死率的增加，且肾功能恢复的概率相似。采用 PIRRT 的治疗方式，既安全、有效，又可以减少肝素等抗凝剂的使用剂量，减少出血并发症，同时可保障给予其他药物治疗，如抗生素、营养支持等。总之，在治疗重症老年 AKI 时，可以根据医师熟悉的 RRT 方式进行灵活应用，主要目的是排除毒素，维持水电解质和酸碱平衡，尽力促进肾功能的恢复。

（6）不少研究证实 EPO 可以促进缺氧损伤的肾小管上皮细胞再生，降低内毒素激活的巨噬细胞的炎症反应，可减轻脓毒症的表现，可以降低 AKI 患者 28 天的病死率。但 AKI 患者肾性贫血的表现不如慢性肾脏病（CKD）明显，因此，对于 AKI 患者使用 EPO 是否符合适应证一直有较大的争议。最近的一项研究发现高剂量 EPO（每周 > 16 000 U）通过 EPO 的抗炎特性在实验性脓毒症或患者中均可明显减轻脓毒症的表现，可能使脓毒症相关 AKI 的患者获益。事实上，即使非 CKD 的老年患者，其体内 EPO 产生也是缺乏的，临床上对于老年慢性病引起的贫血也多采用 EPO 治疗，因此，在老年 AKI 患者中使用 EPO 治疗具有一定的合理性，当然，这种"标签外"的治疗方法还有必要进行进一步的临床前瞻性对照研究。

本节要点

◇ 预防老年 AKI 发生的关键问题是要早期发现 AKI 可能的危险因素并及时纠正，尽量避免使用肾毒性药物。

◇ 老年 AKI 的治疗首先要纠正相关危险因素，如停用或减量使用肾毒性药物；维持尿量和血容量正常、维持肾脏有效灌注压、维持机体电解质和酸碱平衡。

◇ 当对症治疗无效时，可适时进行肾脏替代治疗，治疗方式和剂量可灵活掌握，主要目的是尽量促进肾功能的恢复。

参考文献

1. WEN J, CHENG Q L, ZHAO J H, et al. Hospital-acquired acute kidney injury in Chinese very elderly persons. J Nephrol, 2013, 26 (3): 572 – 579.

2. SKARUPSKIENE I, BALCIUVIENE V, ZIGINSKIENE E, et al. Changes of etiology, incidence and outcomes of severe acute kidney injury during a 12-year period (2001—2012) in large university hospital. Nephrol Ther, 2016, 12: 448 – 453.

3. 李青霖，程庆砾，马强，等. 老年急性肾损伤患者短期预后及危险因素分析. 中华医学杂志, 2013, 93 (34): 2715 – 2718.

4. JANSE R J, FU E L, CLASE C M, et al. Stopping versus continuing renin-angiotensin-system inhibitors after acute kidney injury and adverse clinical outcomes: an observational study from routine care data. Clin Kidney J, 2022, 15 (6): 1109 – 1119.

5. XU Y, FU E L, TREVISAN M, et al. Stopping renin-angiotensin system inhibitors after hyperkalemia and risk of adverse outcomes. Am Heart J, 2022, 243: 177 – 186.

6. DEWITTE A, LABAT A, DUVIGNAUD P A, et al. High mean arterial pressure target to improve sepsis-associated acute kidney injury in patients with prior hypertension: a feasibility study. Ann Intensive Care, 2021, 11 (1): 139.

7. YOKOTA L G, SAMPAIO B M, ROCHA E P, et al. Acute kidney injury in elderly patients: narrative review on incidence, risk factors, and mortality. Int J Nephrol Renovasc Dis, 2018, 11: 217 – 224.

8. BARBAR S D, CLERE-JEHL R, BOURREDJEM A, et al. Timing of renal-replacement therapy in patients with acute kidney injury and sepsis. N Engl J Med, 2018, 379 (15): 1431 – 1442.

9. LIU S, CHENG Q L, ZHANG X Y, et al. Application of continuous renal replacement therapy for acute kidney injury in elderly patients. Int J Clin Exp Med, 2015, 8 (6): 9973 – 9978.

10. CHANCHAROENTHANA W, UDOMPRONPITAK K, MANOCHANTR Y, et al. Repurposing of high-dose erythropoietin as a potential drug attenuates sepsis in preconditioning renal injury. Cells, 2021, 10 (11): 3133.

23. 血管活性药的应用对老年急性肾损伤的管理很重要

感染导致的脓毒症是老年患者发生急性肾损伤（AKI）的第 1 位原因。尽管严重感染导致的细胞因子风暴可能是脓毒症诱发 AKI 的危险因素，但感染所导致的低血压则是脓毒症早期发生 AKI 最主要的危险因素。有研究表明在平均动脉压（MAP）低于 80 mmHg 的情况下，MAP 每降低 1.0 mmHg，AKI 发生的危险就增加 0.3%，当 MAP 低于 70、60、50 mmHg 时，AKI 发生的危险分别增加 2%、5%、22%，尤其是在少尿性 AKI 患者中，较长时间（3~6 小时）的低血压（MAP < 65 mmHg）与进展至 AKI 3 期显著相关。因此，在脓毒症的早期，血压的管理，尤其是提高 MAP 是预防 AKI 的重要对策之一。多数临床实践指南要求血管活性药物的初始治疗目标是将 MAP 提升至 65 mmHg，但是由于老年患者的血管硬化或钙化的发生率较高，全身血管的顺应性较差，我们在临床上的经验是最好能将 MAP 提升至 80 mmHg 以上。

一般认为，当收缩压 < 100 mmHg 时，在确定没有明显血容量不足的情况下应尽快使用血管活性药物进行升压。合并有心功能不全的患者在使用改善心排血量的药物后血压仍较低，推荐采用去甲肾上腺素 0.2~1.0 μg/(kg·min) 进行治疗，目前不推荐采用多巴胺进行升压治疗。当有严重酸中毒时心肌及周围血管对儿茶酚胺的反应性降低，抗休克能力明显下降，积极纠正酸中毒对提升血压具有重要作用。

为什么不推荐采用多巴胺进行升压治疗呢？这主要是临床上顾忌多巴胺对心、肾等重要器官的相关不良反应。多巴胺剂量过大，虽能提升血压，但容易造成内脏血管收缩，有害无益，故既往在临床上多使用小剂量多巴胺 $[1.0 \sim 3.0 \ \mu g/(kg \cdot min)]$。近些年的研究表明小剂量多巴胺对不伴有肾损害的患者可以降低肾内血管阻力，但对伴有肾损害的患者则可以明显升高肾内血管阻力，导致肾脏灌注更加不良，这种现象在老年人中尤为明显。此外，多巴胺引起的心率加快也是临床上不愿意看到的不良反应。目前多巴胺仅在没有中心静脉置管的条件下，或在快速性心律失常低风险、绝对或相对心率过缓的患者中可以作为去甲肾上腺素的替代药物短期使用。

对于大多数休克患者，包括心源性或感染性休克，去甲肾上腺素是一种合适的选择，因为与其他儿茶酚胺血管加压药相比，去甲肾上腺素的不良事件风险较低，是一种合适的首选升压药物，可滴定使用以达到足够的动脉压。在低血压血管扩张的 AKI 患者中采用去甲肾上腺素能有效地恢复血压，改善肾脏血流量和尿量的情况，故其成为目前各种指南推荐的一线治疗药物。如果组织和器官灌注仍然不足，还可以添加正性肌力药（如多巴酚丁胺）以增加心排血量满足组织的需求。事实上，去甲肾上腺素在多数情况下，均可以有效地提升动脉压、MAP 和肾血流量，然而，需要注意的是去甲肾上腺素可能会引起肾髓质内的血流灌注和氧合能力明显下降，尤其是在剂量较大时还可减少内脏和肾内血流量。去甲肾上腺素为常用的儿茶酚胺类药物，其同时具有 α 和 β 受体，在增加血压的同时也会增加心率、导致心律失常并且与肠系膜和皮肤的局部缺血有关。此外，去甲肾上腺素必须要在有中心静脉置管的条件下使用，否则输注部位的药物外渗容易引起皮肤坏死等不良反应。曾有临床研究报道，与去甲肾上腺素使用剂量低于 0.3 μg/（kg·min）的患者相比较，药物使用剂量高于 0.3 μg/（kg·min）的患者发生不良反应和病死率均明显增高。去甲肾上腺素使用剂量超过 1.0 μg/（kg·min）与患者的病死率明显相关。

血管升压素是一种强效的血管收缩物质，其缩血管效应比血管紧张肽Ⅱ、肾上腺素和去甲肾上腺素更为强大。有研究发现在出血性休克时分别静脉注射精氨酸加压素（AVP）0.1 和 0.4 U/min 后，血管对去甲肾上腺素的加压反应分别恢复到基础值的 91.1% 和 116.0%。这是因为 AVP 通过作用于 V1 受体，恢复血管张力、增加外周血管阻力。此外 AVP 还可作用于 V2 受体，产生抗利尿作用，调节血浆渗透压和保持正常血容量，使平均动脉压增加，可减少儿茶酚胺类药物用量。在感染性休克时血管对 AVP 敏感性增高，可增强儿茶酚胺类的血管收缩作用。《严重脓毒症与感染性休克治疗国际指南》指出对于感染性休克程度较轻〔去甲肾上腺素剂量≤0.6 μg/（kg·min）〕的患者合并 AKI 时，尽早联合使用小剂量血管升压素和去甲肾上腺素可使患者获益。

目前临床上 AVP 主要药物有垂体后叶激素（天然提取）和特利加压素（人工合成）。特利加压素的半衰期较长，约为 6 小时，特利加压素的缩血管作用在感染性休克的病理过程中不易随着时间的推移而被削弱。有研究表明小剂量持续输注特利加压素 1.3 μg/（kg·h）与去甲肾上腺素 15 μg/min 具有相同的安全性。然而，有研究发现尽管 AVP 可有效改善感染性休克的血流动力学，但并不能显著降低患者的总病死率，加上特利加压素价格昂贵，故目前不推荐 AVP 替代去甲肾上腺素而单独作为抗感染性休克的一线药物。

垂体后叶激素是 AVP 中较便宜且容易获得的药物。尽管研究发现在改善感染性休克的血流动力学方面，0.067 U/min 的剂量会比 0.033 U/min 效果更佳，但当垂体后叶激素剂量超过 0.04 U/min 时，不良反应会明显增多。在临床实践中，当去甲肾上腺素使用剂量在 $0.1 \sim 0.2$ μg/（kg·min）仍无法有效升压时，我们通常采用去甲肾上腺素联合垂体后叶激素的治疗方式，即在使用 0.04 U/min 固定剂量垂体后叶激素的基础上，根据血压情况调节使用去甲肾上腺素，尽量维持去甲肾上腺素使用剂量低于 0.3 μg/（kg·min）。

垂体后叶激素的主要不良反应是其强效的缩血管效应，尤其在剂量较高时，相应的不良事件发生率会显著增加。主要表现为外渗引起的缺血性皮肤坏死、降低心排血量、心肌缺血、肾功能异常、肝功能障碍（总胆红素和直接胆红素升高等）、腹腔脏器缺血、血小板减少等，停药后可能出现反跳性低血压。此外，垂体后叶激素可导致主要分布在肾脏集合小管上的 V2 受体兴奋，通过环磷酸腺苷（cAMP）途径，增加肾皮质和肾髓质外层集合管腔细胞膜对水的通透性、增加氯化钠在髓质的转运率，促进高渗尿形成而发挥抗利尿作用；细胞外液的增加使醛固酮分泌减少，远曲小管对钠的重吸收减少，水被保留而尿钠排出增多。长期使用大剂量（>0.04 U/min）的垂体后叶激素可将大量的钠排出体外导致体内缺钠，可造成稀释性低钠血症和血浆渗透压降低，严重时引起低钠性脑病。

此外，肾上腺素也可用于替代去甲肾上腺素或在其基础上增加用药，但必须小心避免血管过度收缩。不推荐使用去氧肾上腺素，除非有以下情况：①去甲肾上腺素引起患者的严重心律失常，临床上无法使用；②心排血量较高而血压持续较低；③作为抢救性用药时与其他血管活性药联合使用。

在临床上，由于患者病变程度不同，血管活性药的选择和剂量的差异很大。血管活性药的不良反应是过度的血管收缩可能会导致器官缺血/梗死、高血糖、高乳酸血症、心动过速和快速性心律失常。最近几年来，有不少研究者认为使用血管活性药物提升MAP 到 70 mmHg 以上可能会增加患者的不良反应和病死率，呼吁对于脓毒症患者应设立一个"允许性低血压值"，多数研究将此值设定为 MAP 在 60 ~ 65 mmHg。然而，迄今为止，所有为达到"允许性低血压值"而降低去甲肾上腺素剂量的干预措施并未显著降低患者的 28 天死亡率和 90 天时的全因死亡率，相反，AKI的发生率则有所增加。在感染性休克患者的 RCT 研究中也发现，较低的 MAP 目标与慢性高血压患者亚组中肌酐翻倍或需要 RRT密切相关。一项针对感染性休克患者的回顾性研究根据患者发病前和复苏后 MAP 的差异进行分层，结果表明在复苏后 MAP 最接近或高于发病前 MAP 的患者中，AKI 的发生率最低。因此，我们认为使用血管活性药物后血压的目标应该根据患者平时的基线血压水平进行个性化调整，此外，肾脏灌注压（MAP 与 CVP 之差值）的达标，还需要特别重视 CVP 水平对 MAP 目标的影响，这在老年患者中尤为重要。

本节要点

◇ 低血压是 AKI 发生和发展的主要危险因素，改善低血压状态对 AKI 治疗至关重要。

◇ 去甲肾上腺素是首选的血管活性药，不推荐使用多巴胺治疗。血管升压素（垂体后叶激素）与去甲肾上腺素合用具有叠加效应，可减少去甲肾上腺素使用的剂量。

◇ 血管活性药物的使用剂量应该在其对肾脏灌注压提升和可能发生的不良事件之间进行平衡考量，以患者的最大获益为基准。

参考文献

1. PICKKERS P, DARMON M, HOSTE E, et al. Acute kidney injury in the critically ill: an updated review on pathophysiology and management. Intensive Care Med, 2021, 47 (8): 835 – 850.

2. 边素艳, 曹丰, 程庆砾, 等. 感染诱发的老年多器官功能障碍综合征诊治中国专家共识. 中国实用内科杂志, 2018, 38 (8): 727 – 738.

3. IZAWA J, KITAMURA T, IWAMI T, et al. Early-phase cumulative hypotension duration and severe-stage progression in oliguric acute kidney injury with and without sepsis: an observational study. Crit Care, 2016, 20 (1): 405.

4. 李青霖, 程庆砾, 马强, 等. 老年急性肾损伤患者短期预后及危险因素分析. 中华医学杂志, 2013, 93 (34): 2715 – 2718.

5. COLON HIDALGO D, PATEL J, MASIC D, et al. Delayed vasopressor initiation is associated with increased mortality in patients with septic shock. J Crit Care, 2020, 55: 145 – 148.

6. MERESSE Z, MEDAM S, MATHIEU C, et al. Vasopressors to treat refractory septic shock. Minerva Anestesiol, 2020, 86 (5): 537 – 545.

7. JENTZER J C, HOLLENBERG S M. Vasopressor and inotrope therapy in cardiac critical care. J Intensive Care Med, 2021, 36 (8): 843 – 856.

8. DER-NIGOGHOSSIAN C, HAMMOND D A, AMMAR M A. Narrative review of

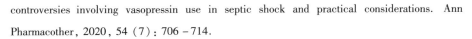

controversies involving vasopressin use in septic shock and practical considerations. Ann Pharmacother, 2020, 54（7）: 706 - 714.

9. LAMONTAGNE F, RICHARDS-BELLE A, THOMAS K, et al. Effect of reduced exposure to vasopressors on 90-day mortality in older critically ill patients with vasodilatory hypotension: a randomized clinical trial. JAMA, 2020, 323（10）: 938 - 949.

10. RUSSELL J A, GORDON A C, WILLIAMS M D, et al. Vasopressor therapy in the intensive care unit. Semin Respir Crit Care Med, 2021, 42（1）: 59 - 77.

24. 老年急性肾损伤恢复过程中需要重视的问题

急性肾损伤（AKI）是老年人常见的肾脏疾病，早期 AKI 的患者通过积极的治疗，肾功能可得到改善，但年龄是 AKI 后肾功能恢复不良的潜在影响因素。对 17 项 AKI 临床研究中按年龄划分的肾功能恢复数据分析发现在 65 岁以上老年 AKI 幸存患者中，约有 31.3% 的肾功能未恢复；而在 65 岁以下的患者中，此数据为 26%。我们最近的研究发现老年患者 AKI 发生后，即使肾功能可以暂时恢复正常，但其后仍可有较高的 AKI 复发风险。AKI 的复发是未来发生急性肾脏病（AKD）、慢性肾脏病（CKD）和终末期肾病（ESRD）的一个重要危险因素。此外，危重疾病的 AKI 幸存患者还可能遭受认知障碍、衰弱、营养不良、感染、慢性疼痛等问题，生活质量较低。因此，老年 AKI 恢复过程的临床管理是一个非常重要的问题，如何评估和促进肾功能的恢复、提供适当的短期和长期随访，对于预防老年 AKI 患者再住院和减少并发症至关重要。我认为要预防 AKI 向 AKD 或 CKD 转变，在老年 AKI 恢复的过程中主要应注意以下 3 个方面的问题。

（1）肾功能的评估和连续监测。目前将 AKI 的临床过程分解为快速逆转性 AKI、持续性 AKI 和 AKD 三个部分。持续性 AKI 是指 AKI 发生后（基于 KDIGO 标准）持续 48 小时以上，48 小时内恢复的 AKI 为快速逆转性 AKI。AKD 则是指 AKI 持续时间在 7 天或以上，或发生 AKI 后 7～90 天的急性或亚急性肾功能损害或下降的状态。AKD 的结局包括肾功能恢复、AKI 反复、AKD 进展和（或）死亡。若 AKD 持续时间超过 90 天，即已进展为 CKD。肾功能的评估和连续监测主要是为了早期确定 AKI 患者的临床预后。一项回顾性队列研究对 47 903 例 2 期或 3 期 AKI 患者肾功能恢复时间与未来肾功能丧失之间的关系进行了探讨，结果发现肾功能在 1～4、5～10、11～30 和 31～90 天恢复的比例分别为 61%、22%、9% 和 8%。与 1～4 天相比，5～10、11～30 和 31～90 天肾功能恢复者与未来肾功能丧失发生率的增加明显相关。另外一项对 56 906 例 AKI 患者的研究发现有 33% 可进展为 AKD，其中 27% 在 AKI 诊断后第 90 天仍未康复。与快速逆转的 AKI 相比，进展为 AKD 的 AKI 患者 1 年死亡率和新发 CKD 的风险明显增加。这些研究结果提示临床上有必要采取有效干预措施早期识别和管理 AKI，以加快 AKI 患者的肾功能恢复时间，尽量避免患者进展为 AKD 或 CKD。

持续性 AKI 的初始处理包括对 AKI 潜在病因的再评估及精确测定肾功能。一旦诊断了持续性 AKI，应该考虑根据患者的肾功能状况评估血流动力学和容量状况的变化、肾灌注的充分性、水潴留、酸中毒、高钾血症及可能需要肾脏替代治疗（RRT）的情况。"AKD 恢复"定义为从最高 AKI 分期（基于 KDIGO 标准）程度的降级状态，因此，这个过程需要精确评估患者的肾功能。

　　AKI患者肾功能的评估目前主要基于血清肌酐水平的变化和尿量的变化，但尿量尤其是老年人的尿量通常难以精确检测，加上不少AKI均为非少尿型AKI，故血清肌酐的变化是判断AKI进展或恢复的重要指标。然而，在老年人中，血清肌酐受到肌少症、衰弱等的影响，往往无法正确地代表肾功能的改变；肌酐校正公式计算的eGFR主要是用于评估肾功能变化较为稳定患者的肾功能状况，其在肾功能急遽变化的AKI状态下无法精确评估肾功能及肾功能的动态变化。此外，AKI发病前血清肌酐水平不详者应用血清肌酐标准评估可能会低估肾功能恢复的时间，而在AKI危重症病程中若忽视患者肌肉质量的丢失则又可能会高估肾功能恢复的时间。目前认为定时收集尿液测定肌酐清除率（CCr）是AKI在相对稳定状态下较好的肾功能评估方法，但因为肾小管分泌肌酐，其对增加CCr也有贡献，应用CCr可能也会高估患者的肾功能。最近有一种采用荧光示踪剂静脉注射后经皮动态检测肾小球滤过率的技术设备正在进入临床的评估之中，我们期盼这一技术可以部分改善目前临床上AKI患者肾功能评估和监测的尴尬局面。

　　研究表明不少AKD患者在肾功能部分恢复和出院后，其肾功能变化、肾脏是否继续损伤或是否出现相关并发症并没有被专业人员进行定时评估。事实上，在一次AKI事件之后，对血清肌酐和尿蛋白的连续随访、检测可以判断肾脏损害和预防肾功能进一步恶化。如果患者在出院时仍存在明显的肾损伤［如eGFR < 30 mL/（min·1.73 m^2）］，需要在出院2周内重新评估肾功能，以便能早期发现AKD向CKD转变的可能危险因素并为患者提供预

防和治疗方案。当然，AKI 患者肾损伤的频率、严重程度和持续时间及在急性期到过渡期所接受的治疗和照护程度、损伤前患者的肾功能储备等问题均会影响 AKI 患者的预后，尤其对于老年患者而言，由于其影响因素较多，期望能找到一个或几个生物标志物来确定 AKI 向 CKD 转化的风险是比较困难的。尽管目前已经有不少关于 AKI 向 CKD 转化的病理生理学方面的研究，但尚没有可靠的生物标志物来早期识别 AKI 向 CKD 转化的风险，从目前的临床实践来看，AKI 的严重程度、年龄、多病共患和在疾病治疗中的多重用药等均是 AKI 向 CKD 进展的临床危险因素。

（2）多重用药对肾功能恢复的影响。多病共患是 AKI 发生和发展的重要危险因素，老年多病共患通常伴随着多重用药，多重用药对肾功能或多或少有着影响。在 AKI 的恢复期，患者使用药物的选择、剂量和监测应根据患者肾功能状态、变化进行个体化的临床决策。当然，患者停药、初始用药和（或）再次用药的决策也应个体化。个体化的治疗方案需要考虑以下问题：所使用药物的代谢过程是经肾脏还是非肾脏途径排泄？患者目前的肾功能对所使用药物的代谢是否有影响？所使用的药物是否具有潜在的肾毒性？在目前情况下，所使用药物对于患者目前的情况是否具有强适应证和（或）是否具有治疗的迫切性？能否选择其他对肾功能影响较小的可替代治疗方式？

一般而言，AKI 恢复期患者应避免使用或合用肾毒性药物，尤其是在以下情况时更应注意：①患者高龄、曾有 AKI 发作史，伴有 CKD、糖尿病、蛋白尿或高血压等病史；②有可以选择的其他适宜的、肾毒性较小的药物；③肾毒性药物非目前必须使用的药物；④患者已使用了某种肾毒性药物；⑤缺乏合适的肾功能和（或）治疗药物血液浓度监测条件。AKI 恢复期患者使用的药物如果符合以下条件时，应该停药：①因果关系评估提示该药物为 AKI 和（或）AKD 潜在原因的肾毒性药物；②临床上可选择其他适宜的肾毒性较小的药物；③非必须使用的具有肾毒性的药物。如果患者的病情必须使用某种肾毒性药物时，应尽可能使用较小的剂量和较短的时间，用药的剂量可遵循相关的临床实践指南或循证医学指南。

在 AKI 的恢复期尽量减少药物的使用或避免多重用药虽然是一个万全的策略，但对于老年患者而言，多病共患是一个不能忽视的问题。因此，在精减相关药物时要特别注意精减药物可能带来的危害。对 CKD 和心血管疾病等有明确保护作用的 RASi 在老年患者中比较常用，但 RASi 在 AKI 期间的作用尚不清楚，由于顾忌其对血清肌酐和血钾的影响，既往临床上不建议在此阶段使用 RASi。最近的一项动物实验结果表明，在大鼠缺血损伤前使用氯沙坦钾，可以诱导肾血流早期恢复、减少炎症和增加缺氧诱导因子 1-α 的活性，防止肾损伤的慢性化结构改变。另外一项针对 587 例接受心脏手术患者的临床研究发现，与不使用 RASi 的患者相比，使用 RASi 的患者，术后发生 AKI 者在肾功能完全恢复后，其随后发生 CKD 的比例明显较低（26.6% $vs.$ 42.2%，$P = 0.005$）；而围手术期停用 RASi，尽管可以减少高钾血症的发生率，但却使患者发生心力衰竭等心血管疾病的风险明显增加。这些研究结果提示我们，在没有明确指征的情况下，AKI 发生前后停用 RASi 并非明智的策略。当然，在此阶段是否可以加用 RASi 作为治疗或保护因素尚需要进一步的研究证据。

（3）采用可能有益的治疗以阻止肾功能恶化或进展。AKI 是一个十分复杂的病理生理过程和临床综合征，目前尚没有特效药物或治疗方法来干预 AKI 的幸存者向 CKD 的进展。近些年有关 AKI 的病理生理学方面的研究进展，为阻止 AKI 患者肾功能进一步恶化提供了一些有益的治疗靶点，值得临床医师重视。

AKI 后损伤的肾小管上皮细胞再生和恢复是 AKI 患者肾功能恢复的重要基础。动物实验和临床研究均证实促红细胞生成素（EPO）可以促进缺氧损伤的肾小管上皮细胞再生，可以促进肾功能的恢复。高剂量 EPO（每周 > 16 000 U）具有抗炎特性和促进细胞再生的功能，使 AKI 患者明显获益，并可降低 AKI 患者 28 天的病死率。我们和其他研究者的研究均证实，间充质干细胞、冬虫夏草类药物也具有促进肾小管上皮细胞再生、促进 AKI 肾功能恢复的作用。需要注意的是在此过程中，若肾小管上皮细胞再生不良，容易导致肾小管间质纤维化的发生，这是 AKI 向 CKD 发展的病理基础。

氧化应激是发生缺血再灌注 AKI 的重要病理基础，氧化应激可以激活细胞铁死亡及线粒体自噬，诱导细胞活性氧（reactive oxygen species，ROS）的产生，受损肾组织中 ROS 水平的显著升高可引起肾血管收缩、炎症、肾小管损伤和肾小管内阻塞等最终导致 AKI。在国家自然科学基金的资助下，我科与中国科学院高能物理研究所国家纳米材料重点实验室合作，将羰基锰（manganese carbonyl，MnCO）负载到中空介孔硅纳米粒子

（hollow mesoporous silica nanoparticle，hMSN）上，并在该纳米粒子表面覆盖中性粒细胞细胞膜，在膜的表面插入磷脂酰丝氨酸（phosphatidylserine，PS）构建了肾小管上皮损伤靶向 ROS 响应性纳米药物（MnCO@ hMSN@ NM-PS）用于 AKI 的治疗。MnCO@ hMSN@ NM-PS 通过中性粒细胞细胞膜对炎症部位的趋化性、PS 与肾损伤分子 1（KIM-1，AKI 时在受损的肾小管上皮细胞部位过度表达的一种蛋白质）的活性结合可以将此纳米药物靶向定位于损伤的肾小管上皮细胞中，而靶向至损伤部位的 MnCO 在局部 ROS 的刺激下可以释放出微量的一氧化碳气体分子。一氧化碳气体分子具有扩张微血管和局部抗炎作用，我们的初步研究结果证实 MnCO@ hMSN@ NM-PS 对体外培养的肾小管上皮细胞氧化损伤和体内甘油诱导的 AKI 模型均具有良好的修复作用。

此外，炎症反应是 AKI 病理生理学的一个关键特征，表现为肾小管间质中有中性粒细胞和巨噬细胞/淋巴细胞浸润。研究发现尽管肾功能恢复，但 AKI 后肾脏持续存在炎症，其中单核细胞来源的巨噬细胞是 AKI 发生和进展为 CKD 的关键因素。促炎巨噬细胞表型（M1）在 AKI 的早期阶段占主导地位，并导致肾损伤，而非炎症表型（M2）在修复阶段占主导地位。在肾脏修复开始时，M1 可以向 M2 表型转变，促进这种转变的介质极有可能是 AKI 的潜在治疗靶点。目前的研究已经发现有不少药物可以促进这种转变，当然这些特殊干预手段仍处于动物实验阶段，应用于临床尚需时日。

本节要点

◇ 老年 AKI 恢复过程比较复杂，应该加强临床的精细管理。

◇ 肾功能的精确评估和连续监测是临床管理的重要基础。老年人多病共患和多重用药管理在促进肾功能恢复中具有重要作用。

◇ 动物实验和临床试验的一些新进展为促进 AKI 后肾功能的恢复提供了新的药物或治疗靶点。

参考文献

1. VIJAYAN A, ABDEL-RAHMAN E M, LIU K D, et al. Recovery ofter critical illness and acute kidney injury. Clin J Am Soc Nephrol, 2021, 16 (10): 1601 – 1609.

2. SCHMITT R, COCA S, KANBAY M, et al. Recovery of kidney function after acute kidney injury in the elderly: a systematic review and meta-analysis. Am J Kidney Dis, 2008, 52 (2): 262 – 271.

3. FIORENTINO M, GRANDALIANO G, GESUALDO L, et al. Acute kidney injury to chronic kidney disease transition. Contrib Nephrol, 2018, 193: 45 – 54.

4. SIEW E D, ABDEL-KADER K, PERKINS A M, et al. Timing of recovery from moderate to severe AKI and the risk for future loss of kidney function. Am J Kidney Dis, 2020, 75 (2): 204 – 213.

5. WANG H, LAMBOURG E, GUTHRIE B, et al. Patient outcomes following AKI and AKD: a population-based cohort study. BMC Med, 2022, 20 (1): 229.

6. BIRKELO B C, PANNU N, SIEW E D. Overview of diagnostic criteria and epidemiology of acute kidney injury and acute kidney disease in the critically ill patient. Clin J Am Soc Nephrol, 2022, 17 (5): 717 – 735.

7. TANEMOTO F, MIMURA I. Therapies targeting epigenetic alterations in acute kidney injury-to-chronic kidney disease transition. Pharmaceuticals(Basel), 2022, 15 (2): 123.

8. STAMELLOU E, LEUCHTLE K, MOELLER M J. Regenerating tubular epithelial cells of the kidney. Nephrol Dial Transplant, 2021, 36 (11): 1968 – 1975.

9. GRANATA S, VOTRICO V, SPADACCINO F, et al. Oxidative stress and ischemia/reperfusion injury in kidney transplantation: focus on ferroptosis, mitophagy and new antioxidants. Antioxidants(Basel), 2022, 11 (4): 769.

10. ZHOU G H, ZHAO W C, ZHANG C Y, et al. Manganese carbonyl-loaded hollow

mesoporous silica nanoparticles coated with neutrophil membranes for acute kidney injury therapy. ACS Appl Nano Mater, 2022, 5 (3): 4130 – 4145.

25. 注意老年慢性肾脏病治疗中的重要临床问题

蛋白尿、高血压、高血糖、贫血及钙磷代谢紊乱等是慢性肾脏病（CKD）进展的危险因素，对所有成年人的这些危险因素的治疗方式和方法虽然基本一致，但在老年人治疗过程中有其特殊性，临床医师对此应予以特别的重视。

（1）蛋白尿。与青年人不一样，老年人蛋白尿的病因以继发性肾脏病最为常见，故在治疗前应该首先明确病因。对合并大量蛋白尿或肾病综合征的老年 CKD 患者，在有条件时应行肾穿刺活检进行诊断，年龄并非肾穿刺活检的禁忌证。我国老年人肾小球疾病的组织病理学改变以膜性肾病较为多见，微小病变和局灶节段硬化性肾小球肾炎也不少见。老年膜性肾病或微小病变患者首先应注意排除各种肿瘤的可能。继发性肾脏病以糖尿病肾病、高血压肾损害、缺血性肾脏病、中性粒细胞胞浆抗体（anti-neutrophil cytoplasmic antibody，ANCA）相关性小血管炎及淀粉样变性常见，感染或药物引起的老年人急、慢性肾小管间质病变患病率也逐年增多。对于原发性肾小球疾病，可根据不同的病理类型选择使用糖皮质激素和（或）免疫抑制剂治疗，但考虑到老龄、并发症及药物的不良反应，与青年人比较，上述药物的使用应谨慎，药物剂量可能要相对减小。此外，在治疗老年患者蛋白尿的同时要密切注意老年人伴随的基础疾病，包括糖尿病、高血压和肿瘤等，尤其是在使用免疫抑制剂时要考虑老年多病共患、免疫衰老和多重用药的状况。用药之前，应该评估患者的免疫功能，如检查淋巴细胞亚群和免疫球蛋白等情况，还需要特别筛查相关肿瘤的情况。此方面内容本书有专门的篇幅阐述，本节不再赘述。

（2）高血压。良好的血压控制对 CKD，尤其是伴有蛋白尿的 CKD 进展具有明显的延缓作用。KDIGO 指南建议成人 CKD 患者血压控制目标为尿白蛋白排泄 ≥30 mg/d 者应 <130/80 mmHg，尿白蛋白排泄 <30 mg/d 者应 <140/90 mmHg，但对老年人的血压控制未制定明确的目标。这主要是因为老年人尤其是衰弱的老年人的血压调节功能明显受损，多表现为单纯收缩性高血压，血压过低或过高均可导致预后不良。严格的血压控制虽然可以减少 CKD 发生和进展，但过度的血压控制可能使患者的全因死亡率明显增加。所以，老年 CKD 患者的降压治疗应仔细考虑年龄、合并症和其他治疗措施，密切注意与降压治疗的相关不良反应，包括电解质紊乱、急性肾损伤、直立性低血压和药物不良反应等。我们的临床经验是伴有高血压老年 CKD 患者的降压治疗应采取个体化治疗，尤其要注意老年 CKD 患者是否合并有衰弱等老年综合征，在降压治疗中应采用分级达标的治疗策略。例如，对于收缩压在 160 mmHg 以上的患者，首先可将收缩压降低至 150 mmHg 这一安全的中间值，将 <140/90 mmHg 作为血压控制的目标，在 4~8 周达标即可。老年 CKD 患者血压的控制应注意安全、平稳，避免血压的明显波动。ACEI/ARB 具有良好的器官保护作用，降压作用平稳，对于确定没有双侧肾动脉狭窄的老年 CKD 患者应优先考虑使用 ARB/ACEI，但应从小剂量开始应用（我们在临床上通常是

从普通剂量的一半开始逐渐滴定至需要的剂量），伴有肾功能损伤的患者在初次使用此类药物时一定要监测血钾和肾功能的变化，不推荐在老年患者中联合使用 ACEI 和 ARB。对于伴有心功能不全、长期使用 ARB/ACEI 的老年 CKD 患者，即使出现肾功能异常或血钾异常也不宜骤停药物，以免导致或加重心力衰竭，此时可以逐渐减量或加用降钾药物，如环硅酸锆钠散或降血钾树脂等。

（3）糖尿病。对处于糖尿病前期或早期糖化血红蛋白（HbA1c）>6.5% 的老年 CKD 患者应及早开始生活方式管理，可辅以极小低血糖风险且不经肾脏排出的降糖药物（如伏格列波糖、利格列汀等）。血糖控制应根据老年 CKD 患者的预期生存期、共患疾病或并发症的不同及是否伴有衰弱而设置不同的控制目标。预期生存期短、多病共患或并发症多且严重或伴有衰弱的患者可以适当放宽 HbA1c 的控制目标。老年 CKD 患者降糖药物的选择原则是既要适宜降低血糖水平又要避免低血糖的发生，降糖药物应根据肾功能调整剂量。老年 CKD 患者的血糖控制常使用基础胰岛素联合口服降糖药方案，使用甘精胰岛素者症状性低血糖及低血糖的总发生率均较低。由于 SGLT-2 抑制剂（SGLT-2i）在多项试验中具有强大的心脏保护和肾脏保护作用，最新的 KDIGO 糖尿病指南推荐 SGLT-2i 与二甲双胍一起作为一线抗糖尿病药物。然而迄今为止尚没有确凿的证据表明 SGLT-2i 对没有白蛋白尿的 CKD 患者具有肾脏保护作用。此外，当 eGFR < 30 mL/（min·1.73 m^2）时，SGLT-2i 与二甲双胍均不能使用。CKD 合并糖尿病的老年人常伴有明显的血管病变并严重影响 CKD 的预后，应重视对老年 CKD 患者微血管病变和外周血管疾病的评估，可根据相关指南给

予抗凝、抗血小板、前列环素和（或）葡糖胺聚糖类药物（如舒洛地特）进行治疗。

（4）其他问题。老年 CKD 患者的肾性贫血的治疗、营养治疗、钙磷代谢紊乱的纠正在本书有专门章节阐述，本节不再赘述。

（5）A on C。老年 CKD 患者常伴有高血压、糖尿病和心血管疾病等合并症，可能暴露于肾毒性药物、感染、手术或介入治疗等高危因素，容易引起短期内 GFR 迅速下降，导致 AKI 的发生，即 A on C。老年人 A on C 的临床表现常不明显，但 A on C 可能会促进 CKD 患者迅速进展至终末期肾病，因此，应定期监测老年 CKD 患者的肾功能，及时纠正导致肾损伤的急性因素。对于肾前性、病因明确的肾后性（尿路梗阻）、临床表现典型的急性肾小管坏死和明确药物过敏性急性间质性肾炎等引起的 A on C，可不必行肾脏穿刺活检进行病理诊断，直接对因、对症治疗。因用药不当导致急性肾小管坏死或急性肾小管间质性肾炎，需及时停用相关药物，尽量维持体内酸碱、电解质平衡。合并感染、心血管病变等或治疗措施不当引起肾单位血流灌注不足者，治疗关键在于及时纠正低血压、低血容量和加强抗感染治疗，尽快恢复肾脏灌注。

（6）心血管并发症。老年 CKD 患者容易合并各种心血管疾病，如左室肥厚、急性冠脉综合征、心律失常和猝死等，对于老年 CKD 患者，应该定期监测和评估心血管疾病的各项指标，警惕 CKD 的加重和患者猝死。老年 CKD 患者出现心律失常，建议首先确定心律失常类型和病因并及时消除病因，老年 CKD 的并发症，如贫血、酸碱失衡、血清电解质异常、低血压、继发性甲状旁腺功能亢进症、心肌钙化、心肌淀粉样变等均是心律失常的诱发因素，应注意纠正。对心血管风险因素治疗的靶目标，老年CKD 患者与高风险的老年非 CKD 患者之间并没有差别，但建议在用药时需权衡药物的风险和获益及卫生经济学问题，选择优化的治疗方案。对具有动脉粥样硬化风险的患者推荐接受包括他汀类治疗在内的降脂治疗，但应该避免过度降脂，注意药物之间的相互作用，防止发生横纹肌溶解等不良反应。许多药物包括抗血小板药物、利尿剂等都需要根据老年 CKD 患者的肾脏功能状况进行调整并在用药过程中经常监测肾功能的变化和药物不良反应。

（7）老年终末期肾病的血液净化治疗。老年 CKD 患者进行血液净化治疗的模式、治疗中的常见并发症及处理与一般成年人无明显差异，主要区别是透析适应证的选择和血管通路的问题。研究发现老年终末期肾病患者过早开始透析治疗并没有明显的获益，不少老年人在透析后容易出现衰弱、跌倒、认知障碍，以及焦虑、抑郁等心理精神疾患。因此，老年人开始透析治疗前应该首先进行综合评估，以决定患者是否适合透析治疗。老年患者的血管通路应根据患者的全身状况等多方面因素来选择，动静脉内瘘仍为老年人血液透析最佳的血管通路，但患者存在以下情况时宜首选半永久中心静脉导管：①预期寿命不超过半年；②自身血管条件差，可制作内瘘的血管资源耗尽；③内瘘手术多次失败；④心功能较差而不能耐受内瘘或因低血压而不能维持瘘管血流量。老年患者和青年患者的导管感染率和流量状况并无明显差异。

本节要点

◇ 老年 CKD 进展危险因素的控制与青年人基本一致，但治疗方法需要根据老年的特点，尤其是要根据老年人是否伴有衰弱等进行个体化调整。

◇ 老年 CKD 的并发症以各种原因导致的急性肾损伤和心血管疾病为多见，需要根据具体情况积极纠正，以延缓 CKD 进展，改善生活质量。

◇ 老年终末期肾病患者的血液净化治疗需要严格掌握适应证。

参考文献

1. 程庆砾. 老年慢性肾脏病的治疗与管理. 临床合理用药杂志(临床指导版), 2015, 8 (7): 25 - 27.

2. BOMBACK A S, HERLITZ L C, MARKOWITZ G S. Renal biopsy in the elderly and very elderly: useful or not? Adv Chronic Kidney Dis, 2012, 19 (2): 61 - 67.

3. BENETOS A, PETROVIC M, STRANDBERG T. Hypertension management in older and frail older patients. Circ Res, 2019, 124 (7): 1045 - 1060.

4. 程庆砾. 高龄老人降压治疗. 中国实用内科杂志, 2013, 33 (3): 200 - 202.

5. ZEYFANG A, WERNECKE J, BAHRMANN A. Diabetes mellitus at an elderly age. Exp Clin Endocrinol Diabetes, 2021, 129(S1): S20 - S26.

6. 田慧. 老年糖尿病管理理念和策略的优化 - 中国老年 2 型糖尿病诊疗措施专家共识(2018 版)解读. 中华保健医学杂志, 2020, 22 (1): 104 - 106.

7. 程庆砾. 重视肾脏病合并心脑血管疾病的防治. 中华肾病研究电子杂志, 2014, 3 (6): 1 - 4.

8. NICOLAS J, CLAESSEN B, MEHRAN R. Implications of kidney disease in the cardiac patient. Interv Cardiol Clin, 2020, 9 (3): 265 - 278.

9. 程庆砾, 杨继红, 赵卫红, 等. 老年慢性肾脏病诊治的中国专家共识(2018). 中华老年医学杂志, 2018, 37 (7): 725 - 731.

10. HERAS BENITO M, FERNáNDEZ-REYES LUIS M J. Shared decision-making in advanced chronic kidney disease in the elderly. Med Clin(Barc), 2019, 152 (5): 188 - 194.

26. 老年慢性肾脏病的营养治疗十分关键

营养治疗是延缓慢性肾脏病（CKD）进展的重要治疗策略，目前临床上虽有不少指南或专家共识关注了此方面的问题，但老年人由于器官老化，对食物的摄入、消化和吸收均存在或多或少的问题，因此，在诸多方面很难按照相关的指南进行营养治疗，这给医师和患者均带来了极大的困惑。个人认为《KDOQI 慢性肾脏病营养临床实践指南：2020 更新版》对老年 CKD 患者营养治疗具有较好的指导意义和可操作性，对临床上老年 CKD 患者的营养治疗有较好的借鉴作用。本节拟根据指南相关内容对老年 CKD 患者营养治疗的要点进行简要的阐述。

（1）营养评估。低蛋白饮食是延缓 CKD 进展的重要手段，其主要依据是普通成年人在中等活动量、消耗足够热量的情况下，需摄入蛋白质 0.6 g/（kg·d）[最高值为 0.75 g/（kg·d），M±2SD）]，此值为安全水平，超过此量的蛋白质只产生代谢废物且必须由肾脏排泄。也就是说，CKD 患者的蛋白质摄入量应低于 0.6 g/（kg·d）。然而，首先，老年人面临的营养问题是消化功能老化，表现为机体分泌消化酶的胃液、胰酶发生质与量的降低、肠蠕动功能减退，影响食物的消化吸收；其次，老年人多重用药普遍存在，药物与食物之间交叉反应可以损伤胃肠黏膜屏障功能，影响胃肠道对食物及营养素的吸收；再次，老年人多病共存，机体长期处于高分解、高消耗状态，摄入不足可导致明显的营养不良。我们曾采取整群分层抽样的方法，调查了北京市社区 80 岁以上老年 CKD 患者的营养状况，结果发现当 CKD 进展至 4 期后，患者的营养状况呈现进行性下降趋势，在 CKD 5 期有超过一半的患者会发生营养不良。营养不良可以增加老年人住院率、延长住院时间，导致患者心衰、心肌梗死等并发症严重而多发，肾功能恶化进展加速，临床预后差。研究表明人血清白蛋白每降低 1.0 g/dL，患者的病死率可升高 6.0%；伴随营养不良的患者进入透析后，病死率比营养状况良好的患者会明显升高。因此，在对老年 CKD 患者进行低蛋白饮食治疗之前，一定要评估患者的营养状况，绝不能搞"一刀切"。指南建议 CKD 患者的营养评估应由注册营养师或同等资质人员进行全面的营养评估（包括但不限于食欲、饮食摄入、体重和体重指数、生化指标、人体测量及以营养为中心的体检结果），营养评估至少每年 1 次。

（2）蛋白摄入量。尽管指南推荐 CKD 患者的蛋白质摄入量应低于 0.6 g/(kg·d)，但由于老年人衰弱和肌肉减少症的发生率较高，衰弱老年 CKD 患者发生营养不良的比例较高，营养不良是老年 CKD 患者预后不良的主要危险因素，因此，这个推荐对于老年 CKD 患者是否合适值得商榷。老年人蛋白摄入量与衰弱的关系密切，增加能量和蛋白质摄入有助于改善衰弱老年人的营养状态，补充富含必需氨基酸的物质可能有助于改善腿部肌肉和活动能力，减缓肌肉减少症的发生，故一般推荐老年人蛋白质供给量为 1.2 ~ 1.5 g/(kg·d)。《中国老年患者肠外肠内营养指南（2020）》指出老年住院患者的蛋白质需结合临床实际情况设计，蛋白质摄入量可达到 1.0 ~ 1.5 g/(kg·d)，能量供给的目标为 20 ~ 30 kcal/(kg·d)。一项对 352 例 CKD 3 ~ 5 期患者平均随访 4.2 年的研究发现在 65 岁以上老年人中，与极低蛋白摄入量组［0.29 ~ 0.59 g/(kg·d)］和

低蛋白摄入量组 $[0.6 \sim 0.8\ g/(kg \cdot d)]$ 相比，中等蛋白摄入量 $[0.81 \sim 1.35\ g/(kg \cdot d)]$ 组患者的全因死亡风险明显较低，但发生终末期肾病的风险相似。这与青年人的研究结果大不相同，提示蛋白摄入量和 CKD 进展风险和患者的全因死亡率具有年龄依赖性，其相关机制目前尚不清楚，但可能与老年患者摄入蛋白量与吸收的蛋白量不一致有关。考虑到这些研究结果和临床事实，目前相关的指南或专家共识均不建议老年 CKD 患者过度限制蛋白摄入，并需注意在 CKD 的饮食治疗中防止营养不良的发生。

（3）蛋白质摄入的种类。研究表明亮氨酸可增加骨骼肌蛋白质合成率，减少合成代谢抵抗。乳清蛋白中亮氨酸含量占 60% 或以上，加上乳清蛋白制剂更易消化利用，因此，推荐老年 CKD 患者的蛋白补充以乳清蛋白为主。然而，从营养治疗的角度来看，减少动物来源的蛋白质摄入，增加植物性蛋白质的比重，有助于减少酸的产生，避免 CKD 患者的代谢性酸中毒发生。就对营养状况、钙磷或血脂水平的影响而言，目前并没有足够的证据推荐老年 CKD 患者食用某种特定类型的蛋白质（如植物蛋白或动物蛋白），而且从营养成分来看，大豆制品并不劣于动物蛋白，而且生物利用度和亮氨酸的含量也不低于禽肉蛋奶等动物蛋白，因此，我国老年患者喜欢食用的豆腐等豆制品不应被过度限制。

（4）α-酮酸制剂的应用。近年来，有大量的研究证据表明在限制蛋白饮食时联合酮酸类似物可显著推迟开始肾脏替代治疗的时间，延缓 GFR 下降，降低血磷水平并改善包括钙和甲状旁腺激素（iPTH）在内的骨代谢指标，改善血脂水平及患者的治疗依从性。补充复方 α-酮酸制剂还可以有效预防 CKD 4～5 期老年患者的骨骼肌质量减少和脂肪质量的增加，有助于纠正老年 CKD 患者的衰弱状况。因此，目前几乎所有临床指南均推荐老年 CKD 患者使用复方 α-酮酸制剂。

（5）口服营养补充剂。对于有蛋白质－能量消耗（PEW）风险的 CKD 患者，或存在营养不良或者营养不良风险的老年肌肉减少症患者，若日常饮食摄入不足以满足营养需求，指南建议至少使用 3 个月的口服营养补充剂改善营养状况。如果靠现有的口服摄入和肠内营养措施仍不能满足营养需求，还可以进行全肠外营养，或为维持性透析患者进行透析中肠外营养。

（6）其他营养补充。老年 CKD 患者可以补充维生素 D 和 ω-3 脂肪酸，以改善老年人的肌力下降、预防跌倒。建议增加水果和蔬菜的摄入量，以降低体重、血压和净内源性酸产量（net endogenous acid products，NEAP）。对于 CKD 患者，无论是否有血脂异常，都建议采用地中海饮食等以植物为主的健康饮食来改善血脂水平，这方面的内容将在下一节专门介绍。

本节要点

◇ 老年 CKD 患者在进行低蛋白饮食治疗前，应进行营养评估以确定治疗是否合理。

◇ 老年 CKD 患者良好的营养状况可以改善衰弱状况和生活质量，降低全因死亡率。

◇ 老年 CKD 患者的营养治疗方案需要根据患者的具体情况进行个体化确定。

参考文献

1. IKIZLER T A, BURROWES J D, BYHAM-GRAY L D, et al. KDOQI clinical practice guideline for nutrition in CKD：2020 update. Am J Kidney Dis, 2020, 76（3 Suppl 1）：S1 – S107.

2. KO G J, RHEE C M, KALANTAR-ZADEH K, et al. The effects of high-protein diets on kidney health and longevity. J Am Soc Nephrol, 2020, 31（8）：1667 – 1679.

3. 刘旭利, 程庆砾, 刘胜, 等. 饮食蛋白的限制对高龄患者营养状况和慢性肾脏病进展的影响. 中华临床医师杂志(电子版), 2013, 7（5）：52 – 55.

4. TORREGGIANI M, FOIS A, MOIO M R, et al. Spontaneously low protein intake in elderlyCKD patients：myth or reality? analysis of baseline protein intake in a large cohort of patients with advanced CKD. Nutrients, 2021, 13（12）：4371.

5. 宋良晨, 蔡晓燕, 敖强国, 等. 衰弱对老年男性慢性肾脏病患者发生肌少症的影响. 中华老年心脑血管病杂志, 2020, 22（3）：249 – 252.

6. HANNA R M, GHOBRY L, WASSEF O, et al. A practical approach to nutrition, protein-energy wasting, sarcopenia, and cachexia in patients with chronic kidney disease. Blood Purif, 2020, 49（1-2）：202 – 211.

7. MACLAUGHLIN H L, FRIEDMAN A N, IKIZLER T A. Nutrition in kidney disease：core curriculum 2022. Am J Kidney Dis, 2022, 79（3）：437 – 449.

8. NARASAKI Y, RHEE CM, KRAMER H, et al. Protein intake and renal function in older patients. Curr Opin Clin Nutr Metab Care, 2021, 24（1）：10 – 17.

9. 中华医学会肠外肠内营养学分会老年营养支持学组. 中国老年患者肠外肠内营养应用指南(2020). 中华老年医学杂志, 2020, 39（2）：119 – 132.

10. KOPPE L, CASSANI DE OLIVEIRA M, FOUQUE D. Ketoacid analogues supplementation in chronic kidney disease and future perspectives. Nutrients, 2019, 11（9）：2071.

27. 老年慢性肾脏病患者可以采用"植物性饮食"

营养治疗, 尤其是低蛋白饮食在临床上是延缓慢性肾脏病（CKD）的重要干预措施。传统上, CKD 患者常被建议避免食用植物性蛋白和富含钾的植物性食物，以防止发生营养不良和高钾血症。我们在门诊中也经常听到医师嘱咐 CKD 患者不要食用豆制品。然而，豆制品是中国老年人喜爱的食物之一，尤其是素食者，豆制品是饮食蛋白的重要来源。近年来，有不少营养学家提倡健康的饮食应采用"植物性饮食（plant-based diet）"，即每日摄入的食物大部分或全部由植物衍生的食物组成，包括蔬菜、谷物、坚果、种子、豆类和水果，不含或含有很少的动物性食物。这些眼花缭乱的研究和警示给不少老年 CKD 患者带来了极大的困惑。那么，老年 CKD 患者到底能否采用"植物性饮食"模式来作为 CKD 营养治疗的策略呢？在回答此问题之前，我们先来了解"植物性饮食"的几种较为典型的饮食模式。

（1）全食植物性食物模式。强调食用天然的植物性食物，而不是精制或加工的植物性食物（如薯片或白面包），避免食用动物性食物。

（2）素食模式。以植物性食物为主，动物性食物不包括肉类（牛肉、猪肉、鸡肉），但可包括鱼、乳制品或鸡蛋等。

（3）弹性素食模式。强调采用植物性食物的饮食，但可定期食用包括肉类和其他动物性食物。

（4）地中海饮食模式。强调使用来自地中海地区的全植物性食品，适量食用瘦肉、乳制品和海鲜。富含健康的脂肪，如橄榄油也可食用。

（5）DASH 饮食（dietary approaches to stop hypertension，DASH）。这是一种特定的饮食，旨在模拟植物性饮食促进健康

的效果。强调食用未经加工的水果、蔬菜、豆类和谷物（而不是果汁、精制谷物等），但允许一些动物性食品，如瘦肉和低脂乳制品。

（6）以患者为中心的植物优势低蛋白饮食（patient-centered plant-dominant low-protein diet，PLADO）。是以植物为主的低蛋白饮食模式，即每日摄入 $0.6 \sim 0.8$ g/kg 的膳食蛋白质，其中 50% 以上为植物性来源；膳食钠 <4.0 g/d（如果伴有无法控制的高血压或水肿应 <3.0 g/d），高纤维素 >25 g/d，膳食能量为每公斤理想体重 $30 \sim 35$ kcal。

近年来，有关植物性饮食模式在防治 CKD 的流行病学临床干预方面的研究不断增多，结果发现植物性饮食中膳食纤维含量丰富、饱和脂肪含量低、酸负荷相对较低，有利于改善代谢，通过增加更高比例的植物性食物，同时减少总蛋白和动物蛋白摄入量，可以改善患者饮食的营养质量，减少对肾保护药物的需求或补充，改善肾脏疾病并发症，有利于延缓 CKD 进展。这些研究结果其实颠覆了我们大多数人的认知，也就是说，对于 CKD 患者而言，采用植物性饮食不仅无碍，而且有益！

关于植物性饮食的争议主要在于其蛋白质的含量及生物利用率相对较低，可能会导致以植物性饮食为主的 CKD 患者出现营养不良的状态。然而，研究发现接受透析治疗的素食者平均摄入 $1.10 \sim 1.25$ g/（kg·d）的蛋白质，并未发现其有营养不良的风险，且主观的整体评估和日常活动功能与普通膳食者并无差异。一项对患有肾功能不全的糖尿病患者进行了为期 4 年的干预试验，干预组采用了 35% 动物蛋白 + 35% 大豆蛋白 + 30% 其他植物蛋白的饮食模式，而对照组则是 70% 动物蛋白 + 30% 植物蛋白的常规饮食，结果发现干预组的血清肌酐和蛋白尿得到了显著改善，并且空腹血糖、总胆固醇都有明显下降。一项综合了 12 个干预研究的荟萃分析结果表明摄入大豆蛋白可使透析前患者的血清肌酐、磷、C 反应蛋白和蛋白尿水平均显著降低。虽然在透析患者中未发现同样的相关性，但摄入大豆蛋白组透析患者的 BMI 和体重，相较于对照组并没有显著性差异，提示大豆蛋白可以维持透析患者的营养状况。最近的一项研究发现对于成年人而言，大豆蛋白与乳清蛋白、动物蛋白一样，均属于优质蛋白。

另外一点关于植物性饮食的争议在于其钾含量较高，易导致 CKD 患者发生高钾血症。然而，目前大多数研究并没有反映出饮食和血清钾之间的相关性，而且摄入植物性食品似乎并不会增加机体血清钾的水平。事实上，研究发现植物性食物中含有丰富的膳食纤维，可以促进肠道蠕动并增加体内钾的排泄，但加工后的果汁、蔬菜的酱制品、干果等可能会有增加钾摄入的风险。此外，有研究显示摄入钾含量较高的新鲜水果和蔬菜对心脏健康是有益的，减少钾含量较高的新鲜水果和蔬菜的摄入可能对患者的酸碱平衡和肠道菌群产生不利影响。最近的证据表明新型钾结合剂的辅助治疗可以使 CKD 伴有高钾血症史的患者能较自由地摄入一些富含钾的食物，在保证营养治疗的同时最大限度地降低高钾血症的风险。

研究发现植物性饮食中高膳食纤维含量可增强肠蠕动和短链脂肪酸的产生，促进肠道益生菌增殖，减少肠道有害产物。食用大量肉类则会增加饮食中的酸负荷，而水果和蔬菜的摄入能够改善代谢性酸中毒。一项研究纳入了高血压肾病 4 期的患者，干预组给予充足的、可减少 1/2 膳食酸负荷的蔬菜水果，对照组则是采用碳酸氢钠（$NaHCO_3$）1.0 mmol/kg 进行药物治疗，1 年的干预后发现两组患者的血浆总 CO_2 含量均较基线增高，提示代谢性酸中毒均有减轻，且两组的肾损伤的尿液指标均低于基线，血钾均未明显增高。在高血压肾病 1 期和 2 期患者的研究中也同样发现水果和蔬菜的摄入可以减轻肾脏的损伤。

此外，植物性食物中磷的生物利用度较低、钠含量较低，更有利于控制血磷和血压。植物性食物中富含有益的植物化学物质，如多酚、异黄酮等，可改善机体氧化应激水平。因此，植物性饮食在 CKD 防治中的作用不仅是因为其蛋白质来源发生了变化，更是因为富含植物性食物的整个膳食模式对于总体营养素摄入产生了影响。过去几十年进行的研究表明相对于对照组，CKD 患者并没有从对植物性食物的限制中获益。相反，不少专家认为未经加工或最低限度加工的植物性食品是许多健康饮食模式的基础，已有大量的证据证明了植物性饮食对延缓 CKD 进展的多效性益处。

我在临床上的经验是，对于中国老年 CKD 患者而言，大多数人都难以接受纯素食的模式，而 PLADO 饮食则是比较合适的一类饮食结构，只是热量供应水平在部分患者，尤其是高龄患者难以达到，需要额外再补充一些营养制剂，以确保不发生营养不良的情况。

目前针对 CKD 患者的植物性饮食干预研究虽然不少，但样本量均较小，RCT 研究不多。多数研究的干预措施为调整膳食结构以植物性食物为主，关注于增加植物蛋白（植物蛋白来源包括了谷物类、坚果类、豆类等）的比例对于肾功能的影响。虽然植物性饮食在合理的营养指导下是安全的，但必须强调，患者（尤其是纯素食的患者）在采用植物性饮食时，应在临床医师和营养师的指导和密切监测下进行。植物性饮食延缓老年 CKD 进展的作用在未来还需更多高质量的循证医学证据。

本节要点

◇ 植物性饮食模式与低蛋白营养不良和高钾血症之间没有明确的关联性。

◇ 合理的植物性饮食对延缓老年患者慢性肾脏病的进展具有积极的作用。

◇ PLADO 饮食模式比较适合中国老年慢性肾脏病患者的日常饮食。

参考文献

1. 郭惠兰，陆彦好，黄晓旭等. 植物性饮食用于防治慢性肾脏病的研究进展. 公共卫生与预防医学，2021，32（5）：126 – 129.

2. CARRERO J J, GONZáLEZ-ORTIZ A, AVESANI C M, et al. Plant-based diets to manage the risks and complications of chronic kidney disease. Nat Rev Nephrol, 2020, 16 (9)：525 – 542.

3. VERZOLA D, PICCIOTTO D, SAIOM, et al. Low protein diets and plant-based low protein diets：do they meet protein requirements of patients with chronic kidney disease? Nutrients, 2021, 13：83.

4. JOSHI S, MCMACKEN M, KALANTAR-ZADEH K. Plant-based diets for kidney disease：a guide for clinicians. Am J Kidney Dis, 2020, 77 (2)：287 – 296.

5. CASES A, CIGARRáN-GULDRíS S, MAS S, et al. Vegetable-based diets for chronic kidney disease? It is time to reconsider. Nutrients, 2019, 11 (6)：1263.

6. CLEGG D J, HEADLEY S A, GERMAIN M J. Impact of dietary potassium restrictions

in CKD on clinical outcomes: benefits of a plant-based diet. Kidney Med, 2020, 2 (4): 476 – 487.

7. NOCE A, MARRONE G, WILSON JONES G, et al. Nutritional approaches for the management of metabolic acidosis in chronic kidney disease. Nutrients, 2021, 13 (8): 2534.

8. WIESE G N, BIRUETE A, MOORTHI R N, et al. Plant-based diets, the gut microbiota, and trimethylamine n-oxide production in chronic kidney disease: therapeutic potential and methodological considerations. J Ren Nutr, 2021, 31 (2): 121 – 131.

9. MOCANU C A, SIMIONESCU T P, MOCANU A E, et al. Plant-based versus animal-based low protein diets in the management of chronic kidney disease. Nutrients, 2021, 13 (11): 3721.

10. KALANTAR-ZADEH K, JOSHI S, SCHLUETER R, et al. Plant-dominant low-protein diet for conservative management of chronic kidney disease. Nutrients, 2020, 12 (7): 1931.

28. 老年患者的代谢性酸中毒需要积极治疗

肾脏的肾单位具有产氨、泌氢和对碳酸氢盐重吸收的功能，因此，维持机体内正常的酸碱稳态是肾脏最重要的功能之一。正常人体每日产生的非挥发性酸约 1.0 mmol/（kg·d），当肾功能不全或肾衰竭时，残存的肾脏无法产生足够的氨来中和每日机体代谢所产生的酸负荷，逐渐出现酸潴留或代谢性酸中毒。代谢性酸中毒的发生率随着肾小球滤过率（GFR）的降低而增加，尤其是当 eGFR < 40 mL/（min·1.73 m^2）时，代谢性酸中毒的风险可明显增加。在 CRIC 研究的慢性肾功能不全队列中，代谢性酸中毒的发生率在 CKD 2 期为 7%，在 CKD 3 期为 13%，在 CKD 4 期为 37%。

代谢性酸中毒是肾功能下降后最早发现的并发症之一。在 CKD 早期，体内酸潴留较轻微，可能不会出现血清碳酸氢盐或血液 pH 值的变化，这种状态通常被称为亚临床代谢性酸中毒。随着体内酸潴留的加重，血清碳酸氢盐水平逐渐降低，最后可导致血液 pH 值的降低。在肾单位损失的情况下，残存肾单位产氨增加，以维持酸的排泄，但局部高浓度的氨可促进补体 C3 内部硫酯键的裂解，通过活化补体的旁路途径导致 C3 和 C5b-9 在肾小管中沉积介导肾小管间质损伤和肾纤维化。肾间质中酸的积累可导致人肾小球内皮细胞内皮素 1（ET-1）产生增加，通过刺激肾内炎症、胰岛素抵抗和氧化应激而导致肾损伤。ET-1 可诱导细胞外基质积累、醛固酮和血管紧张素 Ⅱ 水平升高，进而可介导 GFR 的降低。回顾性分析和单中心前瞻性研究结果均将慢性代谢性酸中毒确定为 CKD 进展的独立和可改变的危险因素。在 CKD 患者中，未经治疗的慢性代谢性酸中毒通常会导致 GFR 加速降低。对 CKD 3 ~ 5 期患者的队列研究发现代谢性酸中毒的存在和严重程度是老年患者发生蛋白质 - 能量消耗（PEW）、营养不良或跌倒的独立危险因素。

大型队列研究结果发现代谢性酸中毒与 CKD 的全因死亡率增加有关。由于酸中毒在 eGFR 较低的个体中更常见，而较低的 eGFR 与心血管疾病有关，因此，代谢性酸中毒也有可能会增加心血管疾病的风险。代谢性酸中毒还与营养不良、炎症和氧化应激有关，这些都与患者的死亡率相关。有研究观察到 CKD 患者血中 CO_2 的水平和死亡率之间存在着 U 型关系。一般来说，当血 CO_2 水平在 26 ~ 28 mmol/L 时死亡风险最低。血 CO_2 水平过低与 CKD 的进展和 CKD 患者较高的死亡率相关。研究发现血液中碳酸氢盐浓度每增加 1.0 mmol/L，4 年内 CKD 进展的风险（定义为 GFR 降低 50% 以上）可减少 3% ~ 8% 。在 CRIC 研究的慢性肾功能不全队列中，与血碳酸氢盐≤26 mmol/L 的患者相比，血碳酸氢盐≤22 mmol/L 的 CKD 2～4 期患者 CKD 进展的风险更大。在社区生活的老年人中，碳酸氢盐浓度为 23 mmol/L 的老年人与碳酸氢盐浓度为 23～28 mmol/L 的老年人相比，GFR 的下降速度更快。

CKD 患者代谢性酸中毒的诊断目前是以测量静脉血浆或静脉血中碳酸氢盐浓度的水平来确定的，当血碳酸氢盐浓度低于22 mmol/L 时，可以诊断为代谢性酸中毒。然而，由于体内的酸碱代谢存在多种补偿机制，血清碳酸氢盐浓度是酸碱状态相对不敏感的标志物，特别是在 CKD 患者中，血清碳酸氢盐水平直到接近 CKD 5 期才会低于正常参考范围，这会减弱酸负荷过量的诊断能力，也就是说，仅检测静脉血中碳酸氢盐浓度的水平难以早期诊断 CKD 患者的酸负荷状况。研究发现健康志愿者在急性酸负荷后，酸负荷与尿柠檬酸/肌酐比值成反比，而且显著相关，但与血清碳酸氢盐则未见有明确的相关关系。另外一项研究发现 24 小时尿柠檬酸盐排泄率或尿柠檬酸/肌酐比值从 CKD 2 期就开始逐渐降低。有研究者对肾结石数据库中使用柠檬酸钾的 CKD 3 期或 4 期患者的治疗反应进行了探讨，结果发现有坚持柠檬酸钾治疗的患者尿中柠檬酸/肌酐比值持续上升，但血清碳酸氢盐水平并没有明显变化。因此，尿柠檬酸/肌酐比值可能是一个可以用于评估机体酸碱状态和监测碱治疗反应的、潜在的、易于实施、实用且优于血清碳酸氢盐的早期诊断参数指标。此外，由于氨介导的肾小管间质损伤可加速 CKD 的进展，可以推测尿氨排泄水平，也可预测 CKD 的进展。对尿氨排泄、血清碳酸氢盐水平和 CKD 进展的研究结果表明，尿氨排泄可能是代谢性酸中毒的早期指标。调查尿氨排泄可以对 CKD 和正常血清碳酸氢盐患者进行风险分层，以确定谁可能受益于补碱治疗。如血清碳酸氢盐浓度正常但尿氨排泄量低的患者可能具有 CKD 进展的高风险，这类患者通过补碱治疗可能受益较大。

代谢性酸中毒的发生取决于 2 个关键因素：肾脏对酸的排泄能力和每日内源性及外源性酸的负荷。正常情况下，每日的酸负荷在很大程度上取决于膳食成分摄入后对 H^+ 和碱的代谢。H^+ 主要是由含硫氨基酸，如蛋氨酸和半胱氨酸产生的，这些氨基酸在动物来源的蛋白质中含量非常丰富，高蛋白质摄入后蛋白质代谢产生硫酸盐和非挥发性酸增多，从而加重了酸负荷。除蛋白质外，体内酸性物质还来源于主要成分为糖、脂肪等酸性食物的代谢产物。碱是由谷氨酸、天冬氨酸和有机阴离子如柠檬酸的代谢产生的，柠檬酸在水果和蔬菜中含量丰富。碱性物质主要来自碱性食物（如水果、绿叶蔬菜、海带、豆腐、红豆、大豆、洋葱等）和碱性药物（如小苏打等）。因此，CKD 患者的代谢性酸中毒治疗主要是根据酸中毒的程度采用低蛋白饮食、增加产碱的水果和蔬菜摄入、辅以 α-酮酸类似物，口服碱性药物（如碳酸氢钠或柠檬酸钠等）或静脉输注碳酸氢钠注射液等治疗方法。

有研究对 108 例伴有大量白蛋白尿的非糖尿病 CKD 患者使用产碱水果和蔬菜治疗纠正代谢性酸中毒的效应与口服碳酸氢钠进行了比较。一组患者增加产碱水果和蔬菜的摄入以减少一半的膳食酸摄入，另外一组患者口服碳酸氢钠，剂量为 $0.3 \text{ mmol}/(\text{kg} \cdot \text{d})$，对照组仅给予常规治疗（不单独补碱或减少膳食酸摄入）。结果发现与对照组比较，所有治疗组患者的 5 年血浆总 CO_2 水平较高，净 eGFR 下降幅度较低（$P < 0.01$），但在口服碳酸氢钠组和增加产碱水果和蔬菜摄入组之间没有差别。此外，在基线水平相似的情况下，与常规治疗组和口服碳酸氢钠组相比，增加产碱水果和蔬菜摄入组患者在 5 年后收缩压水平明显较低。提示在 CKD 患者中增加产碱水果和蔬菜摄入，不仅可以改善代谢性酸中毒、维持 eGFR 水平，而且还有可能更好地降低心血管疾病发生的风险。

饮食酸负荷通常采用净内源性酸产物（NEAP）进行评估。NEAP 计算公式：NEAP(mmol/d) = 54.5 × [蛋白摄入量(g/d)/24 小时钾排泄量(mmol/d)] − 10.2。研究发现 CKD 患者采用低盐饮食及 ARB 治疗可能会增加 NEAP，因此，尽管 ARB 和低盐饮食具有肾保护作用，但增加的 NEAP 可能会减少其获益，对于这类患者尤其应该注意饮食中酸的摄入情况。同时教育患者不要过度进行低盐饮食（盐 < 3.0 g/d 或无盐饮食），多食用新鲜蔬菜水果，尤其是绿叶蔬菜等碱性食品，以中和人体摄入的大量酸性食物，如肉类、淀粉类食物。建议成人每日食用优质蔬菜 600 g 左右，减少食用含酸性物质过多的食品（如含糖、脂肪或蛋白质丰富的食物）。当血清 CO_2 浓度 < 22 mmol/L 时，则需要补充碱剂治疗。

临床上 CKD 患者的代谢性酸中毒常伴有高钾血症，新型降血钾药物环硅酸锆钠在胃肠道中可与钾和铵结合，因此，环硅酸锆钠除了有降低血清钾的作用外，还有可能增加血清碳酸氢盐，部分纠正酸中毒。一项研究发现在给予环硅酸锆钠每次 10 g 以内，每日 3 次治疗的高钾血症患者中，治疗 48 小时内可见剂量依赖性血清碳酸氢盐水平从基线增加 0.3 ~ 1.5 mmol/L，在环硅酸锆钠维持治疗的剂量下，血清碳酸氢盐 < 22 mmol/L 的患者比例从基线时的 39.4% 降至 29 天时的 4.9%（$P = 0.005$）。

近年来，一种通过去除肠道酸来治疗代谢性酸中毒的新型口服治疗药物 Veverimer 正在进行临床研究。3 期临床试验结果表明 Veverimer 使用 12 周后，患者的血清碳酸氢盐水平明显增加，身体状况得到明显改善。Veverimer 是一种游离胺聚合物，可以选择性结合和去除胃肠道中的盐酸，增加血清碳酸氢盐和纠正代谢性酸中毒。体外研究表明每克 Veverimer 聚合物可结合（10.7 ± 0.4） mmol 的盐酸，但较少或不结合磷酸盐、柠檬酸盐或牛磺胆酸盐等人体胃肠道中常见的阴离子。Veverimer 不是离子交换树脂，不会添加有问题的抗衡离子，如钠或钾。当然，Veverimer 对 CKD 进展和心血管终点事件的影响及其长期安全性尚待进一步确定，但其仍不失为一种很有前景的治疗代谢性酸中毒的新药。

本节要点

◇ 随着肾小球滤过率的降低，CKD 患者代谢性酸中毒的发生率明显增加。

◇ 代谢性酸中毒不仅是 CKD 的并发症，也可以明显加速 CKD 的进展。

◇ 控制饮食中蛋白质和酸性食物的摄入，增加水果、蔬菜等碱性食物的摄入是预防 CKD 患者代谢性酸中毒的重要措施。

参考文献

1. WESSON D E, BUYSSE J M, BUSHINSKY D A. Mechanisms of metabolic acidosis-induced kidney injury in chronic kidney disease. J Am Soc Nephrol, 2020, 31（3）：469 – 482.

2. CHEN W, LEVY D S, ABRAMOWITZ M K. Acid base balance and progression of kidney disease. Semin Nephrol, 2019, 39（4）：406 – 417.

3. RAPHAEL K L. Metabolic acidosis in CKD：Core curriculum 2019. Am J Kidney Dis, 2019, 74（2）：263 – 275.

4. GIANELLA F G, PRADO V E, POINDEXTER J R, et al. Spot urinary citrate-to-creatinine ratio is a marker for acid-base status in chronic kidney disease. Kidney Int, 2021, 99（1）：208 – 217.

5. GORAYA N, WESSON D E. Clinical evidence that treatment of metabolic acidosis slows the progression of chronic kidney disease. Curr Opin Nephrol Hypertens, 2019, 28（3）：267 – 277.

6. NOCE A, MARRONE G, WILSON JONES G, et al. Nutritional approaches for the management of metabolic acidosis in chronic kidney disease. Nutrients, 2021, 13（8）：2534.

7. MOCANU C A, SIMIONESCU T P, MOCANU A E, et al. Plant-based versus animal-based low protein diets in the management of chronic kidney disease. Nutrients, 2021, 13（11）：3721.

8. GORAYA N, MUNOZ-MALDONADO Y, SIMONI J, et al. Fruit and vegetable treatment of chronic kidney disease-related metabolic acidosis reduces cardiovascular risk better than sodium bicarbonate. Am J Nephrol, 2019, 49（6）：438 – 448.

9. ROGER S D, SPINOWITZ B S, LERMA E V, et al. Sodium zirconium cyclosilicate increases serum bicarbonate concentrations among patients with hyperkalaemia：exploratory analyses from three randomized, multi-dose, placebo-controlled trials. Nephrol Dial Transplant, 2021, 36（5）：871 – 883.

10. KLAERNER G, SHAO J, BIYANI K, et al. Mechanism of action of Veverimer：A novel, orally administered, nonabsorbed, counterion-free, hydrochloric acid binder under development for the treatment of metabolic acidosis in chronic kidney disease. J Pharmacol Exp Ther, 2020, 375（3）：439 – 450.

29. 高钾血症是老年肾脏病患者潜在的急危重症

高钾血症是慢性肾脏病（CKD）患者常见的代谢改变，在尚未接受肾脏替代治疗的 CKD 患者中发生率为 9.6%、血液透析患者中为 16.4%、持续不卧床腹膜透析患者中为 10.6%。在 75 岁以上的 CKD 患者中，CKD 3 期时约有 17.5% 的患者可出现高钾血症，CKD 4 期时高达 32.3% 的患者可出现高钾血症。高钾血症常会导致恶性心律失常的发生，严重者会发生心搏骤停、猝死等，因此，最近不少临床实践指南将血清钾正常值上限由既往的 5.5 mmol/L 降低至 5.0 mmol/L。高钾血症诊断标准的前移，有助于高钾血症 CKD 患者的早期发现、早期干预和早期管理。

CKD 患者发生高钾血症的主要危险因素：①肾功能减退，尤其是当 eGFR < 30 mL/（min · 1.73 m^2）；②伴有糖尿病、失代偿性充血性心力衰竭；③使用相关药物，如肾素－血管紧张素系统抑制剂（RASi）、螺内酯、依普利酮、氨苯蝶啶、阿米洛利、钙调蛋白抑制剂、非甾体抗炎药（NSAID）、肝素、酮康唑、甲氧苄啶等；④在肾脏排泄功能损伤时使用补钾剂、盐替代物（含钾的低钠盐）、某些草药、富钾食物等。

临床上高钾血症根据病情轻重分为 3 类：血清钾水平 5.0 ~ 5.5 mmol/L 为轻度，5.6 ~ 6.0 mmol/L 为中度，> 6.0 mmol/L 为重度高钾血症；根据起病的缓急分为急性和慢性高钾血症 2 类：急性高钾血症指血清钾水平在短时间内明显升高，慢性高钾血症指在 1 年内高钾血症反复发作。急性发生的高钾血症为临床急症，尤其是急性重症高钾血症应及时抢救治疗，否则可能导致心搏骤停等恶性心血管事件的发生。

在门诊发现血清钾水平 > 6.0 mmol/L 的急性高钾血症或伴有任何新的心电图变化的高钾血症患者，应立即转诊至可以进行紧急医疗处理的急诊科治疗。急诊处理措施：①静脉注射胰岛素和葡萄糖将血清钾转移至细胞内，即静脉注射含普通胰岛素 5 U 加 25 g 葡萄糖（50% 葡萄糖注射液 50 mL）的高糖胰岛素溶液，治疗过程中主要防范低血糖的发生。研究表明 5 U 的普通胰岛素在降低血清钾浓度方面与 10 U 的胰岛素一样有效。此外，作为胰岛素 – 葡萄糖的替代方案，也可以使用 β 受体激动剂，如通过雾化器使用 10 mg 沙丁胺醇雾化吸入，可以在用药后 120 分钟左右使血清钾峰值显著降低（若使用 20 mg 药物，降血清钾的峰值时间为 90 分钟），但可能发生心率加快、震颤、心悸和轻度焦虑等不良反应。同时使用胰岛素 – 葡萄糖和沙丁胺醇，其降钾效果会累加，当然不良反应也会增多。②补充钙剂以稳定心脏，尤其是对于心电图有改变的高钾血症患者，静脉注射 1.0 ~ 3.0 g 葡萄糖酸钙（10% 葡萄糖酸钙注射液 10 ~ 30 mL）或 1.0 g 氯化钙（10% 氯化钙注射液 10 mL）。需要注意的是氯化钙注射液若发生血管外渗可能会出现皮肤坏死，故在临床上多使用葡萄糖酸钙注射液。③纠正酸中毒，高钾血症与代谢性酸中毒常合并出现，可根据具体情况静脉滴注 4% ~ 5% 碳酸氢盐注射液。④排钾治疗，可以考虑使用钾结合剂和袢利尿剂治疗。钾结合剂包括环硅酸锆钠 10 g，每日 3 次或聚苯乙烯磺酸钠 15 ~ 60 g/d 口服（前者起效时间更快，且患者容易接受）。在治疗急性高钾血症期间，应该经常复查血钾、葡萄糖和心电图的变化，及时查找急性高钾血症的病因并尽快纠正。当血清钾水平持续升高超过 6.0 mmol/L，且对上述紧急治疗措施无反应的患者应考虑进行血液透析或腹膜透析治疗。

对于慢性高钾血症患者应该按照慢病原则进行长期管理。研究发现 CKD 患者血清钾水平与死亡率的关系呈 U 型曲线，血清钾水平为 4.0~4.5 mmol/L 时死亡率最低，故此范围可作为 CKD 患者血清钾长期控制的靶目标。

既往对饮食中钾摄入限制是控制慢性高钾血症的一种策略。然而，一项对中位年龄在 67 岁 CKD 患者和中位年龄在 39 岁血液透析患者的横断面分析结果发现，膳食含量钾与患者的血清钾或高钾血症之间并没有明确的关联。事实上，富含钾的饮食通常被认为是健康的饮食模式，如典型的地中海饮食可提供高达 155 mmol/d（6 g/d）的钾，而 DASH 饮食则可提供 120 mmol/d（4.7 g/d）的钾，研究发现这些健康饮食也并未增加 CKD 患者高钾血症的发生率。膳食钾的生物利用度受到食物酸碱水平和纤维素含量的影响，如摄入含钾量较多的水果和蔬菜可导致净碱产生并促进血清钾进入细胞内，而摄入膳食纤维可加快肠蠕动，增加粪便中钾的排出，这可能是植物性食物较少引发高钾血症的原因。需要注意的是低钠盐（其中 20%~50% 的盐被氯化钾替代）、食品添加剂和防腐剂是钾的重要隐藏来源（如加工肉类或加工蔬果制品中的钾防腐剂每 100 g 摄入量可能会添加 300~575 mg 钾），在 CKD 患者摄入较少蔬菜、水果的情况下，过多食用这些加工食品有可能会增加高钾血症的发生率。

对慢性反复发生高钾血症的 CKD 患者，尤其是合并糖尿病、心功能不全的患者需要排查其是否同时在接受含钾或潴钾药物的治疗，包括 RASi、保钾利尿剂等，必要时需要立即停药。然而，若使用 RASi 确实能使患者获益，则应根据肾功能的状况调节 RASi 的药物剂量、适当使用排钾利尿剂促进体内钾的排泄、纠正代谢性酸中毒或同时联合新型降钾药物，避免发生威胁生命的高钾血症。

　　临床上有不少 CKD 患者在接受中草药治疗，尽管有不少研究指出 CKD 3～5 期非透析患者口服或经结肠使用中药汤剂未发现有增加高钾血症发生的风险，但若开始服用中草药前血清钾水平已接近上限值，同时合并服用 RASi、β 受体阻滞剂类、保钾利尿类药物，或患者肾功能较差等伴有其他高钾血症的危险因素时，中草药也可能是诱发高钾血症的"那根稻草"，因此，临床上需要重视。研究发现 91% 的中药含钾量为 1～3 mg/g，约 5.2% 的含钾量在 1 mg/g 以下，3.8% 的含钾量在 3 mg/g 以上。含钾量较高的中草药有槐角、槐米、淡豆豉、葶苈子、青皮、莱菔子、天冬、牛膝、桑寄生、茺蔚子、全蝎、金毛狗脊、白术、山药、五倍子等。按照中草药不同的取材部位及来源分类，全草、花和叶子入药的含钾量较高，而根、茎、动物（昆虫）、矿物类则含钾量较低。清热药的含钾量最高，其次为补益药、解表药、化痰止咳药、理气药、利水渗湿药、止血药、芳香化湿药。因此，当 CKD 患者具有高钾血症的风险时，临床上在处方中草药时也需要尽量避开"雷区"。

　　在 CKD 晚期，肠道排钾代偿性增加，可占到机体排钾总量的 30%～70%，因此，使用钾交换树脂结合钾从胃肠道排出是目前慢性高钾血症的主要治疗方法。阳离子交换树脂在过去几十年时间主要应用聚苯乙烯磺酸钠和聚苯乙烯磺酸钙，但这两种药物的有效性和安全性至今仍存在争议，尤其是口感较差，加上用药后常出现便秘等，患者用药体验不佳。目前，新型降钾药物环硅酸锆钠和 Patiromer 的安全性和有效性均有可靠的试验研究结果，其中，环硅酸锆钠拥有独特的立方晶体结构，具有高度稳定性，在体内既不会被吸收也不会被代谢，通过氢和钠交换钾和铵，从而增加钾离子的排泄。在给药 1 小时后即出现血清钾的显著下降，能在 48 小时内快速降钾，其降钾效果呈剂量依赖性。血清钾降至正常范围后，肠道血液两侧钾离子浓度恢复平衡，此时环硅酸锆钠降钾疗效趋于平缓，故发生低钾血症的风险也较低。一项研究比较了环硅酸锆钠在患有高钾血症 CKD 4～5 期患者与 CKD 1～3 期患者中用药 12 个月以上的疗效和安全性。患者在血清钾 ≥5.1 mmol/L 时接受环硅酸锆钠 10 g，每日 3 次的治疗，持续 24～72 小时，血清钾正常（3.5～5.0 mmol/L）后改为环硅酸锆钠 5 g，每日 1 次，持续 12 个月左右。结果发现 82% 的患者在 24 小时内血清钾水平可达到正常，基线 eGFR 值 <30 mL/（min·1.73 m^2）或基线 eGFR 值 ≥ 30 mL/（min·1.73 m^2）的患者在治疗 72 小时后血清钾水平达到正常者分别为 95% 或 100%，平均血清钾水平相对于基线的降低在整个维持治疗期间持续存在，并可见血清碳酸氢盐水平增加。在用药治疗第 365 天时，正常血钾的相应比例分别为 82% 和 90%。该研究结果提示无论 CKD 分期如何，环硅酸锆钠都能纠正患者的高钾血症并维持正常的血清钾水平。

高钾血症是老年 CKD 患者潜在的并可危及生命的并发症，按时进行血清钾监测是稳定 CKD 患者血清钾水平的重要环节。CKD 患者若需要加用或增量 RASi 或潴钾利尿剂，建议在改变用药后 1~2 周复查血清钾。透析患者建议每 1~3 个月复查电解质，若既往有血清钾异常表现，应增加监测频率为至少每月 1 次。一旦发现血清钾水平过高，应该立即进行相关处理，避免发生急危重症的情况而威胁患者的生命。

本节要点

◇ 老年慢性肾脏病患者容易发生高钾血症。

◇ CKD 患者的高钾血症应该按照病情的轻重缓急进行相应的治疗和管理。急性和重度高钾血症可威胁患者生命，应进行紧急处理。

◇ 降血钾树脂在临床上常用，环硅酸锆钠是治疗慢性肾脏病患者高钾血症较有前景的药物。

参考文献

1. 中华医学会肾脏病学分会专家组. 中国慢性肾脏病患者血钾管理实践专家共识. 中华肾脏病杂志, 2020, 36 (10)：781 - 792.

2. CLASE C M, CARRERO J J, ELLISON D H, et al. Potassium homeostasis and management of dyskalemia in kidney diseases：conclusions from a Kidney Disease：Improving Global Outcomes(KDIGO)Controversies Conference. Kidney Int, 2020, 97 (1)：42 - 61.

3. BELMAR VEGA L, GALABIA E R, BADA DA SILVA J, et al. Epidemiology of hyperkalemia in chronic kidney disease. Nefrologia(Engl Ed), 2019, 39 (3)：277 - 286.

4. PALMER B F, CARRERO J J, CLEGG D J, et al. Clinical management of hyperkalemia. Mayo Clin Proc, 2021, 96 (3)：744 - 762.

5. RAMOS C I, GONZáLEZ-ORTIZ A, ESPINOSA-CUEVAS A, et al. Does dietary

potassium intake associate with hyperkalemia in patients with chronic kidney disease? Nephrol Dial Transplant, 2021, 36 (11): 2049 – 2057.

6. CLEGG D J, HEADLEY S A, GERMAIN M J. Impact of dietary potassium restrictions in CKD on clinical outcomes: benefits of a plant-based diet. Kidney Med, 2020, 2 (4): 476 – 487.

7. VALDIVIELSO J M, BALAFA O, EKART R, et al. Hyperkalemia in chronic kidney disease in the new era of kidney protection therapies. Drugs, 2021, 81 (13): 1467 – 1489.

8. PALMER B F. Potassium Binders for Hyperkalemia in chronic kidney disease-diet, renin-angiotensin-aldosterone system inhibitor therapy, and hemodialysis. Mayo Clin Proc, 2020, 95 (2): 339 – 354.

9. ROGER S D, LAVIN P T, LERMA E V, et al. Long-term safety and efficacy of sodium zirconium cyclosilicate for hyperkalaemia in patients with mild/moderate versus severe/end-stage chronic kidney disease: comparative results from an open-label, phase 3 study. Nephrol Dial Transplant, 2021, 36 (1): 137 – 150.

30. 对老年肾脏病患者的血钠变化要保持警惕

低钠血症是指血清钠浓度 < 135 mmol/L，伴或不伴有细胞外液容量改变的临床状况，重度低钠血症定义为血清钠浓度 < 125 mmol/L。高钠血症定义为血清钠浓度 > 145 mmol/L，中度至重度高钠血症定义为血清钠浓度 ≥ 150 mmol/L。在成人组中，低钠血症的发生率在慢性肾脏病（CKD）患者中为 10.3%，在非 CKD 患者中仅为 2.8%。一项对 65 万余例非透析依赖性 CKD 退伍军人的研究发现低钠血症的发生率为 13.5%，高钠血症的发生率为 2%。在平均 5 年的随访期间，26% 的患者发生了至少 1 次低钠血症，7% 的患者发生了至少 1 次高钠血症。与低钠血症的患病率相比，高钠血症的患病率总体上要低一个数量级，但随着 CKD 的进展而增加。总体而言，与高钠血症的患病率相比，CKD 各个阶段的低钠血症患病率更高。在一项针对平均年龄为 73.9 岁老年人群研究中，CKD 1 ~ 2 期患者的低钠血症患病率高于 CKD 3 期以上的患者，提示在老年患者中，低钠血症可能更多地受到合并症、水摄入和盐摄入的影响，而不是 CKD 本身。另一方面，老年CKD 患者的高钠血症（包括中度至重度高钠血症）的患病率显著高于非 CKD 患者，提示肾脏浓缩能力受 CKD 的影响比其稀释能力更大。血钠水平的异常在急性肾损伤（AKI）患者中也很常见。一项研究发现 AKI 患者中大约有 23.16% 出现低钠血症，1.4% 可发生高钠血症。利尿剂药物是低钠血症和高钠血症的主要危险因素，其中保钾利尿剂、噻嗪类利尿剂的使用和 AKI 的严重程度是发生低钠血症的最强危险因素；袢利尿剂和 AKI 的严重程度是发生高钠血症的危险因素。低钠血症和严重高钠血症都是 AKI 患者不良结局的独立危险因素。

低钠血症是临床上最为常见的电解质紊乱，在住院患者中的发生率可达 15% ~ 30%，在老年人群中低钠血症更为普遍，有文献报道年龄≥60 岁的老年人发生低钠血症的平均危险性是 13 ~ 60岁人群的 2.54 倍。低钠血症根据病情进展的速度分为急性低钠血症（低钠血症存在时间 < 48 小时）和慢性低钠血症（低钠血症存在时间≥48 小时），老年 CKD 患者的慢性低钠血症更为常见。老年患者中低钠血症的高发生率主要与以下因素有关：多病共患（如慢性充血性心力衰竭、脱水、肺部感染、肾上腺皮质功能减退、恶性肿瘤）、经常使用可导致低钠血症的药物、过度限盐等，尤其是 CKD 或长期高血压的患者，一直进行限盐治疗，不少老年患者甚至进行"无盐饮食"。合并基础疾病的患者发生低钠血症

后可加重病情，预后差，死亡率高。研究发现在准备过渡到透析治疗的 CKD 晚期患者若发生低钠血症，其与患者过渡到透析治疗后出现的更高全因死亡率、心血管疾病和感染相关死亡率及住院率均明显相关。此外，慢性低钠血症本身也可增加老年 CKD 患者摔倒和骨折的风险，诱发各种基础疾病和并发症，甚至导致死亡。

低钠血症患者通常无症状，直到血清钠浓度降至 125 mmol/L 以下才会出现明显的症状。低钠血症最常见的表现是神经系统，这是继发于细胞内水增多的脑细胞肿胀之结果。低钠血症的轻度症状包括头痛、注意力不集中、易怒、性格改变及抑郁等。严重低钠血症患者可能出现恶心、头痛、嗜睡、意识模糊、昏迷或呼吸停止。如果低钠血症迅速发展，可能会出现肌肉抽搐、烦躁和抽搐。慢性低钠血症的表现也可能只是嗜睡、精神错乱和不适。一项对平均年龄为 65.5 岁、血清钠浓度低于 120 mmol/L 重度低钠血症患者的观察性研究发现，在临床症状上，92.3% 的患者会感到疲乏和软弱无力，83.8% 的患者出现恶心和呕吐，26.1% 的患者感到烦躁不安，23.8% 患者有身体肿胀感，9% 的患者出现意识丧失，7.6% 伴有腹泻。41.4% 合并有高血压，24.7% 合并糖尿病，14.2% 合并甲状腺功能减退症，22.8% 合并心力衰竭、肝硬化或 CKD，11.9% 有服用利尿剂或其他可能引起低钠的药物。重度低钠血症的治疗比较棘手，预后较差，研究表明采用标准治疗方法纠正低钠血症的平均时间为入院后 3.5 天，约有 20.9% 的患者在住院期间病亡。

老年人低钠血症的治疗强调个体化，但总的治疗措施包括对症治疗，寻找病因、祛除诱因，治疗相关的合并症。

急性及症状严重的低钠血症需紧急处理，以预防脑疝发生或大脑缺血引起的神经系统损伤。应密切监测生命体征及生化指标，积极寻找低钠血症的原因，停止应用导致低钠血症的药物及避免相关因素。血钠的纠正速度可不必严格限制，过度纠正引起的血钠升高也不必降低。然而，对于慢性低钠血症的治疗，则不推荐以单纯升高血钠浓度为目标的治疗，应积极寻找诱因或病因，停用非必需的液体、药物和祛除其他能导致低钠血症的因素。治疗前首先需要判断患者的容量状态是低容量、高容量还是等容量。

正常容量的低钠血症患者可以通过限制液体或针对相关病因（如使用了氢氯噻嗪等药物、糖皮质激素缺乏、甲状腺功能减退、抗利尿激素分泌不当综合征等）的治疗来控制。对于正常容量性低钠血症的老年患者，总液体摄入量通常应低于每日 500~800 mL。

老年患者行动不便、认知功能下降、多病共患状况、营养不良等因素可导致脱水，容易发生低容量性低钠血症。治疗的关键是在证实患者存在容量缺失后，进行以恢复细胞外容量为主的液体复苏，其后静脉输注等渗盐水或口服钠盐，输注含钾或碱性液体也可纠正部分低钠血症；应停用噻嗪类利尿剂，若有盐皮质激素缺乏时可应用氢化可的松纠正。对于伴有颅内病变的老年低容量性低钠血症患者，应警惕是否有脑耗盐（cerebral salt wasting，CSW）综合征，这是一种由于钠盐经下丘脑 – 肾脏途径丢失而以高尿钠、低钠血症、低血容量为临床表现的综合征，可行口服或静脉补钠治疗。

高容量性低钠血症的治疗，首先是要限制液体的摄入量，每日液体摄入量应少于尿量和不显性失水的总和。应避免使用盐片，以防口渴、水摄入增多致水潴留加重病情。容量过多时可以在限液的同时加用袢利尿剂治疗，若不能耐受袢利尿剂或限制液体不成功，可选用托伐普坦治疗。老年患者使用利尿剂应从小剂量开始，如托伐普坦从 7.5 mg/d 起始，若 48 小时后血钠浓度仍低于 135 mmol/L 或升高幅度低于 5 mmol/L，可将托伐普坦加量至 15～30 mg，应用 2～4 周后应评估是否需要长期应用。托伐普坦是口服片剂，对老年人应用更为方便，但应用托伐普坦前须排除低容量性低钠血症。使用托伐普坦期间，如果严格限制液体量，可能会使血钠纠正过快，因此，在用药最初 24～48 小时可不必过于严格地限制液体摄入量。在口渴机制受损或缺失的患者中（如插管或意识不清的患者），必须补充足够的液体量来预防血钠快速升高。开始治疗的最初 24～48 小时应每 6～8 小时监测 1 次血钠浓度的变化。严重的、有症状的急性低钠血症在需要快速纠正血清钠浓度时，可以使用 3% 氯化钠注射液静脉输液治疗，此时通常联合使用一定剂量的袢利尿剂，以防止容量超负荷或发生充血性心力衰竭。

一般情况下，补钠时通常每日血钠升高的速度为 4～8 mmol/L（血钠升高的速度在 24 小时内应低于 10 mmol/L，48 小时内低于 18 mmol/L，72 小时内低于 20 mmol/L），直至血钠浓度达到 130 mmol/L。对于慢性低钠血症老年人的治疗应更为保守，即血钠升高速度在 24 小时内低于 6～8 mmol/L，48 小时内低于 12～14 mmol/L，72 小时内低于 14～16 mmol/L。血钠浓度≤120 mmol/L和（或）低钠血症持续时间>48 小时，伴有低钾血症、饮酒、营养不良等情况是容易发生渗透性脱髓鞘综合征的高危因素，此时补钠的速度需要更加严格地控制，任意 24 小时内血钠升高的速度均不能超过 5 mmol/L。

对于伴有少尿的急、慢性肾衰竭或伴有多器官功能不全及无尿的低钠血症患者，纠正严重的低钠血症可能需要采用血液净化治疗的方法。常规的间断血液透析治疗方式由于治疗时间短（4 ~ 5 小时），透析液中钠浓度较高（136 ~ 140 mmol/L），治疗过程中血钠和血容量波动较大，不推荐用于严重低钠血症的治疗。临床上通常采用连续性肾脏替代治疗（CRRT）方法治疗严重的低钠血症。尽管有研究认为在 CRRT 治疗过程中，血钠浓度的变化与患者的病死率没有直接关系，但仍需要根据患者的血钠情况调整透析液或置换液中钠的浓度，并以每 12 ~ 24 小时递增 1 个浓度梯度来缓慢纠正低钠血症。慢性低钠血症的纠正速度不宜过快，否则游离水可以从脑细胞中快速转移，导致弥漫性、渗透性的脑脱髓鞘，特别是在脑桥部位发生中央脑桥髓鞘溶解，引起严重的神经功能损伤乃至死亡。

研究发现大约 3% 的患者在入院时血清钠浓度 > 145 mmol/L。当血清钠浓度 > 155 mmol/L 时，患者住院死亡率和其他不良结局的风险最高。在所有高钠血症组中，与青年患者相比，年龄在 75 岁以上的患者院内死亡率最高。老年人患高钠血症最常见的原因是液体摄入不足和液体流失增加。纯水流失通常与发热、过度换气或尿崩症有关。低渗性丢失与胃肠道病变、烧伤、利尿剂治疗或渗透性利尿有关。下丘脑口渴中枢受损或肾源性抗利尿激素（anti diuretic hormone，ADH）分泌或作用的缺陷导致尿崩症是不太多见的病因。下丘脑中枢损伤多与原发性或转移性肿瘤、肉芽肿病、血管疾病或外伤等有关。

高钠血症的临床表现是非特异性的，主要是中枢神经系统的表现，如易怒、烦躁、嗜睡、肌肉抽搐、痉挛和反射亢进等。临床评估主要包括仔细检查患者的体重和出入量的变化、机体容量状态。尿液或血浆渗透压、尿钠水平的检查可提供一些有价值的线索。在尿钠水平低的情况下，尿渗透压增高 [> 700 mOsm/（kg·H_2O）] 通常表明游离水的肾外低渗性丢失；在高钠血症的情况下，尿液渗透压"不恰当"地降低则表明肾脏游离水丢失；尿渗透压非常低 [< 150 mOsm/（kg·H_2O）] 在高钠血症和多尿的情况下应怀疑为尿崩症。

对于急性高钠血症，可以较为迅速地补充水分不足，一般而言，临床上采用少量、多次口服温白开水是比较安全的治疗。慢性高钠血症过快地纠正可能会导致危险的脑水肿发生。一般治疗原则是在前 12 ~ 24 小时纠正 50% 的缺水量，其余的在接下来的 1 ~ 2 天渐进性纠正。在治疗期间，若出现神经系统状态恶化的情况提示可能有脑水肿的发生或发展，应及时重新评估患者的情况并暂时停止补水。但也有研究认为高钠血症的快速纠正 [（血钠下降率 > 0.5 mmol/（L·h）] 和慢速纠正 [（血钠下降率 ≤ 0.5 mmol/（L·h）] 之间的死亡率没有差异，也没有任何证据表明高钠血症的快速纠正与入院或医院获得性高钠血症的危重成年患者的死亡率、癫痫发作、意识改变和（或）脑水肿的风险增加有关。当然，无论如何，对于老年患者而言，小心和保守的治疗方式更为安全。在某些容量超负荷的情况下，可能需要进行透析治疗。下丘脑中枢性尿崩症需要用 ADH 替代治疗，肾性尿崩症通常用低盐饮食和噻嗪类利尿剂治疗。

　　总之，老年患者低钠血症或高钠血症均与体内容量关系密切，在临床诊治过程中，要特别注意患者液体摄入和液体流失情况，仔细记录出入量和体重的变化，有条件时应密切监测血、尿渗透压的改变。在用药治疗中，要注意各种药物对患者带来的收益或可能带来的损害，注意鉴别疾病的急性或慢性发展过程，合理、恰当地治疗，防止医源性损害的发生。

本节要点

◇ 老年肾脏病患者容易发生血钠水平的紊乱，尤其是容易发生低钠血症。

◇ 低钠血症和严重高钠血症都是老年肾脏病患者发生不良结局的独立危险因素。

◇ 急性或慢性发生的血钠水平紊乱在临床上的处理和治疗有较大的差异，临床医师在治疗中应注意合理、恰当治疗，防止出现医源性损害。

参考文献

1. SHIMIZU T, TERAO M, HARA H, et al. Dysnatremia in renal failure. Contrib Nephrol, 2018, 196: 229 – 236.

2. MARTIN K, TAN S J, TOUSSAINT N D. Total body sodium balance in chronic kidney disease. Int J Nephrol, 2021, 2021: 7562357.

3. WOITOK B K, FUNK G C, WALTER P, et al. Dysnatremias in emergency patients

with acute kidney injury: a cross-sectional analysis. Am J Emerg Med, 2020, 38 (12): 2602 – 2606.

4. ARZHAN S, LEW S Q, ING T S, et al. Dysnatremias in chronic kidney disease: pathophysiology, manifestations, and treatment. Front Med(Lausanne), 2021, 8: 769287.

5. MARROQUIN M V, SY J, KLEINE C E, et al. Association of pre-ESKD hyponatremia with post-ESKD outcomes among incident ESKD patients. Nephrol Dial Transplant, 2022, 37 (2): 358 – 365.

6. ROY R, BHUSHAN D. An observational study on clinic aetiological profile and response to treatment and outcome of patients diagnosed with severe hyponatremia in medicine intensive care unit of a tertiary care centre. J Assoc Physicians India, 2022, 70 (4): 11 – 12.

7. IMAIZUMI T, NAKATOCHI M, FUJITA Y, et al. Glucocorticoid treatment is associated with ICU-acquired hypernatremia: a nested case-control study. Clin Exp Nephrol, 2021, 25 (2): 131 – 139.

8. ARZHAN S, ROUMELIOTI M E, LITVINOVICH I, et al. Hypernatremia in hospitalized patients: a large population-based study. Kidney360, 2022, 3 (7): 1144 – 1157.

9. CHAUHAN K, PATTHARANITIMA P, PATEL N, et al. Rate of correction of hypernatremia and health outcomes in critically ill patients. Clin J Am Soc Nephrol, 2019, 14 (5): 656 – 663.

31. 老年肾脏病患者血钙和血磷的管理不可掉以轻心

钙磷代谢紊乱是慢性肾脏病矿物质和骨异常（CKD-MBD）的重要病因，CKD-MBD 的临床表现为钙、磷、甲状旁腺激素（PTH）或维生素 D 代谢异常，骨转化、矿化、骨量、骨线性生长或骨强度异常，血管或其他软组织钙化等，其中血管钙化和骨质疏松是老年 CKD-MBD 常见的临床表现。血管钙化最严重的表现是微小动脉钙化狭窄导致慢性缺血，进一步引起内皮细胞损伤及增殖、血管内微血栓形成，最终导致血管狭窄堵塞。以皮下脂肪组织层及真皮层小血管的血管钙化堵塞为临床特点的钙化防御

（Calciphylaxis）是一类少见但是却可以威胁生命的疾病，可以导致剧烈疼痛及缺血性皮肤坏死改变。一旦钙化防御的诊断成立，患者的预后将十分恶劣（生存时间基本小于 1 年）。而高钙血症、高磷血症、高 PTH 血症是钙化防御的危险因素。因此，对于老年慢性肾脏病（CKD）患者而言，血钙和血磷的管理十分重要，不可掉以轻心。

既往的临床研究认为 CKD 患者容易发生低钙血症、高磷血症和高 PTH 血症。然而，一项多中心横断面队列研究发现直到 CKD 晚期时才可观察到低钙血症，CKD 患者低血钙并不常见。事实上，由于目前在临床上大多数老年患者均在补充活性维生素 D 等制剂，低钙血症的发生率明显减少，因用药不当或其他原因，高钙血症的发生率反而明显增加，因此，控制高钙血症、高磷血症和高 PTH 血症是目前临床上 CKD 患者钙、磷管理的重要问题。

高钙血症可导致肾脏的入球小动脉血管收缩，可降低肾血流量和肾小球滤过率，并进一步降低肾脏排泄多余钙的能力；通过抑制氯化钠转运蛋白和增加钠和氯化物的消耗来影响肾小管功能，可导致血容量不足；通过下调集合管中的水通道蛋白 2 水平，引起多尿等表现，因此，高钙血症本身可以引起急性肾损伤并导致 CKD 患者的肾功能进一步恶化。研究发现老年 CKD 患者的高钙血症发生率较高，高钙血症与患者的不良预后和病死率呈高度的相关。由于高钙血症在大多数患者中均没有明显的症状，因此，在临床上需要对此问题高度警惕，尽可能早期、正确诊断和治疗。

既往高钙血症最多见的病因是甲状旁腺功能亢进症或恶性肿瘤等肾外原因，但从最近的临床来看，目前老年 CKD 患者的高钙血症的问题大多在于食物中补充过多或治疗过程中钙剂、骨化三醇等药物使用不当所致。

目前血液中维生素 D 的检测在临床上越来越普及，检测的结果发现绝大多数中国老年人的维生素 D 水平偏低，加上不少研究提示补充维生素 D 可以减少蛋白尿、稳定肾功能、防止骨质疏松等，因此，各种维生素 D 制剂的治疗在临床上的应用十分频繁。然而，不加选择地补充维生素 D 必然会增加肠道对钙的吸收，加上各种利益相关的补钙宣传等，大量老年人或多或少地在补充钙剂，尤其是老年 CKD 患者多在使用复方 α-酮酸制剂（每片含钙 50 mg）和骨化三醇等药物，这样就非常容易药物叠加而引发高钙血症。事实上，针对健康成年人，如果其膳食中含有推荐剂量的钙和维生素 D，加上充足的日晒，无须为了骨骼健康服用钙补充剂和维生素 D。美国国家肾脏基金会制定的肾脏疾病预后质量倡议（Kidney Disease Outcome Quality Initiative，K/DOQI）CKD-MBD 指南建议 CKD 人群每日通过含钙磷结合剂摄入元素钙含量不应超过 1500 mg，元素钙总摄入量（含膳食摄入钙）不应超过 2000 mg。通常情况下，针对高风险的老年人，每日推荐维生素 D 摄入量为 800 IU，钙 1200 mg。

骨质疏松是 CKD 患者尤其是老年 CKD 患者常见并发症之一。CKD 1～5 期患者骨量低下、骨质疏松发生率可高达 47.1%，而在骨质疏松的女性患者中有 85% 伴有不同程度的肾功能受损。由于骨化三醇具有降低 PTH、提高肌力预防跌倒、增加骨密度等多种作用，可显著提高 CKD 伴骨质疏松患者骨密度，减少骨流失，降低 CKD 患者的死亡率，因此，临床上大多数 CKD 患者均在使用骨化三醇等活性维生素 D 治疗。荟萃分析结果发现与安慰剂相比，活性维生素 D（如帕立骨化醇、阿法骨化醇等）的治疗可以显著增加非透析 CKD 和伴有继发性甲状旁腺功能亢进症（secondary hyperparathyroidism，SHPT）患者发生高钙血症的风险。此外，老年患者常伴有认知功能障碍，在临床上，我们经常发现老年人因误服较大剂量的骨化三醇而引发高钙血症，如医师处方骨化三醇，每次 1 粒，每日 1 次，老年误服为每日 3 次等。因此，对于老年 CKD 患者要特别注意防止高钙血症的发生。当血钙水平 >2.5 mmol/L，应停用含钙制剂、活性维生素 D 及类似物；当存在血管钙化或无动力骨病或血清全段 PTH（iPTH）持续过低，应限制含钙制剂的使用。

静脉补液水化是高钙血症治疗的首要措施，单独输注生理盐水就可使血钙平均降低 2.4 mg/dL，足以纠正轻度的高钙血症。对中重度的高钙血症可以使用帕米膦酸盐和唑来膦酸盐治疗。常用的帕米膦酸盐剂量为 30 ~ 60 mg 静脉缓慢滴注，滴速不要超过 15 mg/h。用药后达到正常血钙的平均时间为 4 天，药物的效果持续约 18 天。唑来膦酸盐的剂量为 4 ~ 8 mg，静脉输注时间应超过 15 分钟，用药后 3 天内血钙水平可达到正常，药物的效果可持续 32 天左右，但对于 GFR < 30 mL/（min · 1.73 m^2）的患者，不推荐使用唑来膦酸盐。在需要快速降低血钙水平时，可以使用鲑鱼降钙素，肌内或皮下给药，剂量为 4 U/kg，每 12 小时 1 次，一般在 12 ~ 24 小时可降低血钙水平。皮质类固醇的使用仅限于治疗某些与恶性肿瘤相关的高钙血症，尤其是多发性骨髓瘤、淋巴瘤和乳腺癌。皮质类固醇也可用于维生素 D 介导的高钙血症，推荐剂

量为每日 200～300 mg 氢化可的松或每日 40～60 mg 泼尼松，持续 3～5 天，如 10 天内治疗效果不好，应中断此治疗。目前，地舒单抗可用于对双膦酸盐无反应的高钙血症。研究表明地舒单抗在延缓和预防高钙血症方面比唑来膦酸盐更有效。推荐剂量为 60 mg，单次皮下注射，以后根据情况每月或更长时间皮下注射 1 次。当然，对于药物治疗难以奏效、伴有严重肾损伤或充血性心力衰竭、无法安全补水，或伴有严重神经系统症状的重度高钙血症需要紧急降低血钙水平的患者，可以采用血液透析治疗。

SHPT 是晚期 CKD 患者的常见并发症，其与钙、磷的变化均有关，这些相关变化与 CKD 患者肾功能恶化和心血管死亡率增加有关。一项研究对 NEFRONA 队列中 2445 例既往没有心血管事件的 CKD 患者进行了分析，结果发现该队列中 SHPT 的患病率为 65.6%（CKD 3 期为 54.7%；CKD 4 期为 74.7%；CKD 5 期为 71.4%；透析时为 68.6%）。2 年后，有 301 例患者出现 CKD 进展，在 4 年的随访中，发现了 203 次心血管事件。高磷血症被证明是两种不良结果的独立危险因素。另外一项研究发现在 CKD 患者中，入院时钙磷乘积大于 45 mg^2/dL^2 的住院患者死亡风险最高。

有研究表明血磷水平每上升 1 mg/dL，心血管钙化风险可增加 61%，心血管死亡风险可增加 50%。控制高磷血症的治疗方法，目前在临床上常归纳为"3D 原则"，即严格控制饮食（diet）、充分透析（dialysis）和使用磷结合药物（drug）。但在老年 CKD 患者中使用"3D 原则"时需要注意以下几个问题：①含磷较多的食物主要是蛋白质，严格控制饮食就需要减少蛋白的摄入，而通过降低蛋白摄入来限磷可能会明显增加老年人尤其是伴有衰弱或营养不良老年 CKD 患者的死亡风险，因此，在临床上需要掌握好控制的力度，对于衰弱的老年患者，改善营养不良是第一要务，这类患者不建议严格控制蛋白摄入，降磷治疗应主要以药物降磷为主。②尽量避免使用含钙的磷结合剂。老年患者通常都存在或多或少、或轻或重的血管钙化，因此，除了一些特殊情况必须使用含钙的磷结合剂（如碳酸钙和醋酸钙等）之外，非含钙的磷结合剂（如司维拉姆、碳酸镧、羟基氧化蔗糖铁和柠檬酸铁等）是老年 CKD 患者的首选。③若出现 SHPT 应该首先控制血磷及血钙水平，若血磷及血钙水平达标，iPTH 水平仍不达标，可用活性维生素及其类似物或拟钙剂治疗，若 iPTH 持续 > 800 pg/mL，应考虑进行甲状旁腺的手术治疗。

心血管疾病是老年 CKD 患者最常见的死亡原因，较高的心血管事件风险可部分归因于血管钙化。血管钙化常表现为动脉内膜和中层钙化、心脏瓣膜钙化和全身小动脉血管钙化引起的钙化防御等。血管钙化的表型变化主要是由高磷血症、高钙血症和可能的高浓度 PTH 引起的。高磷血症会增加钠依赖性协同转运蛋白的活性，上调与基质矿化相关的基因，增加基质囊泡的释放，导致羟基磷灰石在细胞外基质中沉积。在晚期 CKD 患者中，高磷血症与血管和瓣膜钙化、动脉硬化和心血管死亡风险增加密切相关。研究表明口服钙剂，特别是含钙的磷结合剂，可使 CKD 患者的血管钙化明显加重。然而，目前在临床上除了仔细注意调整钙和磷的平衡外，尚没有特定的治疗方法可以防止血管钙化进展或促进血管钙化的消退。

本节要点

◇ 老年 CKD 患者钙磷代谢紊乱常可表现为骨质疏松、血管钙化，甚至出现钙化防御等不良后果。

◇ 高钙血症、高磷血症、高 PTH 血症是老年 CKD 患者钙磷代谢紊乱需要特别注意的问题。尤其需要注意的是高钙血症通常是摄入过多或药物应用不合理所致。

◇ 老年人常伴有营养不良，尽量不要采用严格限制蛋白摄入的方法控制高磷血症。

参考文献

1. TONON C R, SILVA T A A L, PEREIRA F W L, et al. A review of current clinical concepts in the pathophysiology, etiology, diagnosis, and management of hypercalcemia. Med Sci Monit, 2022, 28: e935821.

2. LECOQ A L, LIVROZET M, BLANCHARD A, et al. Drug-related hypercalcemia. Endocrinol Metab Clin North Am, 2021, 50 (4): 743 - 752.

3. 刘洋, 敖强国, 程庆砟, 等. 高龄老人急性肾损伤合并高钙危象. 中华老年多器官疾病杂志, 2015, 14 (9): 712 - 715.

4. COZZOLINO M, BERNARD L, CSOMOR P A. Active vitamin D increases the risk of hypercalcaemia in non-dialysis chronic kidney disease patients with secondary hyperparathyroidism: a systematic review and meta-analysis. Clin Kidney J, 2021, 14 (11): 2437 - 2443.

5. THONGPRAYOON C, CHEUNGPASITPORN W, MAO M A, et al. Calcium-phosphate product and its impact on mortality in hospitalized patients. Nephrology (Carlton), 2020, 25 (1): 22 - 28.

6. BOZIC M, DIAZ-TOCADOS J M, BERMUDEZ-LOPEZ M, et al. Independent effects of secondary hyperparathyroidism and hyperphosphataemia on chronic kidney disease progression and cardiovascular events: an analysis from the NEFRONA cohort. Nephrol Dial Transplant, 2022, 37 (4): 663 - 672.

7. SCIALLA J J, KENDRICK J, URIBARRI J, et al. State-of-the-art management of hyperphosphatemia in patients with CKD: an NKF-KDOQI controversies perspective. Am J Kidney Dis, 2021, 77 (1): 132 - 141.

8. FLOEGE J. Phosphate binders in chronic kidney disease: an updated narrative review of recent data. J Nephrol, 2020, 33 (3): 497 - 508.

9. 敖强国, 马强, 程庆砾. 高龄男性慢性肾脏病患者冠状动脉钙化及影响因素分析. 中华老年多器官疾病杂志, 2014, 13 (2): 108 - 111.

10. COZZOLINO M, CICERI P, GALASSI A, et al. The key role of phosphate on vascular calcification. Toxins(Basel), 2019, 11 (4): 213.

32. 慢性肾脏病伴发急性肾损伤可加速肾病的进展

尽管对于估算肾小球滤过率（eGFR）< 60 mL/（min · 1.73 m²）在老年人中是否可以作为诊断慢性肾脏病（CKD）的标准一直有较大的争议，但很早就有研究发现当 eGFR 逐渐降低时，老年急性肾损伤（AKI）的发生率就会随之逐渐增加，尤其是当患者伴有蛋白尿、糖尿病或高血压时，即使 eGFR 轻度降低，也可以明显增加 AKI 的发生率。美国的一项大规模队列研究发现 eGFR 为 45 ~ 59 mL/（min · 1.73 m²）的人群 AKI 发生率是 eGFR > 60 mL/（min · 1.73 m²）人群的 2 倍；在 ARIC 试验的亚组分析中发现 eGFR 为 60 mL/（min · 1.73 m²）的人群其 AKI 发生率也是 eGFR 为 60 ~ 75 mL/（min · 1.73 m²）人群的 2 倍，而且伴有微量蛋白尿患者的 AKI 发生率明显增加。以尿液白蛋白/肌酐比值（Alb/Cr）< 10 mg/g 为参考，当尿 Alb/Cr 在 11 ~ 29、30 ~ 299 和 > 300 mg/g 时，发生 AKI 的危险比分别增加 1.9、2.2 和 4.8 倍。老年人群 eGFR 的降低，尤其当 eGFR < 45 mL/（min · 1.73 m²）时，eGFR 是 AKI 患者住院、心血管事件和死亡的独立危险因素。这些研究

结果不仅提示 eGFR < 60 mL/（min·1.73 m²）在老年人群中的重要意义，而且也提出了一个在临床上值得我们重视的问题，即在老年 CKD 基础上伴发 AKI（A on C）的诊治。

A on C 是指患者在原有 CKD 的基础上，由于各种原因所导致短期内 GFR 迅速下降的一组临床综合征。由于 CKD 患者尤其是老年 CKD 患者常伴有高血压、糖尿病、心血管疾病、脓毒症等合并症，经常可能暴露于肾毒性药物、外科手术、血管介入治疗等 AKI 的高危因素，故 A on C 在老年科临床上并不少见。事实上，AKI 与 CKD 在老年患者中通常是相互作用的，即 CKD 的老年患者容易发生 AKI，而发生 AKI 的老年患者也容易进展为 CKD，或加重 CKD，甚至促进 CKD 快速进入到终末期肾病（ESRD）的阶段。

老年 A on C 在临床上的主要病因和危险因素：①老年 CKD 患者伴发各种感染，尤其是严重感染，如脓毒症等；②肾脏灌注不足，如严重脱水或血压过低；③肾毒性药物的作用；④经历重大手术或有创检查和治疗等。

我们的研究发现感染是老年 AKI 最重要的病因，我院 515 例老年 AKI 患者中约有 81%（占第 1 位）与感染有关。老年 CKD 患者由于机体老化，免疫功能低下，基础疾病较多，是各种感染的易感人群。老年 CKD 患者合并感染时，全身分解代谢增强，残余肾负荷加重，可进一步损伤肾小球的结构和功能；感染后体内各种炎性细胞因子水平增加，引起外周血管扩张，导致有效血容量下降，肾灌注减少，GFR 下降；急性缺血性病变可引起肾小管上皮细胞变性及坏死，而血容量不足本身又可以激活肾脏局部的肾素 – 血管紧张素活性，引起肾小动脉收缩，进一步加重肾缺血导致恶性循环；感染还可以导致肾间质中炎细胞浸润和细胞外基质堆积，使肾小管和间质的病变加重；感染原还可能引起变态反应性急性间质性肾炎，最终通过多种途径导致 A on C 的发生。

低血容量是老年人发生 A on C 的第 2 位原因。我院统计数据显示老年 AKI 患者中出现低血容量者约占 67.2%。与青年人比较，老年人的血浆容量减少了 8%，体内总水含量减少了 17%，而体内细胞外液容量减少更是高达 40%。老年 CKD 患者由于肾脏的保钠和保水能力较差，容易发生细胞外液容量的不足，导致肾脏低灌注。此外，老年 CKD 患者因为用药不当发生低血压的比例较高，或是降压速度过快引起"血压正常性 AKI"亦是导致老年肾脏低灌注、诱发 A on C 的重要危险因素。

各种药物引起的 AKI 在老年 A on C 所占的比例日益增多，我院老年 AKI 患者中约有 64.1%（占第 3 位）可能与应用肾毒性药物或潜在的肾毒性药物有关。老年 CKD 患者常合并多种疾病，用药种类和数量均较多，老年人体内药代动力学和药效动力学特点发生变化，肾功能的降低可导致清除药物的能力下降，使血和组织中药物浓度较易达到中毒水平，容易损害肾脏的结构和功能。老年 CKD 患者多在使用 ACEI/ARB 类抗高血压药物，若同时伴有血容量不足，或同时使用 NSAID 类药物时则容易诱发 A on C。

老年 CKD 患者因重大手术或有创检查和治疗等引起 A on C 的比例也较高，手术的打击（包括术前液体摄入不足、麻醉、失血、胃肠道液体的丢失及肾毒性药物的使用）很容易导致肾功能失代偿而出现 A on C，因此，对于高危患者术前应常规评估肾脏功能和肾脏的储备功能。

老年 A on C 的临床表现并不明显，在多数情况下，主要是依靠临床医师的细心观察和及时检查而发现的。目前 A on C 尚没有统一的诊断标准，但是通常认为凡有 CKD 病史者，在短期内（通常为 1~7 天）eGFR 较原基础水平下降 50%，就可诊断 A on C，若 CKD 患者原已有肾衰竭，在短期内 eGFR 明显下降 15%~30% 也可以诊断为 A on C。

eGFR 的评估通常采用以血清肌酐（SCr）为主要参数的公式进行计算，但是在老年患者中，尤其是长期卧床、消瘦、营养不良的患者中，SCr 水平的变化通常不敏感，此时，临床常采用胱抑素 C、NGAL 及 KIM-1 等指标来评价老年肾功能的变化，目前公认这些指标的改变均早于 SCr 的改变而且比较稳定。然而，我们的临床经验和教训表明在 A on C 的老年患者中对这些检验指标的解读一定要慎重，如在心肌缺血患者、糖尿病肾病患者及一些恶性肿瘤患者中胱抑素 C 含量往往高于正常人。我们的研究发现在高龄 CKD 患者中，单独使用胱抑素 C 与 SCr 都不能较好地反映患者真实的 GFR 水平；NGAL 在 1 型糖尿病患者中水平明显高于健康对照者，且早于蛋白尿和 SCr 的升高，提示 NGAL 可能是糖尿病相关 CKD 的早期预警指标，但 NGAL 在 AKI 发生后 6 小时左右水平可能会逐渐降低。而在缺血性 AKI 的后期修复阶段，KIM-1 也会明显升高，其升高与 AKI 发展至 CKD 及与肾间质纤维化的改变有关。因此，在诊断 A on C 时不仅需要采用相关敏感指标，同时还需要综合考虑患者发病时的临床情况，如危险因素、检查指标的时限阶段等情况，否则容易漏诊、误诊。

老年 A on C 的治疗可以说是一个系统工程，需要临床医师根据不同的情况采用不同的治疗方法。老年 A on C 常见于以下几种情况：①CKD 的合并症，如感染、心血管病变等或治疗措施不当引起肾单位血流灌注不足而导致的 AKI。此时治疗关键在于及时控制各种合并症，纠正低血压、低血容量和加强抗感染治疗，以恢复肾脏的灌注。若出现感染性休克的情况，需应用低剂量去甲肾上腺素而不是多巴胺来提升血压，以保证患者的平均动脉压高于 80 mmHg，恢复肾脏充足的血供；维持中心静脉压在 8 ~ 10 cmH$_2$O，中心静脉压过高或过低均会影响肾脏的灌注压，导致 GFR 下降。心脏大手术后的患者，若心功能极差，建议术后可短期应用主动脉球囊反搏等方法维持心脏输出功能，并严格控制容量平衡。②在 CKD 基础上用药不当导致肾小管坏死或急性肾小管间质性肾炎。此时需要医师准确判断病情，及时停用相关药物，尽量维持体内酸碱、电解质平衡。对于目前较多见的对比剂肾病，首先需要严格掌握各类造影检查术的适应证，必须进行该项诊治的老年 CKD 患者，最好使用等渗的含碘对比剂，并尽量减少对比剂的使用剂量，在围手术期给予充分的水化治疗。③老年 CKD 患者突然发生恶性高血压，恶性高血压本身和在治疗高血压的过程中导致 AKI，此时需要临床医师特别注意降压药物的调整。对收缩压显著增高的老年人可先逐渐降至 150 mmHg 左右的安全水平，然后再根据临床具体情况决定是否继续缓慢降压，不可突然大幅度降低血压至"正常水平"。④老年 A on C 病情变化严重，出现威胁生命的心力衰竭、顽固性酸中毒和高钾血症时应该适时考虑紧急行血液净化治疗以挽救患者的生命。

对于非危重的老年 A on C 患者，采用中成药治疗也有一定的疗效。我们曾对老年 A on C 患者在整体治疗的基础上采用肾康注射液治疗 14 天左右，结果发现其可以明显降低 SCr 的水平。国内也有报道采用黄芪注射液治疗 A on C 患者，可以明显改善临床症状、降低 SCr 水平。中药可能通过修复肾小球毛细血管及肾小管功能的作用，在一定程度上阻止了残存肾单位功能的进一步恶化，改善了肾功能。

尽管已经广泛认识到 A on C 的危险因素，但是对 A on C 的临床预后，尤其是长期预后目前尚无足够的认识。既往有些小规模的临床研究曾认为 CKD 患者发生 AKI 的预后相对较好，但是这些研究可能受到病例数少，研究范围小、不能精确测定 AKI 前的 eGFR 或确定 AKI 发生的时间点不准确等因素的影响。加拿大的一项基于人群的大规模队列研究发现 CKD 的病变程度（主要是 eGFR 的水平）明显影响 A on C 患者病变程度、院内病死率、长期预后和出院后的病死率。A on C 可以明显促进 CKD 患者，尤其是 eGFR < 30 mL/（min·1.73 m^2）的患者快速进展至 ESRD。因此，对于发生 A on C 的此部分患者，临床医师一定要小心处理并制定详细的随访计划。

既往的研究表明 30% ~ 70% 的重症 A on C 透析患者可以脱离急性透析，但并不清楚这些患者的长期预后。一项研究发现约 10% 的 A on C 患者可以脱离急性透析并能维持 5 年不进行透析治疗，但其长期预后仍不乐观，5 年后的全因存活率与未脱离透析的 A on C 患者并无显著差异。一项多中心研究对 9425 例行大手术后存活的患者进行平均 4.8 年的随访，结果发现与仅发生 AKI 但没有 CKD ［该研究的 CKD 定义为 eGFR < 45 mL/（min·1.73 m^2）］的患

者比较，住院期间出现 A on C 的患者长期预后不良，这类患者最终需要维持性透析治疗的比例为 22.4/100 人年（无 CKD 者仅为 0.17/100 人年）。在出院时 AKI 仍未缓解的患者，其透析和死亡的风险也明显高于无 CKD 者（*HR*：213 *vs.* 4.6）。

总之，老年 CKD 患者易受多种因素，特别是医源性因素（如感染、药物、介入和手术治疗等）影响而导致 A on C 的发生。老年 CKD 患者 A on C 发生率高，预后较差，但早期诊断并及时适当治疗可使患者的肾功能部分恢复。因此，临床医师在 CKD 一体化治疗中要重视 AKI 发生的高危因素，及早发现 A on C 的患者，并对其发生 AKI 的病因和 CKD 本身情况进行综合评估，根据结果确定个体化的治疗方案，要特别注意及时控制或消除导致 AKI 的危险因素。早期及时诊断和积极治疗是改善患者肾功能、降低病死率、延长患者生命的重要措施。

本节要点

◇ A on C 是老年 CKD 患者病情加重的重要危险因素，值得临床医师重视。

◇ 老年 CKD 患者 A on C 最主要的病因和危险因素是各种严重感染、脱水或血压过低、应用肾毒性药物或经历重大手术或有创的检查治疗等。

◇ 老年 CKD 患者 A on C 发生率高，预后较差，但早期诊断并及时、恰当地治疗可使患者的肾功能恢复或部分恢复。

参考文献

1. 程庆砾. 老年慢性肾脏病伴发急性肾损伤. 中华临床医师杂志, 2012, 6（15）: 6 - 8.

2. HSU C Y, ORDONEZ J D, CHERTOW G M, et al. The risk of acute renal failure in patients with chronic kidney disease. Kidney Int, 2008, 74（1）: 101 - 107.

3. GRAMS M E, ASTOR B C, BASH L D, et al. Albuminuria and estimated glomerular filtration rate independently associate with acute kidney injury. J Am Soc Nephrol, 2010, 21（10）: 1757 - 1764.

4. KHOSLA N, SOROKO S B, CHERTOW G M, et al. Preexisting chronic kidney disease: a potential for improved outcomes from acute kidney injury. Clin J Am Soc Nephrol, 2009, 4（12）: 1914 - 1919.

5. LIU Y L, PROWLE J, LICARI E, et al. Changes in blood pressure before the development of nosocomial acute kidney injury. Nephrol Dial Transplant, 2009, 24（2）: 504 - 511.

6. MARCUM Z A, FRIED L F. Aging and antihypertensive medication-related complications in the chronic kidney disease patient. Curr Opin Nephrol Hypertens, 2011, 20（5）: 449 - 456.

7. SANOFF S, OKUSA M D. Impact of acute kidney injury on chronic kidney disease and its progression. Contrib Nephrol, 2011, 171: 213 - 217.

8. PANNU N, JAMES M, HEMMELGARN B R, et al. Modification of outcomes after acute kidney injury by the presence of CKD. Am J Kidney Dis, 2011, 58（2）: 206 - 213.

9. LEE P H, WU V C, HU F C, et al. Outcomes following dialysis for acute kidney injury among different stages of chronic kidney disease. Am J Nephrol, 2011, 34（2）: 95 - 103.

10. WU V C, HUANG T M, LAI C F, et al. Acute-on-chronic kidney injury at hospital discharge is associated with long-term dialysis and mortality. Kidney Int, 2011, 80（11）: 1222 - 1230.

33. 中成药治疗老年肾脏病需要临床指南的指导

中成药是中医药的重要组成部分，在我国肾脏病领域广泛应用，尤其是针对病情平稳的门诊患者，中成药已经成为慢性肾脏病（CKD）一体化治疗方案不可或缺的补充治疗手段。目前在临床上治疗 CKD 的中成药较多，但很少有药物是经过严格的 RCT 研究验证有效的。中医认为中药处方需要辨证施治，但目前大多数中成药均是非中医医师处方，很难按照中医辨证施治的要求进行，故误用和滥用的比例较高。最近国家中医药管理局《中成药治疗优势病种临床应用指南》标准化项目组制定了中成药治疗 CKD 3～5 期（非透析）临床应用指南（2020年）。该指南按照药物治疗结局指标（即降低终末期肾脏病风险、提高生活质量；降低血清肌酐、延缓 eGFR 下降，减少尿蛋白排泄；控制血压、改善血尿、纠正贫血、纠正钙磷代谢紊乱和酸中毒等），以及"循证为主、共识为辅、经验为鉴"的原则对目前临床上使用的中成药进行了遴选，最终对治疗 CKD 3～5 期（非透析）的 9 个品种中成药进行了相关推荐，包括尿毒清颗粒、肾衰宁胶囊、肾康注射液、海昆肾喜胶囊、百令胶囊、金水宝胶囊、黄葵胶囊、肾炎康复片和生血宁片。结合我们的临床经验，本节将对此指南在老年 CKD 患者中的应用进行一个粗浅的解读。

该指南主要应用于 CKD 3～5 期（非透析）的患者，指南认为降低血清肌酐水平、延缓 eGFR 下降和 CKD 进展，可以在现代医学规范治疗基础上选用尿毒清颗粒、肾衰宁胶囊、肾康注射液、海昆肾喜胶囊、百令胶囊或金水宝胶囊治疗。根据每个药物的组方不同，尿毒清颗粒主要适用于身重乏力、食欲缺乏、恶心欲呕、脘腹胀满、肢体麻木、舌暗苔腻（脾虚湿浊血瘀证）的患者，但应慎用于便溏的患者。肾衰宁胶囊则推荐大便偏干的 CKD 患者使用，但不建议用于便溏、腹胀、胃脘怕冷（脾胃虚寒）者，也不建议与其他含大黄的制剂合用。肾康注射液主要适用于面色晦暗、舌质紫暗有瘀点瘀斑（血瘀证）的患者。海昆肾喜胶囊主要适用于苔白、口黏（湿浊证）患者，慎用于便溏（脾肾两虚）的患者。百令胶囊或金水宝胶囊主要适用于夜尿多、腰酸痛、易感冒、乏力等（肺气虚或肾虚）的患者。对于虚实夹杂的患者，百令胶囊或金水宝胶囊亦可与上述具有排毒作用的任何一种药物联合使用，起到扶正祛邪作用。对于肾性贫血伴有铁代谢异常的患者可以使用生血宁片治疗，也可在使用促红细胞生成素（EPO）的基础上，与铁剂合用或单独使用生血宁片，可有效提高患者的血红蛋白水平。

从现代医学研究的观点来看，这些药物的治疗靶点和适应证是有所不同的。我们的经验：①百令胶囊或金水宝胶囊降低血清肌酐的作用有限，但对于体质虚弱的患者，增强免疫力的效果还是不错的；海昆肾喜胶囊对于血清肌酐在 200 μmol/L 以下的患者具有一定的疗效，但当血清肌酐 > 200 μmol/L 时，最好使用尿毒清颗粒和肾衰宁胶囊；肾康注射液难以在门诊使用，但对于 A on C（即在 CKD 基础上发生 AKI）的患者具有良好的降低血清肌酐水平的作用。当然，如果在用药时能根据患者的具体情况按照上面的分层进行辨证施治，则效果会更好。

需要注意的是尿毒清颗粒和肾衰宁胶囊均为含大黄成分的制剂。由于含有鞣质成分，大黄制剂能与口服的青霉素类、头孢菌素类、氨基糖苷类、氯霉素类、四环素类、大环内酯类、利福霉素类等抗菌药物结合，使这些药物难以吸收而降低或失去抗菌活性；也可引起胰酶、胃蛋白酶、多酶片等酶制剂的蛋白质变性或失效，此外，鞣质还可以使铁剂失效，与枸橼酸铋钾等含有大量金属离子的药物在胃肠道结合成难以吸收的沉淀物而降低疗效，与维生素 B 结合而阻止机体吸收等，因此，在服用含大黄的药物时，最好与其他药物间隔 2 小时以上。此外，老年 CKD 患者的伴发疾病较多，病情复杂，往往需要使用多种药物治疗，因此，还要特别注意中成药与其他药物之间相互作用的问题。

对于 CKD 合并蛋白尿的患者，指南建议选用黄葵胶囊和肾炎康复片，以减少尿蛋白水平。黄葵胶囊主要适用于舌苔黄腻（湿热证）的患者，慎用于便溏（脾肾两虚）的患者。肾炎康复片适用于神疲乏力、腰膝酸软、口干、咽干、手足心热、头晕耳鸣（气阴两虚、脾肾不足证）的患者。我在临床上也经常使用这两种药物，对于非大量蛋白尿的患者均具有一定的疗效，但需要注意的是黄葵胶囊偏寒性，不少老年人不太耐受此药物，在使用过程中应该注意随访和调整使用。肾炎康复片比较中性，但降蛋白的幅度有限，可以在治疗的维持阶段使用。当然肾炎舒、益肾化湿颗粒等中成药也可以降低尿蛋白的水平，但因目前的临床循证证据较少，未能纳入此指南之中。

由于没有检索到中成药治疗对血尿、高血压等 CKD 进展危险因素具有明显影响的相关文献，该指南对此方面未进行相关推荐。事实上，在临床上对于老年 CKD 患者血尿的诊治需要特别慎重，因为老年人的血尿有很大的概率是泌尿系统肿瘤所致，因此，对于老年 CKD 患者的血尿，尤其是突发血尿，或带有血丝或血块的血尿，或尿红细胞形态正常的血尿，一定要注意追查和随访，警惕可能发生的泌尿系统的相关肿瘤，不宜仅采用中成药进行对症处理，以免贻误诊治。老年 CKD 患者的高血压通常需要多种药物联合使用才能得到控制，具体可见本书的相关章节。

本节要点

◇ 中成药在老年 CKD 患者中应用较多，临床上应注意需要在现代医学规范治疗的基础上选择使用对症的中成药。

◇ 辨证施治是中药使用的基本原则，临床上使用中成药应该注意每种药物所对应的适应证。

◇ 中成药治疗 CKD 虽有一定的优势，但循证医学证据较少，医师在处方使用这类药物时需要让患者了解情况。

参考文献

1. 李平，谢院生，吕继成，等. 中成药治疗慢性肾脏病 3~5 期(非透析)临床应用指南(2020 年). 中国中西医结合杂志，2021，41 (3)：261－272.

2. Stevens P E, Levin A, Kidney Disease: Improving Global Outcomes Chronic Kidney Disease Guideline Development Work Group. Evaluation and management of chronic kidney disease: synopsis of the kidney disease: improving global outcomes 2012 clinical practice guideline. Ann Intern Med, 2012, 158 (11): 825－830.

3. 严美花，吕继成，谢院生，等. 治疗慢性肾脏病 3~5 期(非透析)中成药临床应用的专家问卷调查分析. 中国中西医结合肾病杂志，2020，21 (12)：1047－1050.

4. 喻佳洁，高学敏，李平，等. 中成药标准化指南制订的思考与建议：以慢性肾脏病为例. 中国循证医学杂志，2019，19 (12)：1477－1480.

5. 杨光，程庆砾，刘胜，等. 肾康注射液治疗老年慢性肾脏病的疗效及安全性分析. 中华保健医学杂志，2010，12 (2)：97－99.

34. 运动康复是老年慢性肾脏病治疗的重要手段

慢性肾脏病（CKD）因微炎症状态、氧化应激、代谢性酸中毒和尿毒素等相关因素对骨骼肌结构和功能具有负面影响，其可促进肌肉蛋白质分解代谢和消耗，导致肌肉容积减少和力量减弱，可能出现相关功能障碍。此外，对 CKD 治疗和预后的担忧、抑郁或害怕运动导致受伤，以及"好好休息"的医嘱等原因都强化了患者久坐或减少体力活动的行为，从而导致 CKD 和衰弱、功能障碍之间的恶性循环，逐渐损害患者的身心健康和生活质量。随着肾功能的下降，患者的运动锻炼进一步减少。研究发现久坐和体力活动减少与 CKD 的不良临床结果和较差的生活质量相关，并与 CKD 的发病率和死亡率风险增加有关。近年来，来自观察性研究和运动干预的数据表明增加身体活动水平可能会给 CKD 患者带来一系列益处，包括延缓肾功能下降，改善身体功能状态和生活质量、减少心血管疾病的风险等。一项荟萃分析对 13 项 RCT 研究结果的分析发现与对照组相比，运动康复疗法可以使 CKD 患者的肾小球滤过率（GFR）平均增加 2.6 mL/（min·1.73 m²），收缩压平均降低 5.6 mmHg，舒张压平均降低 2.9 mmHg，体重指数平均降低 1.3 kg/m²。另外一项研究结果显示 12 个月的常规力量或平衡训练结合耐力训练可以改善或维持 CKD 3~5 期患者的整体和肌肉耐力和力量，使尿白蛋白减少了 33%，对延缓 CKD 的进展产生了有益影响。

与青年的 CKD 患者比较，老年 CKD 患者的机体功能障碍更为明显。一项研究对平均年龄为 67 岁、尚未开始透析的 CKD 3b~

5 期患者的机体功能指标的分析发现他们的耐力、肌肉力量、平衡和精细运动功能均明显受损，其中步行能力、等长股四头肌力量、平衡和精细运动功能与 GFR 下降相关，提示晚期 CKD 的老年患者常伴有一定的衰弱情况。衰弱是指老年个体因生理储备下降而出现抗应激能力减退的非特异性状态，主要包括体重下降、虚弱、运动耐力下降或疲劳、行动迟缓，活动能力下降等。我科曾调查了老年 CKD 患者衰弱的情况，结果发现在 66～78 岁的老年 CKD 患者中，衰弱早期及衰弱期的发生率分别为 35.2% 和 29.6%。衰弱与年龄呈正相关，与 BMI 和 eGFR 呈负相关。随着 CKD 的进展，衰弱的发生率明显增加。与 eGFR ≥ 60 mL/（min · 1.73 m^2）的 CKD 患者相比，eGFR < 45 mL/（min · 1.73 m^2）和在 45～59 mL/（min · 1.73 m^2）的老年 CKD 患者衰弱的发生率分别增加了 2.02 倍和 1.84 倍。衰弱症可大大增加老年 CKD 患者住院、跌倒及死亡风险，是老年 CKD 患者预后不良的独立危险因素。

肌肉减少症是老年人发生衰弱的病理基础，研究表明单独使用抗阻力训练或与营养干预相结合可以改善 CKD 患者的肌肉减少症。对 14 项基于抗阻力训练研究和 5 项营养加抗阻力训练干预研究的结果分析发现，CKD 患者的肌肉力量随着训练干预时间的延长而明显增加，肌肉质量的增加则需要增加抗阻力训练的强度和渐进性负荷才能获得。与肌肉力量和肌肉质量不同，身体功能表现很容易通过各种康复运动得到改善。

老年 CKD 衰弱的防治是一个多维度的综合性工作，除了营养治疗和必要的药物治疗之外，规律的运动康复训练可以提高老年 CKD 患者肌肉力量、改善平衡和协调能力，延缓和改善 CKD 带来的继发性功能障碍、维持患者独立的运动能力及日常生活活动能力、维持社会参与能力、预防跌倒和活动受限带来的并发症，降低心血管疾病风险，降低跌倒发生风险，改善生活质量。此外，老年 CKD 患者比没有 CKD 的患者更容易出现认知障碍。一项研究对年龄在 65 岁以上的 CKD 3~4 期患者进行运动训练并持续 24 周，采用韦氏记忆量表测量了患者在基线和 24 周随访时一般和特定的认知功能（记忆、注意力、执行力和语言）。结果发现与只接受一般护理的对照组患者比较，24 周的运动干预显著改善了老年 CKD 患者的记忆功能。这项随机对照试验的结果表明体育锻炼可能是预防老年 CKD 患者认知能力下降的一种有用的非药物治疗策略。当然，老年 CKD 实施康复训练并非易事，在实施过程中需要注意以下几个方面的问题。

（1）鼓励和教育。中国传统观念通常认为老年人患病后需要静养，甚至卧床休息，不少老年人和家属对运动康复训练有一定的抵触情绪。传统的观念认为运动可增加尿蛋白量、继而可能损害肾功能，许多临床医师也认为患者患肾脏病后需要静养，不推荐患者参加任何运动。事实上，一项随机临床试验对非透析 CKD 患者进行低强度体育锻炼的运动干预后发现，与不运动的对照组患者比较，运动干预组患者的 GFR 或蛋白尿水平并无明显差异，但运动干预组患者的峰值耗氧量、功能能力、上肢力量、血红蛋白水平和生活质量均有明显的改善，提示低强度体育锻炼对肾功能并没有负面影响，相反，其提高了有氧能力和机体功能，对生活质量产生了积极影响。因此，这方面需要医护人员对患方进行宣传教育，让患者和家属了解康复的重要性和给患者及家庭带来的好处。鼓励老年 CKD 患者的家人、朋友、同事等对患者的康复运动给予精神或物质上的帮助和支持。

（2）状态的评估。在老年 CKD 患者进行康复前，需要对老年患者的临床状态、合并症、心肺功能、肌力、平衡、认知功能、感官功能、沟通能力、抑郁情况和生活质量等方面进行综合评估，从而帮助制定个体化的康复目标及运动策略。以上各方面的评估均有相关的评估量表，如运动能力评估常用 6 米步速测试（老年人步速正常值应≥0.6 m/s），生活质量评估采用健康调查简表（SF-36）等，也可以采用老年综合评估方法，可参见本书的相关章节。

（3）适度的运动训练方案。为老年 CKD 患者制定适度的运动训练方案是康复中最重要的环节。目前，肾脏病专科医师和相关人员尚缺乏关于身体活动/运动处方和干预措施的培训和知识。最近，中国康复医学会肾脏病康复专业委员会发布了《慢性肾脏病患者功能评估及康复服务规范》，对此方面进行了规范和指导。一般而言，老年 CKD 患者多合并心肺功能、肌力、平衡能力下降，跌倒及骨折风险增加，因此，应遵循量力而行、循序渐进的原则，即运动需从低强度开始，逐步增加运动强度。此外，运动康复训练需要持之以恒，至少需要 1~2 个月的运动训练才能出现基本功能的改善，6 个月~1 年才可出现明显的改善效果，而且一旦运动训练中止，机体相关功能就会在数周内快速"回到解放前"。因此，根据患者的具体情况请康复科专科医师制定出包括运动类型、运动强度、运动频率及运动持续时间 4 个方面的个体化运动处方十分重要。

　　康复运动一般包括有氧训练、抗阻力训练和柔韧性训练等形式。有氧训练，如慢跑、健走、蹬车等可以改善氧合能力、心脏输出指数、6 米行走的距离、步速和总体机能状态。抗阻力训练，如俯卧撑、哑铃、杠铃，可以改善肌肉强度、步速、力量和总体机能状态。柔韧性训练，如瑜伽、太极拳、八段锦等可通过柔和的肌肉拉伸和慢动作练习来增加老年患者肌肉的柔韧性及关节活动范围，减少跌倒风险。

　　所有的训练强度需要根据患者的基线状态来制定。若患者基线状态为"坐着不动"，那么就可以先让患者每日运动 20～30 分钟，走 3000～3500 步；若患者基线为"很少的体力活动或基本不运动"，可以先让患者每日运动 30～60 分钟，走 3000～4000 步；患者平时只有零星的体育活动，则每日可运动 30～90 分钟，步行目标在 5400～7900 步，循序渐进后达到中等强度运动的目标。虽然这些低强度的运动不能达到训练心肺耐力的目的，但可以延缓老年 CKD 个体的功能性残疾、提升生活质量。

　　中等强度有氧运动包括蹬车、快走、跳健身操、跳舞、游泳等，每日 20 分钟（如果不能坚持 20 分钟，可在运动间期休息 3～5 分钟），每周 3～5 次，达到患者最大心率的 55%～90%，即在运动时感觉到稍累，但尚未达到精疲力竭的状态。中等强度的抗阻力训练包括俯卧撑、哑铃等运动，开始时以低负荷为主，即训练后以不引起肌肉明显酸痛为度，此后逐渐增加。中等强度是最少每组训练重复 10～15 次，渐增到 2～4 组，每组之间休息 2～3 分钟；选择 8～10 种不同的运动来训练主要的肌肉群。推荐老年 CKD 患者每周进行 5～7 次的柔韧性训练（如太极拳、八段锦、瑜伽等），强度以拉伸至感觉到肌肉拉紧或轻微不适为宜，保持拉伸 30～60 秒，每次 10～20 分钟，柔韧性训练可与有氧运动或抗阻力运动结合。

当老年 CKD 患者伴有严重水肿、血压不稳定（如血压超过 180/100 mmHg 或血压 < 90/60 mmHg 或有明显的直立性低血压）、伴有严重的心肺疾病、运动相关的肌肉痉挛或关节疼痛、有新发静脉血栓等情况时应该暂缓进行运动康复训练，在以上状态调整好后再进行相关康复训练。服用血管扩张剂等降压药物（如 α 受体阻滞剂、钙通道阻滞剂）的患者在运动后常需要较长的休息期。

老年 CKD 患者的康复训练越早越好，透析前实施运动干预比透析后实施可以提供更长时间的非衰弱状态，也更容易实施。当透析开始后，身体机能的恶化速度往往比较快，运动也会受到一定的限制。尽管透析患者在非透析时间可以使用带瘘的手臂进行运动，但仍有一定的风险。虽然液体潴留于腹腔内不是锻炼的禁忌，但腹膜透析患者腹内透析液对运动可能造成一定的影响。

当然，除了运动康复训练之外，老年 CKD 患者心理功能障碍的康复治疗、认知行为疗法、康复音乐治疗、康复辅助器具等均可改善患者的整体健康水平。此外，近年来兴起的远程康复模式采用虚拟现实技术进行运动训练，与传统运动模式相比可增加康复运动的趣味性，患者可以在家进行相关的训练和锻炼，提高患者的依从性，具有良好的应用前景。

本节要点

◇ 老年 CKD 患者的康复训练可以提高患者日常生活活动能力、

减少相关并发症、延缓老年个体的功能性残疾、改善患者的生活质量。

◇ 老年 CKD 患者的康复训练需要对患者和家属进行教育和鼓励、进行严谨的评估和制定个体化的康复训练方案。

◇ 老年 CKD 患者的康复训练越早越好，透析前实施运动干预比透析后实施可以提供更长时间的非衰弱状态，也更容易实施。

参考文献

1. WILUND K R, THOMPSON S, VIANA J L, et al. Physical activity and health in chronic kidney disease. Contrib Nephrol, 2021, 199: 43 – 55.

2. HELLBERG M, HÖGLUND P, SVENSSON P, et al. Decline in measured glomerular filtration rate is associated with a decrease in endurance, strength, balance and fine motor skills. Nephrology(Carlton), 2017, 22 (7): 513 – 519.

3. MALLAMACI F, PISANO A, TRIPEPI G. Physical activity in chronic kidney disease and the exercise introduction to enhance trial. Nephrol Dial Transplant, 2020, 35(Suppl 2): Ⅱ18 – Ⅱ22.

4. VILLANEGO F, NARANJO J, VIGARA L A, et al. Impact of physical exercise in patients with chronic kidney disease: sistematic review and meta-analysis. Nefrologia (Engl Ed), 2020, 40 (3): 237 – 252.

5. CLARKSON M J, BENNETT P N, FRASER S F, et al. Exercise interventions for improving objective physical function in patients with end-stage kidney disease on dialysis: a systematic review and meta-analysis. Am J Physiol Renal Physiol, 2019, 316 (5): F856 – F872.

6. SAREL E, NACASCH N, ROZENBERG I, et al. The efficacy of rehabilitation for elderly chronic kidney disease patients: a retrospective, single-center study. Aging Clin Exp Res, 2022, 34 (6): 1399 – 1406.

7. 中国康复医学会肾脏病康复专业委员会，中关村肾病血液净化创新技术联盟肾康复专业委员会，中国医师协会康复医师分会肾康复专业委员会. 慢性肾脏病患者功能评估及康复服务规范. 中华全科医学, 2021, 19 (12): 1983 – 1988.

8. NOOR H, REID J, SLEE A. Resistance exercise and nutritional interventions for augmenting sarcopenia outcomes in chronic kidney disease: a narrative review. J Cachexia Sarcopenia Muscle, 2021, 12 (6): 1621 – 1640.

9. OTOBE Y, YAMADA M, HIRAKI K, et al. Physical exercise improves cognitive function in older adults with stage 3-4 chronic kidney disease: a randomized controlled trial. Am J Nephrol, 2021, 52 (12): 929 – 939.

10. UCHIYAMA K, ADACHI K, MURAOKA K, et al. Home-based aerobic exercise and resistance training for severe chronic kidney disease: a randomized controlled trial. J Cachexia Sarcopenia Muscle, 2021, 12 (6): 1789 – 1802.

老年共病的肾脏保护

35. 老年患者肾脏病治疗应力求维持人体内环境稳态

环境是人类赖以生存和发展的必要条件，外环境是指机体直接生存的环境，包括自然环境和社会环境。机体的内环境则是指人体内绝大部分细胞直接接触的细胞外液，内环境的稳态（homeostasis）对细胞生存及维持细胞正常生理功能十分重要。

正常成年人的体液约占体重的60%，其中40%分布在细胞内（即细胞内液），另外20%分布于细胞外（即细胞外液）。细胞外液是细胞生存和活动的直接环境，也就是人体的内环境。细胞外液中组织液约占15%，血浆约占5%，还有少量的淋巴液、脑脊液等，其理化性质包括各种化学成分、离子、温度、酸碱度、渗透压等。正常情况下，内环境的理化性质相对恒定，但并非固定不变，而是在一定范围内可以变动但又保持相对稳定，即动态平衡。"可变"是因为机体外界环境的变化可以使内环境产生扰乱与波动；"稳定"则是因为机体存在自身调节，使内环境的理化性质只在很狭小的范围内发生变动。

外环境可以扰动人体内环境，但对于每个个体而言，外环境中自然环境是难以改变的，需要整个人类社会的努力。有研究表明雾霾可能是近几年膜性肾病明显增多的诱因之一，但雾霾的整治不是医学和个体所能对付得了的事情。外环境中社会环境也有可能改变老年肾脏病诊治的状况，如老年人医疗保险问题、老年人文关怀问题等。本节主要讨论的是老年肾脏病患者内环境的稳定，即通过人体的自身调节来保持人体内环境的稳定。

内环境中各种理化因素（如离子、温度、酸碱度、渗透压等）保持相对稳定状态称为内环境稳态。内环境稳态不但是保证细胞、组织、器官功能正常进行的必须条件，也是维持各种生命活动的必需条件。人体内环境各种成分都有正常值，正常状态下，机体通过调节作用，使各器官、系统协调活动，共同维持内环境处于相对稳定的状态。

从器官层面而言，人体的稳态不可避免与肾脏功能相关。肾脏可以调节钠和水稳态、钾及酸碱稳态、有机阳离子和阴离子及二价阳离子和磷酸盐稳态。肾脏是人体保持内环境稳定最重要的器官，担负着维持内环境稳定的最重要的责任。可以毫不夸张地说，体液的组成不是由口腔或肠道吸收的内容决定的，而是由肾脏所保存的内容来决定的。正常的肾脏可以排出人体过多摄入的水、钠、钾等重要物质而维持生命处于正常状态。此外，在肾脏中各种固有细胞之间的相互作用也是通过细胞间的内环境交流而实现的。在急性肾损伤（AKI）时，储存在肾乳头部位的肾组织干细胞被激活，其分泌的一些细胞因子可以帮助修复受损的肾小管上皮细胞。一旦此内环境被破坏，细胞之间的相互作用也会受到明显的不良影响。

从细胞层面来说，上皮细胞在维持内环境稳态中发挥了关键作用。除了上皮屏障在分离内、外环境方面的基本作用外，上皮屏障还维持体内重要器官的营养、液体、电解质和代谢废物的平衡。在脓毒症期间，黏膜屏障的破坏、肠道微生物菌群的改变和微生物易位等可能导致全身炎症，从而进一步改变宿主的免疫和代谢稳态。这种稳态的改变可能会促进 AKI 的发展，而当 AKI 发生时，炎症介质和代谢产物的清除率会减少，这将导致进一步的肠道损伤和黏膜屏障的破裂。因此，维持人体内环境稳态对肾脏病的诊治具有非常重要的意义。

当然，人体是有机联系的一个整体，肾脏只是维护内环境稳态的一个方面。一般而言，人体内环境的稳定主要是通过以下 3 种方式来调节的。

（1）通过神经系统的活动对机体生理功能进行的调节。这主要是通过反射活动来实现的，是机体最主要的调节方式。反射是指在中枢神经系统的参与下，机体对刺激产生的规律性的反应，反射活动必须经过反射弧来完成。神经调节的特点是反应迅速、精确，但作用局限而短暂。在临床上我们经常遇到的"白大褂高血压"现象就是一种神经调节方式，当患者进入医院时血压升高，离开医院后血压就会降至正常。因此，对于这类人员，临床医师应给患者留出观察的时间，不宜贸然进行任何降压的处理，以免发生低血压等不良事件。

（2）体内某些特殊的化学物质（激素、生物活性物质、代谢产物等）通过体液运输途径对机体功能活动进行的调节，即体液调节。体液调节根据调节的范围分为全身性体液调节和局部性体液调节两类。体液调节的特点是反应相对迟缓，但作用范围广泛，持续时间较长。全身性体液调节是指内分泌腺或内分泌细胞分泌的激素，通过血液循环或体液途径运送到相应的靶器官或靶细胞，对其功能活动进行的调节。由于内分泌腺和内分泌细胞的活动直接或间接地受神经系统的调节，故这类体液调节可视为神经调节的一个传出环节，称之为神经－体液调节。低血糖的体征和症状包括自主神经反应早期出现的症状和中枢神经反应后出现的症状，自主神经系统的体征和症状是由交感神经系统对低血糖的反应所分泌儿茶酚胺引起的，如出冷汗、心悸、手指震颤和强烈的饥饿感。如果低血糖得不到及时治疗或恶化，则中枢神经系统因缺糖而出现进一步的相关症状和体征，如头痛、行为异常、抽筋、意识减退、昏迷等。值得注意的是，不少合并糖尿病的老年慢性肾脏病（CKD）患者可能发生自主神经系统紊乱，即使患者发生了低血糖，也可能不会出现上述自主神经体征症状，低血糖状态可能会被忽视，低血糖的危害可能延长，因此，老年人及时进行相关化验检查是非常重要的。局部性体液调节是指某些散在的内分泌细胞或其他具有分泌功能的细胞，在所处环境因素变化时，分泌的激素或其他生物活性物质，经组织液扩散到相邻细胞，对自身（自分泌）或相邻细胞（旁分泌）功能活动的调节状态。

（3）通过人体的免疫系统反应进行免疫调节。人体免疫系统主要功能有：①免疫防御，即抵御病原体及其毒性产物侵犯，使人免患感染性疾病。若免疫防御功能过于亢进，则发生超敏反应；免疫防御功能过于低下，则发生免疫缺陷病。②免疫自稳，即识别衰老和死亡的细胞，并从体内清除出去，以保持机体的稳定。

当机体的免疫自稳功能异常时，则可能发生自身免疫性疾病。③免疫监视，即识别、杀伤并及时清除体内突变细胞，防止肿瘤的发生。老年患者可出现免疫衰老，而 CKD 尤其是终末期肾病患者的细胞免疫和体液免疫功能均明显受损，但主要以细胞免疫功能受损为主，主要表现为 T 淋巴细胞亚群的变化。T 淋巴细胞是最重要的免疫细胞，其主要功能是介导细胞免疫、调节机体的免疫功能，是介导适应性免疫应答的主要细胞。因此，对于老年 CKD 患者应该注意监测免疫功能的改变，在使用各种免疫调节剂或免疫抑制剂时要事先评估患者的免疫功能，尤其是 T 淋巴细胞的功能，避免导致老年患者的自身免疫调节功能失衡。

人体内环境的相对稳定是细胞进行正常生命活动的必要条件，机体必须将多变的内环境不断地通过多种调节途径使其在组成成分、相互比例、酸碱度、温度、渗透压等方面保持相对稳定，即保持稳态。当然，稳态是一种相对的、动态的稳定状态，内环境的各项指标都必须经常维持在一个正常范围内，既不能过高，也不能过低。由于机体对稳态进行调节的能力是有限的，当外界环境变化过于剧烈或人体自身的调节功能出现障碍时，内环境稳态就会遭到破坏，内环境中各种成分的含量就会偏离正常值，内环境稳态的破坏或失衡将会引起机体功能的紊乱而出现疾病。临床治疗就是通过物理、化学等手段将失衡的内环境调整至相对正常的水平，重新实现机体内环境稳态。譬如，临床上对于危重患者使用血液净化治疗来稳定遭到剧烈破坏的机体内环境，以维持水电解质和酸碱的平衡。临床上持续血液滤过等治疗方案可以连续、缓慢、等渗地清除体内过多的液体，促进组织水肿消退，维持细胞内外渗透压的稳定；还可通过调整置换液成分很好地控制机体的电解质和酸碱平衡、控制高分解代谢；持续的血液滤过还可通过清除炎症介质、降低体温、保证静脉营养等来改善机体内环境。

然而，在临床诊治过程中，我们一定要认识到生命体的自我调节、自我生长、互补、更新、自给才是生命活力的重要表现，是实现内环境平衡的重要基础。在各种治疗过程中一定要重视人体自身的修复功能，尽量减少不必要的医学干预。在治疗过程中，要时刻注意尽可能不干扰人体内稳态完全集。内稳态完全集是指在人体各子系统平衡基础上形成全身超级稳态系统。超级稳态是一个比较脆弱的平衡系统，一个很小的改变就可能导致平衡的坍塌，所以任何破坏、干扰人体超级稳态的医学干预都是不可取的，尤其是老年患者的内环境稳态基础十分脆弱，过度干预反而得不偿失，这在老年医学的临床实践过程中是被反复验证过的经验和教训。在血液净化治疗过程中，能否维护人体内环境的平衡，人体的自然力能否正面接受外界的干预，也完全取决于医学干预是维护还是破坏人体超级稳态的体内平衡。因此，在临床上着眼于人体内环境的稳定与平衡，是实现医学干预与人体自然力平衡的关键点，这不仅需要高超的医疗技术水平，更重要的是需要临床医师对每一位老年肾脏病患者的具体情况进行个体化的诊治，尽量避免过度治疗。

本节要点

◇ 人体内环境与机体的稳态是维持人体健康的基础，肾脏本身是维持人体内环境稳态的重要器官。

◇ 老年肾脏病患者的内环境与机体的稳态系统相对比较脆弱，在疾病状态下建立起的人体超级稳态系统容易被破坏或扰乱。

◇ 老年肾脏病谨防过度治疗，以免破坏或干扰老年人的人体超级稳态系统。

参考文献

1. 王庭槐. 生理学. 北京：人民卫生出版社，2019：8-13.

2. HOENIG M P, ZEIDEL M L. Homeostasis, the milieu interieur, and the wisdom of the nephron. Clin J Am Soc Nephrol, 2014, 9 (7)：1272-1281.

3. DELPIRE E, GAGNON K B. Water homeostasis and cell volume maintenance and regulation. Curr Top Membr, 2018, 81：3-52.

4. 温静，程庆砾，马强，等. 肾组织干细胞对人肾小管上皮细胞损伤修复的作用. 北京大学学报(医学版)，2013，45 (4)：619-624.

5. PARRISH A R. The impact of aging on epithelial barriers. Tissue Barriers, 2017, 5 (4)：e1343172.

6. 杨光，程庆砾，李春霖，等. 高糖减弱肾组织干细胞条件培养液对缺氧损伤肾小管上皮细胞的修复作用. 北京大学学报(医学版)，2017，49 (1)：125-130.

7. ZHANG J, ANKAWI G, SUN J, et al. Gut-kidney crosstalk in septic acute kidney injury. Crit Care, 2018, 22 (1)：117.

8. KUCZKOWSKI A, BRINKKOETTER P T. Metabolism and homeostasis in the kidney：metabolic regulation through insulin signaling in the kidney. Cell Tissue Res, 2017, 369 (1)：199-210.

9. AGNATI L F, MARCOLI M, LEO G, et al. Homeostasis and the concept of 'interstitial fluids hierarchy'：relevance of cerebrospinal fluid sodium concentrations and brain temperature control. Int J Mol Med, 2017, 39 (3)：487-497.

10. SEIFTER J L. Body fluid compartments, cell membrane ion transport, electrolyte concentrations, and acid-base balance. Semin Nephrol, 2019, 39 (4)：368-379.

36. 老年人脓毒症伴发急性肾损伤需及时诊治

脓毒症定义为宿主对感染反应失调导致的危及生命的器官功能损害的临床综合征，全身感染相关性器官功能衰竭评分（sepsis related organ failure assessment，SOFA）≥2 分。感染性休克定义为循环功能衰竭，经过充分的液体复苏后，需给予血管活性药才能维持平均动脉压（MAP）≥65 mmHg，同时血乳酸水平 >2.0 mmol/L。我院的一项回顾性研究显示 81% 的老年患者急性肾损伤（AKI）是由感染引起的脓毒症所致。脓毒症可通过肾脏缺血、低灌注、肾内血流重新分布等肾脏血流动力学异常、炎症反应和自噬等病理生理机制而导致发生 AKI。

根据脓毒症引发 AKI 的机制，应在第一时间集中处理的患者治疗问题主要在以下几个方面。

（1）监测血乳酸水平的变化。血乳酸水平增高提示机体组织存在低灌注或缺氧的问题，血乳酸水平持续增高是脓毒血症患者预后不良的重要标志。如果初始测量血乳酸水平大于 2.0 mmol/L，应重复测定，重复测定血乳酸水平仍大于 2.0 mmol/L，应特别注意患者是否存在组织细胞缺氧的问题。组织细胞缺氧的主要原因是感染性休克引起的机体微循环障碍，提升血压、改善微循环是治疗的首要措施。目前感染性休克的液体复苏是以血压或平均动脉压的恢复作为监测指标的，但部分感染性休克患者在血流动力学复苏后仍存在持续性氧代谢障碍，此时对血乳酸水平变化的监测可以提示组织灌注的情况，以指导临床上血管活性药物的正确使用。此外，老年人的感染多为肺部感染或合并有肺部感染，非常容易出现气管或支气管的痰液堵塞而引起全身缺氧，第一时间改善通气和氧合状态也是防止 AKI 持续进展的重要措施之一。需要注意的是高乳酸血症并不总是反映组织器官的低灌注，如老年患者大多伴有糖尿病，在肾功能不全的情况，服用二甲双胍类降糖药物也可能会引起血乳酸水平的增高，因此，在临床上应该注意进行甄别。

（2）尽快复苏和纠正低血压。指南建议在脓毒症早期快速给予 30 mL/kg 的晶体液静脉输注以进行容量复苏，但此剂量在临床上的依从性较差，尤其是对于老年患者。研究发现老年患者采用剂量为 20 mL/kg 以上的晶体液静脉输注更容易被临床采纳，即使如此，此阶段仍需要密切监测患者心功能的变化，尤其是 B 型利尿钠肽（B-type natriuretic peptide，BNP）、N 末端 B 型利尿钠肽原（N-terminal pro-B-type natriuretic peptide，NT-proBNP）及中心静脉压的改变，防止输液过快导致老年患者心力衰竭的发生或加重。在感染性休克的早期阶段，血容量不足和心排血量降低往往占主导地位，但在感染性休克晚期，内皮和凝血功能障碍可引起微循环的严重改变，组织再灌注难以实现。如果患者在液体复苏后仍存在低血压，应尽快使用血管活性药物维持 MAP 至少大于 65 mmHg。我们的研究发现将老年人的 MAP 维持在 80 mmHg 以上有助于 AKI 的恢复。对于大多数休克患者而言，小剂量的去甲肾上腺素 [≤0.3 μg/(kg·min)] 能有效提升动脉压，不良反应较少；较大剂量的去甲肾上腺素 [>0.3 μg/(kg·min)] 会使内脏微血管出现明显的收缩，减少内脏和肾内血流量，组织缺血、缺氧的不良反应明显增加，故不宜盲目增加去甲肾上腺素的剂量。

如有需要，可以添加正性肌力药（如多巴酚丁胺）增加心排血量以满足组织的需求。当单独使用去甲肾上腺素不足以达到足够的MAP 目标（65～80 mmHg）时，还可以加用非儿茶酚胺类血管加压药，如血管升压素或血管紧张素-Ⅱ等药物。当然，过多的血管收缩药物必然会导致微循环障碍，此时需要监测血乳酸水平的变化，必要时可以联用改善微循环的药物，如盐酸消旋山莨菪碱注射液（即654-2 注射液，可以 5～10 mg 静脉推注数次，也可以在严密监测下以 10 mg/h 的速度连续静脉泵入数小时）。使用血管活性药物时一定要纠正酸中毒，因为在严重酸中毒时，心肌及周围血管对儿茶酚胺的反应性降低，药物的抗休克能力明显下降。此外，还应特别注意使用去甲肾上腺素需要中心静脉置管。在没有中心静脉置管时，可以应急使用多巴胺注射液，但在老年人或CKD 患者中，小剂量多巴胺并没有肾脏保护作用，反而可以引起肾内阻力指数增高，影响 AKI 的治疗效果。

（3）使用广谱抗生素。脓毒症的治疗离不开积极的抗感染治疗。老年患者感染性休克抗生素治疗总体原则：①尽量早期使用。脓毒症诊断后 1 小时以内使用抗生素可明显降低 AKI 发生率和患者的病死率。② 使用强效、广谱抗生素。最好能涵盖所有可能的致病原（常见细菌、耐药细菌、真菌），针对最可能的致病原可以联合使用两类药物，做到"重拳出击"。每日评估感染的体征和症状，在可行的情况下缩小抗生素治疗范围，优化抗生素的使用对于确保治疗成功、减少抗生素的不良反应及预防耐药性至关重要。③合适的剂量。老年人肝、肾功能常有问题，应注意根据肝肾功能的状况，尤其是肾功能的变化调整抗生素药物剂量。④合适的疗程。

收集适当时间段的相关标本，特别需要注意的是在使用抗生素之前应取得血或相关体液、组织培养标本，以便为随后的精准治疗提供依据。同时，结合降钙素原等感染指标的变化或二代测序等分子诊断方法，优化和缩短抗生素治疗总的持续时间，在临床症状改善后行降阶梯治疗。⑤尽量避免肾毒性药物，如庆大霉素、万古霉素等。一项针对脓毒症患者使用万古霉素的调查发现27.4% 的用药者发生了 AKI，发生时间是在使用万古霉素的第 9 天左右。在用药的第 4 ~ 6 天万古霉素血清谷浓度若 >21.5 mg/L 是发生 AKI 的预测因子，比 AKI 临床诊断提前至少 3 天。因此，如果临床上必须使用万古霉素，则必须监测其药物浓度的变化。

（4）积极的支持对症治疗。老年患者常罹患多种疾病和存在免疫衰老等情况，积极的对症支持治疗非常必要。主要包括补充血浆制品、提供充足热卡等。一般指南建议伴有多器官功能障碍综合征（multiple organ dysfunction syndrome，MODS）患者肠内、肠外营养能量支持为 25 ~ 30 kcal/（kg·d），但是老年 MODS 患者在脓毒症情况下通常表现为食欲不佳，加上使用的药物较多，容量难以控制，此时营养治疗很难达标，因此，在脓毒症急性应激期能量的供应可以采用"允许性低热卡"，即 15 ~ 20 kcal/（kg·d）。我院的临床经验是老年 MODS 患者在此阶段允许性低热卡可在 17 ~ 23 kcal/（kg·d）。然而，在 MODS 患者的休克状态被纠正后，就需要特别注意患者的营养状态，尽量满足患者的营养需求，因为营养不良不仅可以增加患者发生 AKI 和卒中的概率，还与患者死亡率增加明显相关。在诊断为脓毒症的老年人群中，营养不良是预后不良的独立危险因素。

（5）肾脏替代治疗（RRT）。RRT 可控制容量平衡、稳定内环境、清除毒素、清除炎性介质、改善免疫功能等。研究表明早期进行 RRT 治疗可以避免炎性介质的级联效应，重建机体免疫内稳态，阻断各脏器的进一步损害，为进一步救治创造条件。但如何界定 RRT 治疗 AKI 的"早"或"晚"一直是医学界争论的问题。我院在临床工作中应用肾脏超声造影技术来观察、评价肾脏的血流灌注水平，即在应用超声造影剂（六氟化硫微泡）后取双侧肾脏血流灌注的图像，结合后期 QLAB 定量分析软件进行定量分析，获取时间 A 密度曲线（TIC）及相关灌注参数，计算出曲线的达峰时间、达峰强度及曲线下面积来判断肾脏皮质区域的血流灌注水平。根据肾脏皮质区域的血流灌注水平结合临床其他指标综合判断患者的肾脏功能，帮助掌握开始 RRT 的合理时机。在RRT 模式方面，我院的经验为老年 AKI 患者更适合应用延长式间歇性 RRT（PIRRT），血流动力学稳定、安全、有效，可以减少肝素等抗凝剂的使用剂量，减少出血并发症，同时可保障其他药物的治疗，如抗生素、营养支持等。剂量上建议连续性 RRT（CRRT）的治疗剂量为 20 ～ 25 mL/（kg·h），PIRRT 的剂量应达到 30 ～ 35 mL/（kg·h）。对于严重脓毒症患者还可以加用血液灌流器吸附内毒素、炎症因子；或使用可以吸附内毒素的血液滤过滤器，如 AN69、oXiris 等特殊膜材料可以吸附内毒素及细胞因子 TNF-α、IL-6 等。

（6）针对 AKI 病理生理改变的治疗展望。目前对脓毒症性AKI 的治疗主要是以支持性治疗为主，尚没有直接针对 AKI 病理生理学改变的治疗手段。研究发现脓毒症通常以全身炎症和活性氧（ROS）产生增加为特征，特别是组织局部超氧化物的增加。脓毒症诱导的 ROS 可降低体内一氧化氮的生物利用度，介导肾脏微循环发生异常、局部组织缺氧和线粒体功能障碍，从而启动细胞损伤的恶性循环，最终导致 AKI 发生。针对局部的氧化应激反应，目前有采用 N-乙酰半胱氨酸、大剂量维生素 C 进行抗氧化治疗的相关研究，动物实验发现这些药物有助于减少脓毒性 AKI 的发生或发展，但在改善人类脓毒症中氧化应激诱导的器官功能障碍方面似乎并没有明显的效果。最近，我科在国家自然科学基金的资助下，与中国科学院高能物理研究所国家纳米材料重点实验室合作，试制了一种肾靶向的 ROS 响应性纳米药物用于 AKI 的治疗。该纳米药物是将羰基锰（MnCO）负载到中空介孔硅纳米粒子（hMSN）上，并在纳米粒子表面覆盖中性粒细胞膜，在膜的表面插入磷脂酰丝氨酸（PS）进行构建的。该纳米药物通过中性粒细胞膜对炎症部位的趋化性和 PS 与肾损伤分子1（KIM-1）的活性结合可以靶向定位于损伤的肾小管上皮细胞中，MnCO 在损伤部位的 ROS 的刺激下释放微量的一氧化碳气体分子，一氧化碳气体分子已经被证实具有扩张微血管和局部抗炎的作用。我们的初步研究结果也证实该纳米药物对体外培养的肾小管细胞氧化损伤和体内甘油诱导的 AKI 具有良好的保护作用且不良反应较小。我们也冀望今后能开发更多的针对 AKI 病理生理学机制的并能应用于临床的药物，为广大的老年 AKI 患者的治疗带来福音。

本节要点

◇ 脓毒症后 AKI 一旦确诊后需要即刻通过补液、应用小剂量去甲肾上腺素等血管活性药物纠正休克状态，但需要特别注意液体复苏对老年人心功能的影响。

◇ 脓毒症后 AKI 应尽早给予广谱抗生素抗感染治疗，老年人抗生素的使用原则是"重拳出击"，取得疗效后再降阶梯治疗，需注意用药剂量和疗程，慎用肾毒性药物。

◇ 老年脓毒症后 AKI 需要给予合理的营养热卡和对症支持治疗，在恰当的时机进行肾脏替代治疗。

参考文献

1. PATEL S, PURI N, DELLINGER R P. Sepsis management for the nephrologist. Clin J Am Soc Nephrol, 2022, 17 (6)：880 – 889.

2. SHANKAR-HARI M, PHILLIPS G S, LEVY M L, et al. Developing a new definition and assessing new clinical criteria for septic shock：for the third international consensus definitions for sepsis and septic shock(Sepsis-3). JAMA, 2016, 315 (8)：775 – 787.

3. DUGAR S, CHOUDHARY C, DUGGAL A. Sepsis and septic shock：guideline-based management. Cleve Clin J Med, 2020, 87 (1)：53 – 64.

4. 边素艳，曹丰，程庆砾，等. 感染诱发的老年多器官功能障碍综合征诊治中国专家共识. 中华老年多器官疾病杂志, 2018, 17 (1)：3 – 12.

5. CECCONI M, EVANS L, LEVY M, et al. Sepsis and septic shock. Lancet, 2018, 392 (10141)：75 – 87.

6. DE MONTMOLLIN E, TIMSIT J F. How antibiotics stewardship can be safely implemented in patients with septic shock? Semin Respir Crit Care Med, 2021, 42 (5)：689 – 697.

7. ZAMONER W, GONÇALVES PIERRI I, ZANCHETTA CARDOSO EID K, et al. Serum concentration of vancomycin is a diagnostic predictor of nephrotoxic acute kidney injury in septic patients in clinical and surgical wards. Infect Drug Resist, 2020, 13：403 – 411.

8. ABUGROUN A, NAYYAR A, ABDEL-RAHMAN M, et al. Impact of malnutrition on hospitalization outcomes for older adults admitted for sepsis. Am J Med, 2021, 134 (2)：221 – 226.

9. LUMLERTGUL N, SRISAWAT N. The haemodynamic effects of oXiris haemofilter in septic shock patients requiring renal support: a single-centre experience. Int J Artif Organs, 2021, 44 (1): 17-24.

10. OW C P C, TRASK-MARINO A, BETRIE A H, et al. Targeting oxidative stress in septic acute kidney injury: from theory to practice. J Clin Med, 2021, 10 (17): 3798.

37. 药物是老年患者发生肾损伤的重要原因

国内的一项对来自 17 个省（自治区、直辖市）23 所大型医院的 28 万余例住院患者的横断面调查研究发现，在 1960 例被诊断为医院内获得性急性肾损伤（hospital-acquired acute kidney injury，HA-AKI）的患者中约有 37.50% 与药物相关。在这组患者中，大约有 1642 种药物与 HA-AKI 相关，其中抗感染药、利尿剂和质子泵抑制剂是引起药物相关性急性肾损伤的前三类药物，累计占比 66.63%。年龄、AKI 分期、合并的严重疾病、低白蛋白血症等是药物相关性 AKI 患者发生院内死亡的独立危险因素。国外的一项对平均年龄为 68.4 岁的药物相关性肾损伤患者的研究发现 54% 的患者已经诊断为慢性肾脏病（CKD），发病时最常见的症状是无尿或少尿。呋塞米、托拉塞米、氢氯噻嗪、雷米普利、万古霉素、布洛芬和双氯芬酸是引起肾损伤最常见的药物。

老年人常罹患多种疾病，且多数疾病之间相互关联，这种老年多病共患的情况（简称"老年共病"）在临床上常需要应用各种药物来治疗或预防。当同一时段用药超过 5 种以上就称为多重用药。临床上老年人，尤其是高龄老年共病患者多重用药的现象非常普遍，研究发现老年共病患者多重用药的比例高达 50% 左右。

临床上对老年共病的治疗常缺乏统一管理，多重用药或重复用药容易导致用药种类过多、用药剂量过大，明显增加了药物在肾脏排泄的负担。多重用药也很难避免药物间的相互作用，加上老年共病患者的肾功能或肾脏储备功能均明显受损，因此，发生药物性肾损伤的概率就很大。临床上药物性肾损伤主要包括药物引起的 AKI、间质性肾炎、肾内梗阻、酸碱 – 水 – 电解质的失衡等，其中 AKI 在临床上最为常见。国内一项对 2013 年多中心 66 万住院患者的研究发现 AKI 的发生率为 11.6%，其中 40% 与药物相关。我们自己的单中心研究也发现 13.6% 的老年 AKI 确定由药物引起，而与药物可能相关的比例则高达 64%。

药物引起肾毒性的机制主要有近端肾小管损伤和急性肾小管坏死，含有药物及其代谢物的晶体或管型造成肾小管阻塞，药物及其代谢物诱发的间质性肾炎。药物性肾损伤发生的主要原因有药物直接肾毒性、用药剂量过多或错误、对药物间相互作用机制不清和用药指导信息不足等。

药物的直接肾毒性与药物引起肾内血流动力学紊乱、肾小管损伤、炎症、药物在肾内沉积、血栓性微血管病变等相关。常见的肾毒性药物主要有非甾体抗炎药、氨基糖苷类抗生素、磺胺类药物、某些抗病毒药物、化疗药或免疫抑制剂、含碘对比剂、利尿剂、RAS 阻断剂等。非甾体抗炎药、RAS 阻断剂、钙调神经磷酸酶抑制剂、血管活性药等常可以引起肾脏血流动力学异常而诱发 AKI。抗生素、含碘对比剂、氨基糖苷类、铂类、两性霉素、钙调神经磷酸酶抑制剂、阿德福韦、西多福韦、替诺福韦、潘他米丁、膦甲酸、唑来膦酸盐等则可以直接导致肾小管上皮损伤与急性肾小管坏死。阿昔洛韦、环丙沙星、磺胺类、英迪纳韦、福斯卡奈、氨甲蝶呤等药物可产生晶体并在肾内沉积从而诱发 AKI。抗生素（如青霉素、环丙沙星等）、非甾体抗炎药、质子泵抑制剂、H_2 阻滞剂、抗癫痫药、祥利尿剂等则可导致急性间质性肾炎。

非甾体抗炎药通常损伤肾小管、肾间质或导致肾乳头坏死，但目前越来越多的证据发现肾小球也是非甾体抗炎药的重要靶标。此外，干扰素、ACEI、肼苯哒嗪、锂制剂、金制剂、双膦酸盐制剂、抗血小板制剂及某些靶向抗肿瘤药物等可直接损伤肾小球上皮细胞、系膜细胞或内皮细胞而导致不同程度的蛋白尿，病理上主要表现为微小病变或局灶节段性肾小球硬化症。近年来抗癌药物引起肾损伤的发生率直线上升，如蒽环类药物、酪氨酸激酶抑制剂、抗 VEGF 药物、抗代谢药物、白介素 2、mTOR 抑制剂、免疫检查点抑制剂等均可以导致肾小球病变。化疗药物，包括常规细胞毒性药物和分子靶向药物可影响肾单位的任何部分，包括其微血管系统，可导致蛋白尿、高血压、电解质紊乱、肾小球病、急性和慢性间质性肾炎、AKI 和 CKD 的发生。临床上导致药物性肾损伤增多的危险因素主要包括女性、65 岁以上老年人、伴有肾病综合征/低蛋白血症、血容量或有效血容量缺失、药物的长期暴露、药物或其他肾毒性物质的联合使用等。

除了药物的直接肾毒性作用外，药物性肾损伤还有相当一部分原因是药物用量过大或用法不正确所致，其中肾脏清除率的降低常可引起药物在正常使用剂量时出现药物蓄积而导致药物过量的不良反应。研究表明与普通患者比较，老年肾功能不全患者用药错误的比例明显增多，这主要是老年肾功能的评估比较困难，肾功能容易被高估，因此，准确的肾功能评估对老年共病患者的用药安全非常重要，老年肾功能评估的方法可参见本书的相关章节。

对药物间（或药物与食物间）相互作用机制不清楚也是临床用药容易出现错误而导致药物性肾损伤的重要原因。如维生素 C 可以增强 β 受体阻断剂的作用，伊曲康唑、红霉素、柚子汁等可抑制细胞色素 P450 3A4 酶（CYP3A4）减缓钙通道阻滞剂代谢，这些均有可能会引起低血压而诱发肾损伤。伊曲康唑、伏立康唑、泊沙康唑、克拉霉素、红霉素、胺碘酮、维拉帕米、地尔硫草等可抑制 CYP3A4 活性而显著减慢辛伐他汀类的代谢导致横纹肌溶解症而诱发肾损伤。氨氯地平也可以抑制辛伐他汀类代谢，从而增加了发生肌病、横纹肌溶解导致肾损伤的风险。为解决这方面的问题，目前已经开发了不少标准、软件等来帮助临床医师尽量避开老年共病患者因药物间相互作用而产生的临床"雷区"，如美国的 Beers 标准、欧洲 STOPP（老年人处方筛选工具）和 START（提醒医师正确治疗的筛选工具）及《中国老年人潜在不适当用药判断标准》等。

各类用药指导对临床用药也非常重要，目前国际上常用的专业用药指导信息来源主要有 MIMS、DRUGDEX、UpToDate、Medscape 等系统，但有研究发现以上各用药指导信息系统对药物性肾损伤的定义、肾毒性药物的分类、药物用量的调整等方面的一致性较差，且多缺乏循证数据，没有提供比较精确的药物剂量调整方法，有些甚至相互矛盾。此外，上述信息来源包含中国人的用药信息较少，临床医师根据这些权威信息处方也可能会带来一定的问题。当然，中国普通老百姓更习惯接收一些非医学专业的网络信息，尤其是老年人容易听信于各种虚假和错误的用药信息，却对专业医师的用药建议和指导半信半疑，甚至自行网购药物或保健品服用，而网购药物和保健品的管理和国家相关部门的监理又有较大的纰漏等，这些问题均是国内药物性肾损伤发生率居高不下的原因。

早期发现和诊断药物性肾损伤并及时停用相关可疑药物是防治药物性肾损伤的重要方法。血尿素氮和血清肌酐受许多与肾功能无关因素的影响，它们并非肾损伤的早期诊断标志物，肾脏响应损伤而直接释放到血液或尿液中的生物标志物则可能是药物引起的肾损伤更好的早期标志物，如尿白蛋白和尿蛋白、尿 NAG 和尿中的肾损伤分子-1（KIM-1）、β_2-微球蛋白、胱抑素 C 等已被美国食品药品监督管理局和欧洲药品管理局作为高度敏感和特异性的尿液生物标志物，用于在临床前研究和临床试验中监测药物引起的肾损伤。由于药物性肾损伤是临床药物开发失败的主要原因之一，目前已经有不少体内、体外模型用于早期预测药物的肾毒性，这也为将来在临床上早期诊断药物性肾损伤提供了新的监测手段和方法。

本节要点

◇ 老年共病的多重用药加上老年人肾功能的潜在损伤是临床上老年患者药物性肾损伤发生的重要原因。

◇ 药物性肾损伤发生的主要原因有药物的直接肾毒性、用药剂量过多或错误、对药物间相互作用机制不清和用药指导信息不足等。

◇ 早期发现和诊断药物性肾损伤并及时停用相关可疑药物是防治药物性肾损伤的重要方法。

参考文献

1. 程庆砾. 重视药源性肾病的防治. 药物不良反应杂志, 2015, 17 (6): 401 – 402.

2. KHAN S, LOI V, ROSNER M H. Drug-induced kidney injury in the elderly. Drugs Aging, 2017, 34 (10): 729 – 741.

3. LIU C, YAN S, WANG Y, et al. Drug-induced hospital-acquired acute kidney injury in China: a multicenter cross-sectional survey. Kidney Dis(Basel), 2021, 7 (2): 143 – 155.

4. DOUROS A, BRONDER E, KLIMPEL A, et al. Drug-induced kidney injury: a large case series from the Berlin Case-Control Surveillance Study. Clin Nephrol, 2018, 89 (1): 18 – 26.

5. FUSCO S, GARASTO S, CORSONELLO A, et al. Medication-induced nephrotoxicity in older patients. Curr Drug Metab, 2016, 17 (6): 608 – 625.

6. KWIATKOWSKA E, DOMAŃSKI L, DZIEDZIEJKO V, et al. The mechanism of drug nephrotoxicity and the methods for preventing kidney damage. Int J Mol Sci, 2021, 22 (11): 6109.

7. SANTOS M L C, DE BRITO B B, DA SILVA F A F, et al. Nephrotoxicity in cancer treatment: an overview. World J Clin Oncol, 2020, 11 (4): 190 – 204.

8. KHANAL A, CASTELINO R L, PETERSON G M, et al. Dose adjustment guidelines for medications in patients with renal impairment: how consistent are drug information sources? Int Med J, 2014, 44 (1): 77 – 85.

9. MODY H, RAMAKRISHNAN V, CHAAR M, et al. A review on drug-induced nephrotoxicity: pathophysiological mechanisms, drug classes, clinical management, and recent advances in mathematical modeling and simulation approaches. Clin Pharmacol Drug Dev, 2020, 9 (8): 896 – 909.

10. GRIFFIN B R, FAUBEL S, EDELSTEIN C L. Biomarkers of drug-induced kidney toxicity. Ther Drug Monit, 2019, 41 (2): 213 – 226.

38. 老年人高血压的诊治应注意保护肾功能

老年人高血压的患病率较高，尤其是在高龄老年人（发达国家≥80 岁，发展中国家≥75 岁）中更为明显。国外研究显示高龄人群高血压的患病率高达 90% ，北京的一项调查结果提示高龄老年人高血压患病率为 67.17% 。此外，老年患者慢性肾脏病（CKD）的发生率较普通人群要高 3 倍以上，高龄老年 CKD 的发生率更高。我们最近在北京社区的一项调查结果表明社区中 80 岁以上老年 CKD 的发生率大约在 37% ，高血压与 CKD 互为因果，相互影响，高血压的防治对 CKD 的发生和进展具有重要意义，在高血压的诊治过程中需要特别注意肾功能的保护。

老年人由于精神状况和血管条件比较差，容易出现"白大褂高血压"、餐后低血压、直立性低血压等状况，对高血压的临床诊断和治疗带来一定的困扰，临床医师稍有失误，就可能使患者发生肾损伤。在老年患者高血压的诊治过程中，对肾功能保护应注意以下几个方面的问题。

首先，要注意血压的判断标准，尤其要注意"白大褂高血压"对老年人的影响，以免高血压的过度诊断。普通人群中"白大褂高血压"的发生率约为30% ，因此，欧洲高血压学会根据诊室测定血压和家庭自测血压的不同，将血压状况分为以下几类：①正常血压，诊室血压 < 140/90 mmHg，家庭血压 < 135/85 mmHg；②"白大褂高血压"，诊室血压 ≥140/90 mmHg，家庭血压 < 135/85 mmHg；③隐蔽性高血压，诊室血压 < 140/90 mmHg，家庭血压 ≥ 135/85 mmHg；④可疑高血压，诊室血压 ≥140/90 mmHg，家庭血压≥135/85 mmHg。在可疑高血压状况下需要反复测定数次，确定后才能诊断为高血压。由于高龄老年人对环境变化较为敏感，"白大褂高血压"现象更为严重。诊室血压常不能反映其血压的真实情况，在判断老年人血压状况时最好采用 24 小时动态血压监测或家庭自测血压的

数据。老年患者对药物也很敏感，因此，对高龄老年人高血压的诊断应谨慎，避免因为误诊或使用较大剂量的降压药物而造成隐蔽的低血压状况或增加药物的不良反应。2012 年加拿大的高血压指南关于诊断程序中表明诊室血压仅表现为高血压急症时才立即诊断为高血压并进行相应治疗，否则均应安排再次就诊，在下次就诊时诊室血压 ≥180/110 mmHg 或诊室血压在 140 ~ 179/90 ~ 109 mmHg 伴有靶器官损伤、糖尿病或 CKD 时可以确定有高血压，否则需要安排患者第 3 次就诊，若收缩压仍 >160 mmHg，舒张压仍 >100 mmHg 时可诊断为高血压；或者让患者在家自己监测血压，若家庭收缩压 >135 mmHg，舒张压 >85 mmHg 则可以诊断为高血压；或者直接安排患者行 24 小时动态血压监测，若在清醒状态下，收缩压 >135 mmHg，舒张压 >85 mmHg 则可以诊断为高血压，否则均应持续随访，不宜随意诊断为高血压，以免过度治疗致血压降低影响肾脏灌注而导致肾损伤。

其次，应该充分掌握高龄老年人高血压的特点，对老年患者的降压治疗需要理性对待，不能过度降低血压或使血压波动幅度过大。高龄老年人高血压的特点通常是病程较长，收缩压明显增加，脉压差明显增大，血压波动范围大，非杓型血压和晨峰现象常见，常用的药物或单用药物通常难以控制血压。此外，老年患者常伴有多种疾病（老年共病）和多重危险因素并存，靶器官损伤明显，心、脑、肾血管事件发生率高，降压治疗困难且风险较大，尤其是伴有 CKD 的老年人，由于肾功能受损，药物在体内的代谢过程通常有较大的改变，容易出现药物蓄积或药物不良反应。在临床上，对老年患者高血压的治疗上往往会出现两个极端，一是害怕降压治疗的不良反应而消极对待；二是过于积极强化降压，力求尽快"达标"。这两种情况均可能给老年患者带来不良影响。

再次，治疗长期高血压的老年患者不要过度追求降压"达标"。老年患者高血压的治疗目标一直是临床上争议的焦点。不少研究结果显示无论哪个年龄段，积极降压均有较明显的治疗获益，尤其是近几年美国的 SPRING 研究更是将老年人的降压目标定在 120/80 mmHg。然而，一项涉及 13 个国家及地区的 3845 例 80 岁以上高血压患者的临床试验研究结果证实，若能将患者的血压控制在 150/80 mmHg 左右，其全因死亡率、心血管疾病死亡率均明显下降，且骨折和痴呆的发生率也有降低，而进一步降低血压并不会获得更多的益处。相反，如果过于严格控制高龄患者的血压，则可明显增加患者的病死率。英国 NICE 高血压诊疗指南指出，高龄高血压患者降压目标值应 < 150/90 mmHg，建议最好采用 24 小时动态血压监测及家庭自测血压评估降压效果。糖尿病和其他高危患者无须追求强化降压，但必须全面分析其他危险因素、靶器官损害或临床疾病，对患者进行综合和个体化的干预。美国一项对老年高血压与 CKD 之间关系的研究发现血压变化与 CKD 发生之间呈 J 型曲线关系，即收缩压在 120～159 mmHg 或舒张压在 80～99 mmHg 的患者，CKD 患病率相对较低；而收缩压 < 120 mmHg 或舒张压 < 80 mmHg，以及收缩压 ≥ 160 mmHg 或舒张压 ≥ 100 mmHg 的患者均有较高的 CKD 患病率。另一项研究发现与舒张压、脉压差和平均动脉压比较，老年患者收缩压的变化与肾功能下降的关系更为密切。日本的一项研究对收缩压 > 160 mmHg 老年患者，经过平均 3 年的治疗随访，结果发现血压严格控制组（收缩压 <

140 mmHg）和一般控制组（收缩压为 140 ~ 150 mmHg）的脑血管、心脏、肾脏并发症，以及总死亡率或不良事件的发生率并没有任何差异。美国 SPRINT 研究的最后报告也表明在时长中位数为 3.33 年的随访中，虽然降压强化治疗组在试验期间的主要结果和全因死亡率低于标准治疗组，但低血压、电解质异常、急性肾损伤或肾衰竭、晕厥等严重不良事件在强化治疗组中更为常见。事实上，由于老年患者本身情况的复杂性，我们的临床经验是，老年人血压的控制目标在临床上难以有标准的固定值，需要根据患者的个体状况综合考虑后才能确定。目前我国老年高血压治疗的专家共识建议对老年患者应采取个体化治疗、分级达标的治疗策略，即首先将血压降低至 < 150/90 mmHg，如果患者能良好耐受，方可继续降压，将 < 140/90 mmHg 作为血压控制的目标。当收缩压在 160 mmHg 以上时，可先将血压降至 150 mmHg 这一安全的中间值，然后缓慢平稳降压，在 4 ~ 8 周达标即可。

最后，对于老年患者高血压的治疗应该注意安全、有效。①安全是指降压要平稳，即尽量避免血压的明显波动，用药应从小剂量开始，即先使用常规剂量的一半，根据患者的反应再仔细调整药物剂量或种类，不要急于达标。在临床上需要避免出现"血压正常的急性肾损伤"，即降压速度过快导致肾功能的损伤，尤其是在 CKD 患者中，降压速度过快，如在短期内平均动脉压下降大于 14 mmHg 以上，即使血压仍在正常范围内，也可能使患者在 CKD 的基础上出现肾脏灌注下降，导致急性肾损伤的发生，进而加速 CKD 进展。对于非杓型血压和血压晨峰现象，应根据 24 小时动态血压的变化情况合理用药和安排服药时间，如可在晚睡前口服长效降压药，以缓慢降低夜间高血压并抑制晨峰现象，可选用在降压方面较为平稳的药物，如氨氯地平和氯沙坦钾片等。值得注意的是，多数老年人在晨峰现象后血压可明显下降，最近的研究发现约72.8%的高龄患者有餐后低血压表现，而早餐后血压的变异是发生心血管事件的危险因素。因此，对于老年患者晨峰现象应仔细观察，不要急于用药，如果血压过高，可小心加用短效降压药，同时监测血压，及时调整相关药物，尽量避免药物的不良反应和药物间的相互作用。老年患者常有多器官疾病，用药繁多复杂，容易发生药物间的相互作用，老年人对降压药物的不良反应表现也明显高于其他年龄组，因此，采用小剂量起始用药、简单用药、必要时联合用药、仔细观察不良反应等措施均可避免不良反应的发生。若治疗过程中出现头晕、直立性低血压、心绞痛等症状时应及时调整降压药物剂量。另外CKD患者由于肾功能损伤更容易发生药物间相互作用，因此，老年患者在服用其他对血压有影响的药物时应注意监测血压变化，及时调整用药剂量和时间。②有效是要合理选用降压药物，保证患者的生活质量，减少各类并发症。临床常用的利尿剂、钙通道阻滞剂（calcium channel blockers，CCB）、肾素－血管紧张素－醛固酮系统抑制剂（RAASi）及α、β受体阻滞剂对于老年高血压的治疗均有效。由于降压效果好且价廉，利尿剂可能是老年高血压患者最常用的药物，但是，使用利尿剂一定要注意以下情况。高龄老年患者常由于行动不便，每日水的摄入量较少，多数老年人存在潜在的低血容量状况，此时应用利尿剂容易发生直立性低血压，引起老年人跌倒，严重者可加重肾脏缺血，引发肾损伤。长期使用噻嗪类利尿剂可引起血尿酸水平增高，也可导致糖尿病患者出现胰岛素抵抗的情况。此外，老年人常常因为骨关节疼痛使用非甾体抗炎药，这些药物可能会降低噻嗪类药物的降压效果。对于肾功能不全的老年患者，使用醛固酮拮抗剂容易引发高钾血症。CCB 在老年患者中使用也非常普遍，CCB 常有踝部水肿、心率加快等不良反应，应该提前向老年患者说明，以减轻其心理负担。短效 CCB，如硝苯地平等降压速度较快，在老年患者中容易引起低血压反应或肾脏灌注的损伤，应尽量避免使用。RAASi（如 ACEI、ARB）由于有良好的器官保护作用，降压作用平稳，目前也深受老年患者的欢迎，在临床上用量较大，尤其是高龄高血压患者伴有 CKD、心功能不全或心肌病时，常优先考虑使用 ARB、ACEI 等药物。但是，由于有 1/3 的老年患者常伴有肾脏疾病，有肾功能损伤的患者在初次使用此类药物时一定要监测血钾和肾功能的变化。ACEI 和 ARB 联合使用可能会增加高钾血症和肾损伤的发生，也容易出现低血压状态，故目前不建议 ACEI 和 ARB 联合使用。在老年患者中一般不推荐单药使用 α 受体阻滞剂或 β 受体阻滞剂降压治疗，通常是与其他药物联合使用。单一的 α 受体阻滞剂容易引起直立性低血压，故在高龄患者中要慎用。

患者用药的依从性是药物治疗有效的前提保证。在临床上必须根据老年患者的社会经济状况合理选药、针对患者对诊治的诸多想法多加沟通、对于有记忆困难的患者可以制作药物用法提示单供老年人使用，这些方法均可行之有效地提高患者治疗的依从性。此外，临床医师还应注意心理、精神因素对血压的影响，对具有心理问题的老年患者多加引导，对于有严重焦虑情绪的老年难治性高血压患者可加用抗焦虑的精神类调节药物。

总之，老年患者高血压的患病率高，合并症多，诊断和治疗均相对困难和复杂。临床医师需要掌握目前高血压诊断、治疗进展，根据老年患者的具体情况仔细分析，谨慎诊断，积极、有效地治疗，安全、合理地用药。

本节要点

◇ 老年患者的高血压患病率高，合并症多，诊断和治疗相对困难和复杂。

◇ 老年患者高血压的治疗不宜追求强化降压达标，避免出现低血压反应。

◇ 老年高血压治疗原则是积极、有效地治疗，安全、合理地用药。

参考文献

1. 程庆砾. 高龄老人降压治疗. 中国实用内科杂志, 2013, 33（3）: 200 - 202.

2. FISCHER M J, O'HARE A M. Epidemiology of hypertension in the elderly with chronic kidney disease. Adv Chro Kidney Dis, 2010, 17（4）: 329 - 340.

3. 中国老年学和老年医学学会心脑血管病专业委员会，中国医师协会心血管内科医师分会. 老年高血压的诊断与治疗中国专家共识(2017 版). 中华内科杂志, 2017, 56（11）: 885 - 893.

4. SPRINT Research Group, LEWIS C E, FINE L J, et al. Final report of a trial of intensive versus standard blood-pressure control. N Engl J Med, 2021, 384（20）: 1921 - 1930.

5. KOVESDY C P, BLEYER A J, MOLNAR M Z, et al. Blood pressure and mortality in U. S. veterans with chronic kidney disease: a cohort study. Ann Intern Med, 2013, 159（4）: 233 - 242.

6. UNGVARI Z, TOTH P, TARANTINI S, et al. Hypertension-induced cognitive impairment: from pathophysiology to public health. Nat Rev Nephrol, 2021, 17（10）: 639 - 654.

7. HERBERTH J, SOLIMAN K M, FÜLÖP T, et al. How we got where we are in blood pressure targets. Curr Hypertens Rep, 2021, 23 (6): 33.

8. China PEACE MPP Collaborative Group. Severe hypertension in China: results from the China PEACE million persons project. J Hypertens, 2021, 39 (3): 461 −470.

9. CRAIGHEAD D H, FREEBERG K A, SEALS D R. Vascular endothelial function in midlife/older adults classified according to 2017 American College of Cardiology/American Heart Association Blood Pressure Guidelines. J Am Heart Assoc, 2020, 9 (17): e016625.

10. CHOWDHURY E K, ERNST M E, NELSON M, et al. Impact of the 2017 American Heart Association and American College of Cardiology hypertension guideline in aged individuals. J Hypertens, 2020, 38 (12): 2527 −2536.

39. 肾脏保护是老年冠心病诊疗中的重要问题

我国的一项多中心研究显示大约有 1/3 的冠心病患者同时伴有慢性肾脏病（CKD），CKD 是冠心病患者病情加重和死亡的独立危险因素，而急性冠脉综合征也是 CKD 加重的独立危险因素。此外，在冠心病的治疗过程中，各种干预措施（如使用含碘对比剂、冠脉导管扩张等）也可以导致急性肾损伤（AKI）的发生。解放军总医院的调查数据显示 25.3% 的老年住院患者 AKI 的病因是由心力衰竭为主的心血管疾病引起。复旦大学中山医院的研究也证实 26.2% 的住院患者的 AKI 是由循环系统疾病导致。在接受冠状动脉 CT 血管造影和经皮冠状动脉介入治疗过程中，含碘对比剂的使用是冠心病患者发生 AKI 最常见的原因。研究发现含碘对比剂在静脉内或动脉内给药后发生对比剂相关 AKI 的风险及其临床过程相似，在对接受冠状动脉造影和干预的患者的早期、中期和长期随访中，肾功能与全因死亡率之间具有很强的相关性。AKI 在接受冠状动脉造影的急性心肌梗死的老年人中也很常见，

AKI 与患者 6 个月死亡率独立相关。经皮冠状动脉介入治疗（percutaneous coronary intervention，PCI）后晚期发生的肾损伤（定义为 PCI 后 6 个月血清肌酐水平从基线增加≥0.3 mg/dL 或上升幅度≥50%）最近已被认为是冠状动脉疾病患者未来不良事件的预测因素。几乎所有的研究均表明冠心病患者一旦出现肾损伤，往往预后不良。因此，在冠心病患者中进行肾损伤的早期筛查和干预对延缓疾病进展和降低病死率是十分必要的。

早期发现和治疗 AKI 可明显降低患者的病死率，但由于血清肌酐（SCr）常受肌肉量和代谢的影响及其相对滞后，目前临床常用的以 SCr 和尿量为主的 AKI 诊断标准通常难以实现老年患者 AKI 早期诊断的目标。近年来，研究发现了多个可以进行 AKI 早期诊断的生物标志物，在血液检查方面主要有胱抑素 C（Cystatin C）、中性粒细胞明胶酶相关脂质运载蛋白（NGAL）；尿液检查方面主要有肾损伤分子-1（KIM-1）、尿 N-乙酰-β-氨基葡萄糖苷酶（NAG）、NGAL、白介素-18（IL-18）等，其中 Cystatin C、NGAL 和 NAG 检测已应用于临床 AKI 的诊断。

血液中的胱抑素 C 可以完全经肾小球滤过，再经近曲肾小管完全再吸收和分解；与 SCr 的检测比较，胱抑素 C 的检测不受年龄、性别、种族、肌肉量、激素应用、感染、肝病及炎症的影响。血清胱抑素 C 的倒数与 SCr 的倒数、肾小球滤过率（GFR）呈明显正相关。研究表明在确定心脏手术后轻微、短暂的 GFR 变化方面，血清胱抑素 C 的检测明显优于 SCr 或 24 小时尿肌酐清除率（CCr）的测定，尿胱抑素 C 在术后 6 小时即可检查出患者是否存在 AKI。血清胱抑素 C 水平与 AKI 持续时间和严重程度、替代治疗及住院病死率等明显相关。此外，胱抑素 C 还可以与肌钙蛋白 T（TnT）、高敏 C 反应蛋白（hsCRP）等联合作为急性冠脉综合征的危险分层指标。AtheroGene 研究证实胱抑素 C 作为心血管疾病死亡风险的预测因子，其预测能力明显优于其他普通危险因素。临床上，当患者的 SCr 和 GFR 尚无异常改变，但胱抑素 C 出现异常时，往往表明患者已经出现了亚临床肾损伤，提示临床预后不佳。需要注意的是有研究认为胱抑素 C 与动脉粥样硬化和冠状动脉钙化有关，即使没有肾损伤，胱抑素 C 与冠状动脉钙化的发生和严重程度也显著相关，因此，在有冠状动脉钙化的冠心病中对胱抑素 C 水平变化的解释需慎重。

NGAL 正常表达于中性粒细胞、肾小管上皮细胞、血管内皮细胞、平滑肌细胞等，其具有调节炎症反应、介导细胞凋亡和胰岛素抵抗、调节金属蛋白酶-9 的活性等功能。肾小管上皮细胞受损后可大量分泌 NGAL，诱导肾小管间质中浸润的中性粒细胞发生凋亡，因此，NGAL 可作为肾损伤的早期生物标志物。研究显示血清和尿 NGAL 水平在诊断心脏术后 AKI 的敏感性和特异性方面优于其他指标，在心脏术后发生 AKI 2 小时左右，尿 NGAL 水平就可以达到峰值。然而，NGAL 水平大约在 AKI 发生 6 小时后开始下降，因此，对于 AKI 发生时间不太确定者，用 NGAL 来诊断 AKI 较为困难。

NAG 是一种细胞内溶酶体酶，体内以肾近曲小管含量最高，在正常情况下，尿液中可测得少量 NAG，但在肾小管上皮细胞变性、坏死时，尿液中 NAG 的活性显著升高。为了避免因尿液稀释导致的结果偏差，NAG 的结果通常以尿肌酐值进行校正。AKI 发生后，在 SCr 和血尿素氮水平变化不大时，尿 NAG 已开始显著升高。研究显示在监测心脏术后 AKI 及对比剂肾病的检测标志物中，尿 NAG 的价值优于胱抑素 C 和 NGAL。

需要注意的是监测 AKI 各标志物出现的时间点是有差异的，各检测指标在 AKI 发生后达高峰的时间段是不同的。临床医师应了解各 AKI 检测指标的出现时间以便及时诊断 AKI。一般而言，尿 NAG、血清 NGAL、尿 NGAL 在 AKI 后 2~4 小时即可以明显增高；SCr 水平通常在肾小球滤过率下降 24~48 小时后才升高，而血清胱抑素 C 在肾小球损伤后 12~14 小时就会升高。

慢性肾损伤的标志物主要是微量蛋白尿（MAU）。所谓 MAU 是指尿中白蛋白排泄率在 20~200 μg/min 的亚临床范围内的临床情形，临床上尿液常规检查通常不能检测出 MAU，MAU 的检测主要采用灵敏度高的免疫方法测定，如尿白蛋白排泄率（UAER）和尿白蛋白/肌酐比值（ACR）。UAER 需要收集 12 或 24 小时的时段尿液，其正常值为 1.5~20 μg/min，平均值为 6.5 μg/min，且白天比夜间的水平高出 25%，每日波动范围可达 40%，在运动、摄入过多蛋白质、伴有液体负荷、尿路感染、妊娠等情况下 UAER 水平可以增高，因此，在为患者检测时，尿液标本最好留取晨尿，并连续检测 3 次。由于采用尿液中的肌酐值进行了校正，ACR 的检测可以采用随机尿，ACR 在 30~300 mg/g 即为 MAU。

MAU 不仅是反映血流动力学和若干代谢因素（如高血压、血脂紊乱、糖代谢异常等）影响而导致肾损伤的早期和敏感指标，还是全身血管内皮细胞受损的一个重要标志，是冠心病的独立预测因子和危险因素。研究表明无论是否伴有 CKD，MAU 均是心血管疾病患者发生心肌梗死、心血管疾病死亡及全因死亡的独立危险因素。在普通人群中，MAU 也是全因死亡和心血管疾病死亡的独立危险因素，随着 MAU 水平的增高，死亡的风险也明显增大。减少蛋白尿，无论是从显性蛋白尿到微量白蛋白尿，还是从微量白蛋白尿到无蛋白尿，均可以明显延缓肾脏功能的减退，减少冠心病和不良预后的发生，降低患者的病死率。

老年冠心病患者的肾脏保护主要在于根据各种检测指标早期发现肾损伤，积极寻找和纠正患者出现肾损伤的可能因素，如循环系统不稳定导致的容量不足、血压偏低，发生了相关感染、使用了对比剂或抗生素等肾毒性药物等。

首先，要注意监测患者每日出入量和体重的变化，积极采取相关措施恢复或增加患者的尿量。采取各种措施优化心功能状况，仔细平衡患者的有效血容量，提升平均动脉压，保障肾脏血浆的流量。

其次，在拟行介入治疗前要认真评估患者的肾功能。对可疑有肾损伤相关危险因素的患者，应选择使用等渗对比剂、尽量减少对比剂的使用剂量、使用对比剂前后进行水化等，防止发生对比剂肾损伤。有报道在血管内血运重建过程中手动注入二氧化碳（CO_2）作为对比剂，并在需要时额外使用少量的含碘对比剂，可以明显减少 AKI 的发生，尤其是对于合并有 CKD 4 ~ 5 期患者，由于在血管造影后 AKI 发生的风险很高，最好能主要通过 CO_2 来引导血管内的血运重建。然而，接受 CO_2 血管造影的患者可以发生一些非肾脏的不良事件，如肢体疼痛、腹痛、恶心、呕吐等。因为仍需要少量的含碘对比剂，使用 CO_2 作为主要显像剂的研究中，AKI 的平均发生率仍然高达 6.2% 。为此，有研究者利用血管内超声（intravenous ultrasound，IVUS）指导经皮冠脉介入治疗，由于没有使用含碘对比剂，其在伴有 CKD 的冠心病患者中应用具有较好的安全性，但目前尚未在临床上广泛应用。

再次，要特别仔细检查患者的用药情况并及时停用可能的肾毒性药物。既往有不少研究认为在使用含碘对比剂前或发生 AKI 后，应停用肾素 – 血管紧张素系统抑制剂（RASi）。加拿大的一项研究发现在 AKI 发生后幸存的、平均年龄在 75 岁以上的冠心病患者与停用 RASi 的患者相比，继续使用 RASi 的治疗与较低的主要不良心血管事件（major adverse cardiovascular events，MACE）发生率相关，尤其是先前发生心肌梗死患者的 MACE 降低更为明显。因此，该研究认为在这类患者中应继续使用 RASi，其中高危患者，尤其是那些既往有心肌梗死的患者，似乎从 RASi 中获益更多。其他的一些研究结果也发现合并有 CKD 2 ~ 5 期的患者在进行血管造影诊疗后 1 个月内，继续使用 RASi 对肾功能的变化并没有任何重要影响。当然，也有研究发现继续使用 RASi 可能造成高钾血症，因此，对于此问题临床上需要谨慎。我们认为对于长期使用 RASi 的老年冠心病患者，尤其是曾发生过心衰的患者，在停用 RASi 时要特别小心，骤然停药可能会导致心脏不良事件发生。当然，继续使用 RASi 也需要密切监视肾功能和血钾的变化，必要时给予一定的干预。

最后，在冠心病合并肾损伤的治疗过程中应特别警惕并及时处理肾损伤的各种急性并发症（如高钾血症、低钠血症、代谢性酸中毒、高磷血症、肺水肿等）并尽早提供营养支持，积极控制各种感染，根据肾脏清除的情况合理用药并给予患者专业护理的指导（如各种导管、皮肤、心理护理等）。对于伴有 CKD 的心血管疾病患者，MAU 既是诊断指标又是干预指标。RASi 在早期干预蛋白尿和降低血压方面具有重要的作用，他汀类、抗凝、抗血小板药物和舒洛地特等药物均具有降低 MAU 的作用。事实上，所有的研究均证实在 CKD 早期，恰当控制血压、血糖和血脂水平是减少 MAU 的最好方法。如果肾损伤有持续加重的倾向，应及时请肾脏病专科医师等进行多学科会诊，寻找最佳的治疗方案。

本节要点

◇ 老年冠心病患者常合并有急性肾损伤或慢性肾脏病，其中循环系统不稳定、感染和使用肾毒性药物是老年冠心病发生肾损伤的重要危险因素。

◇ 早期发现肾损伤对老年冠心病患者肾功能的保护具有重要作用，其中尿 NAG 和尿微量白蛋白是早期发现肾损伤的重要检测标志物。

◇ 冠心病患者肾损伤的防治是一个系统工程，必要时需多学科会诊讨论诊疗方案。

参考文献

1. 赵佳慧，程庆砾. 肾脏疾病与心脏疾病的相互影响. 中华全科医学，2011，14：47 - 49.

2. SCHÖNENBERGER E, MARTUS P, BOSSERDT M, et al. Kidney injury after intravenous versus intra-arterial contrast agent in patients suspected of having coronary artery disease: a randomized trial. Radiology, 2019, 292 (3): 664 - 672.

3. XIONG H, WANG L, JIN F, et al. Association of cystatin C with coronary artery calcification in patients undergoing multidetector computed tomography. Medicine(Baltimore), 2021, 100 (30): e26761.

4. PANAYIOTOU A G, SPAAK J, KALANI M. Kidney function is associated with short-term, mid-term and long-term clinical outcome after coronary angiography and intervention. Acta Cardiol, 2018, 73 (4): 362 – 369.

5. DODSON J A, HAJDUK A, CURTIS J, et al. Acute kidney injury among older patients undergoing coronary angiography for acute myocardial infarction: the SILVER-AMI study. Am J Med, 2019, 132 (12): e817 – e826.

6. LAMPREA-MONTEALEGRE J A, SHLIPAK M G, ESTRELLA M M. Chronic kidney disease detection, staging and treatment in cardiovascular disease prevention. Heart, 2021, 107 (16): 1282 – 1288.

7. SUD M, KO D T, CHONG A, et al. Renin-angiotensin-aldosterone system inhibitors and major cardiovascular events and acute kidney injury in patients with coronary artery disease. Pharmacotherapy, 2021, 41 (12): 988 – 997.

8. JAKOBI T, MEYBORG M, FREISINGER E, et al. Feasibility and impact of carbon dioxide angiography on acute kidney injury following endovascular interventions in patients with peripheral artery disease and renal impairment. J Nephrol, 2021, 34 (3): 811 – 820.

9. MADAN S, NORMAN P A, WALD R, et al. Use of guideline-based therapy for diabetes, coronary artery disease, and chronic kidney disease after acute kidney injury: a retrospective observational study. Can J Kidney Health Dis, 2022, 9: 1 – 12.

10. MOTES A T, RATANASRIMETHA P, WONGSAENGSAK S, et al. Impact of angiotensin-converting enzyme inhibitors/angiotensin receptor blockers on renal function in chronic kidney disease patients undergoing coronary angiography. Cureus, 2021, 3 (1): e12808.

40. 老年人肾动脉狭窄置入支架治疗宜慎重

70%~90% 的老年人肾动脉狭窄均为粥样硬化性肾动脉狭窄（atherosclerotic renal arterial stenosis, ARAS）。ARAS 在 65 岁以上人群中的发生率约为 6.8%，在确诊的冠心病患者中为 12.7%~

27.9%。当其进展至严重的肾动脉狭窄乃至肾动脉闭塞时，可导致缺血性肾病、终末期肾病（ESRD）、顽固性心绞痛和心力衰竭等严重情况。研究表明在糖尿病伴有高血压或肾功能损害的患者中，ARAS 的发生率高达 33%。ARAS 也是老年患者 ESRD 病因中增长最快的病变和心血管疾病全因死亡的独立危险因素。

老年 ARAS 患者的临床症状通常并不明显，28% 的患者是在临床冠脉造影检查中"顺路"检查所发现，临床上常易被漏诊，临床医师需要对此提高警惕，对有以下相关临床线索的患者应该积极进行筛查：55 岁后发生的高血压；出现急进性高血压、顽固性高血压、恶性高血压；ACEI 或 ARB 治疗后发生氮质血症或肾功能恶化；无法解释的肾萎缩或双肾长径之差大于 1.5 cm；无法解释的反复发生的肺水肿；无法解释的肾衰竭；伴有冠状动脉多支血管病变、脑血管病变或周围动脉粥样硬化性疾病者。

ARAS 的诊断方法比较多，尽管磁共振血管成像（MRA）或螺旋 CT 血管造影（CTA）检查在对血管狭窄的诊断上占有明显优势，但肾动脉多普勒超声检查可以提供肾脏大小和肾实质内血管阻力指数等有用信息，故肾动脉多普勒超声检查仍是目前 ARAS 首选的筛查手段。肾动脉血管造影是目前诊断 ARAS 的"金标准"，但由于可能发生对比剂肾病等问题，故只有在考虑患者需要行介入治疗的情况下才推荐其作为诊断 ARAS 的检查方法。

ARAS 的药物治疗主要是针对患者的各种危险因素进行治疗，通过适当的药物选择，达到控制血压、稳定斑块、防止肾功能恶化、降低心脑血管终点事件发生的目的。当肾动脉管腔狭窄程度 >75% 时，因有肾素的释放而可发生具有临床意义的血流动力学改变，此时，临床上往往需要进行肾动脉血运重建，恢复血流量以保证肾脏的血流灌注。经皮腔内肾动脉成形术（percutaneous transluminal renal angioplasty，PTRA）和支架置入术（PTRA with stent，PTRAS）是目前最常用的肾动脉血运重建的介入治疗方法，但有不少临床随机对照研究对介入治疗的有效性和安全性质疑。

2003 年进行的 EMMA 试验、SNRASCOG 试验和 DRASTIC 试验荟萃分析结果显示在降低收缩压方面，PTRA 和药物治疗无差异，肾脏保护的终点也无差异，但 PTRA 治疗比药物治疗后的平均动脉压低 7 mmHg，PTRA 治疗组可减少所需抗高血压药物的数量，从而减少药物引起的并发症。2009 年公布的 STAR 研究结论赞成对 ARAS 患者行保守的药物治疗，并强调对 ARAS 患者的心血管危险因素的干预和应尽量避免肾动脉介入支架置入的治疗。2010 年公布的 ASTRAL 研究结果表明对于 70 岁左右的 ARAS 患者，在合理药物治疗基础上行肾动脉介入治疗，较单纯药物治疗组无论在肾功能方面还是在血压降低方面均未见有显著的临床获益，同时两组患者在肾脏终末事件、心血管事件及死亡率方面均无显著差异，相反，介入治疗还可能发生严重手术并发症。我们曾对平均年龄为 76 岁的 81 例 ARAS 老年患者进行了相关研究，结果显示与单纯药物治疗组相比，PTRAS 治疗后，可在 24 个月内明显降低患者的血压、减少降压药物的使用，但术后 24 个月血压又逐渐回升至术前水平，此外，PTRAS 治疗对老年患者肾功能的改善并不明显。术前患者伴有糖尿病是肾功能恶化的主要危险因素，术后肾动脉再狭窄率为 14.8%。当然，由于药物治疗与介入治疗的随机对比研究结论在方法学上的可比性差，药物治疗组在不同中心的质量控制可以保持基本一致，但介入治疗组由于不同中心的研究团队水平差异，质量控制则很难保持一致，对治疗结果的影响较大，因此，上述所有的研究结果均可能存在较大的偏倚或局限性。

在中华医学会老年医学分会组织编写和审定的《动脉粥样硬化性肾动脉狭窄诊治中国专家建议》中，多数专家的意见是在严格掌握适应证的情况下，血管介入治疗 ARAS 还是有明确效果的。血管介入治疗适应证主要是当血管直径狭窄≥70%，跨狭窄收缩压差＞20 mmHg 时有血运重建指证，此外除有血流动力学异常的肾动脉狭窄外，还需要伴有以下 1 项以上的临床情况：①高血压Ⅲ级；②突发或进行性的肾功能恶化，但无法用其他原因解释；③短期内患侧肾脏出现萎缩；④使用降压药，尤其是应用 ACEI 或 ARB 类药物后肾功能出现恶化；⑤伴不稳定心绞痛；⑥反复发作的急性肺水肿与左室收缩功能不匹配。简言之，目前血运重建只推荐用于伴有肾功能进行性恶化、复发性短暂性肺水肿及先前血压控制良好但突然对降压药物的需求迅速增加的患者。青年患者、血管狭窄程度较重、肾灌注正常、无糖尿病或全身动脉粥样硬化是血管成形术后高血压改善的预测因素。肾缺血、肾功能在 6～12 个月内迅速下降、受累肾脏进行性萎缩和肾内血管阻力指数较低是血管成形术后肾功能改善或保持的预测因素，这类患者群体可能会从肾脏血运重建中受益。如果伴有下列情况，老年患者一般较难从血管介入治疗中获益，因此，不建议进行血管介入治疗：①患侧肾脏长径＜7.0 cm 和（或）肾内段动脉阻力指数＞0.8；②已有明确的含碘对比剂过敏史或胆固醇栓塞病史；③预期寿命有限或无法耐受经皮介入治疗；④病变肾动脉的解剖结构不适合经皮介入治疗；⑤支架置入后可能会严重影响其他重要的后续治疗者。

　　此外，在 ARAS 血运重建治疗中，还有一些其他容易引起肾损伤的情况值得临床医师注意：①对比剂肾病；②有效血容量不足，如发生心力衰竭等；③当患者存在全身血容量不足、双肾动脉狭窄或肾小动脉病变等基础病变时，使用 ACEI/ARB 等药物介导的血流动力学改变；④胆固醇结晶等引起的肾血管栓塞；⑤围手术期使用肾毒性药物等。总之，越来越多的临床经验和证据表明，ARAS 管理的最佳策略是严格掌握 PTRA 或 PTRAS 治疗的适应证，确定哪些患者最有可能从肾动脉支架术中受益，并优化手术的安全性和疗效的持久性。此外，应该特别注意的是 ARAS 只是全身动脉粥样硬化的一部分，即使肾动脉血管重建成功，也不意味着动脉粥样硬化进程的终止。降压、降脂、降糖及阿司匹林等药物综合治疗对防止动脉粥样硬化发展和预防心、脑、肾血管并发症仍具有深远的影响。

　　鉴于目前肾脏血运重建并不能为大多数 ARAS 患者提供良好的肾脏和心血管益处，近些年的研究集中于开发靶向干预来改善 ARAS 患者的肾脏结局。研究发现肾脏炎症、微血管重塑和线粒体损伤加速了 ARAS 肾损伤的进展，并且是对血运重建反应的重要决定因素。采用细胞因子抑制剂、间充质干细胞输注等能够改善肾脏炎症、利用促血管生成干预措施重塑微血管、针对线粒体损伤使用有丝分裂保护药物等，以保持肾血管结构和狭窄后肾脏功能稳定。当然，目前这些治疗方法尚在研究开发之中，应用到临床之前还需要更大的临床队列研究。

本节要点

◇ 老年肾动脉狭窄以粥样硬化性肾动脉狭窄（ARAS）最为多见。

◇ 老年 ARAS 患者的血运重建介入治疗仅对部分具有强适应证的患者有效。

◇ 老年 ARAS 患者的药物治疗和介入治疗需要平衡风险与获益，药物治疗是基础，介入治疗需严格掌握适应证。

参考文献

1. 动脉粥样硬化性肾动脉狭窄诊治中国专家建议(2010)写作组，中华医学会老年医学分会，《中华老年医学杂志》编辑委员会. 动脉粥样硬化性肾动脉狭窄诊治中国专家建议(2010). 中华老年医学杂志，2010，29（4）：265 – 270.

2. Hicks C W, Clark T W I, Cooper C J, et al. Atherosclerotic renovascular disease：a KDIGO(kidney disease：improving global outcomes) controversies conference. Am J Kidney Dis，2022，79（2）：289 – 301.

3. TEXTOR S C, MISRA S, ODERICH G S. Percutaneous revascularization for ischemic nephropathy：the past，present，and future. Kidney Int，2013，83（1）：28 – 40.

4. 赵佳慧，程庆砾，张晓英. 支架重建血运治疗老年粥样硬化性肾动脉狭窄的远期临床结果. 中华医学杂志，2011，91（24）：1673 – 1676.

5. BOUTARI C, GEORGIANOU E, SACHINIDIS A, et al. Renovascular hypertension：novel insights. Curr Hypertens Rev，2020，16（1）：24 – 29.

6. DE BHAILIS á, AL-CHALABI S, HAGEMANN R, et al. Managing acute presentations of atheromatous renal artery stenosis. BMC Nephrol，2022，23（1）：210.

7. MISHIMA E, SUZUKI T, ITO S. Selection of patients for angioplasty for treatment of atherosclerotic renovascular disease：predicting responsive patients. Am J Hypertens，2020，33（5）：391 – 401.

8. BHALLA V, TEXTOR S C, BECKMAN J A, et al. Revascularization for renovascular disease：a scientific statement from the American Heart Association. Hypertension，2022，79（8）：e128 – e143.

9. ZHAO J, CHENG Q, ZHANG X, et al. Efficacy of percutaneous transluminal renal angioplasty with stent in elderly male patients with atherosclerotic renal artery stenosis. Clin Intervent in Aging, 2012, 7: 417 –422.

10. EIRIN A, TEXTOR S C, LERMAN L O. Novel therapeutic strategies for renovascular disease. Curr Opin Nephrol Hypertens, 2019, 28 (4): 383 –389.

41. 老年糖尿病的药物治疗应注意肾功能的变化

我国老年人中约 20% 患有糖尿病（其中 95% 以上是 2 型糖尿病），45% 以上的老年人处于糖尿病前期状态。研究表明 65 ~ 79 岁老年人是罹患糖尿病的高风险时期，80 岁以后才趋于平缓。然而，在老年患者中对糖尿病的知晓率、诊断率和治疗率均不高，我国老年患者的血糖总体控制水平并不理想。老年糖尿病患者约 1/3 合并有肾损伤，因此，对每位老年糖尿病患者定期进行肾损伤的筛查（尿微量白蛋白/肌酐比值，血清肌酐或胱抑素 C 的检测），及时判断肾损伤原因（糖尿病肾病抑或其他疾病所致肾损伤），恰当进行对因治疗，才能维护老年糖尿病患者的肾功能处于稳定状态。糖尿病肾病是糖尿病的微血管并发症，是糖尿病引起的严重和危害性最大的一种慢性并发症，通常与糖尿病的病程和血糖控制是否合适相关。糖尿病肾病的管理是一个复杂的系统工程，涉及糖尿病诊治的各个环节，本章节对此不做详细讨论。本章主要讨论在老年肾功能不全的糖尿病患者中如何安全使用药物治疗和保护肾功能的问题。

临床上使用的大多数降糖药物通常都不会直接影响肾功能的状态，但肾功能的改变会影响降糖药物的应用。多数降糖药物均以原型和（或）代谢产物从肾脏排出，肾功能减退会影响这些药物的排出、增加药物在体内的蓄积而引发低血糖的风险。越来越多的证据表明在糖尿病患者中，伴有慢性肾脏病（CKD）患者的低血糖发生率明显高于无 CKD 的患者，其中女性、糖尿病病史较长者及使用胰岛素和磺酰脲类抗糖尿病药物是 CKD 患者发生低血糖的风险因素。低血糖与糖尿病患者的心血管并发症和死亡风险明显相关。因此，在老年糖尿病患者中维持肾功能稳定、选择不太可能诱发低血糖的降糖药物、采用个性化血糖目标是减少糖尿病并发症、降低病死率的重要问题之一。研究发现，非透析依赖的 CKD 患者血糖控制目标为 A1C 型糖化血红蛋白（glycosylated hemoglobin，type A1C，HbA1c）水平在 6%～8%，晚期 CKD 患者 HbA1c 控制在 7%～8% 的血糖控制方案，对降低 CKD 患者的低血糖风险和病死率是最为有益的。具体来说，若患者的 eGFR > 60 mL/（min·1.73 m^2），糖尿病病史 < 10 年，血糖控制可以采用多种口服降糖药的单药或联合应用，如二甲双胍、糖苷酶抑制剂、二肽基肽酶-4 抑制剂（dipeptidyl peptidase-4 inhibitors，DPP-4i）、胰高血糖素样肽-1 受体激动剂（glucagon-like peptide-1 receptor agonists，GLP-1RA）、钠－葡萄糖协同转运蛋白-2 抑制剂（SGLT-2i）、格列酮类等，优先选用不经或极少经肾脏排出的降糖药（如伏格列波糖、利格列汀），最好不要首选具有低血糖风险的胰岛素促泌剂（如磺酰脲类、格列奈类）或胰岛素等，降糖目标可设定为 HbA1c≤6.5%。对于糖尿病病史较长、糖调节水平较差者，需要联合应用胰岛素促泌剂或胰岛素等药物时，优选不经肾脏代谢的利格列汀、瑞格列奈、格列喹酮等药物，降糖目标宜适当放宽，如 HbA1c 设定为 7.0%～7.5%。使用胰岛素制剂时需要注

意，超生理剂量（>50 U/d）的胰岛素可增加水钠潴留、损伤肾脏微小血管内皮细胞而不利于肾脏病变的控制。CKD 4~5 期或透析患者若伴有贫血、低白蛋白血症，HbA1c、糖化人血白蛋白测定水平难以作为中长期血糖控制水平的指标，此时血糖控制可采用空腹和餐后 2 小时实测数据作为参考，若患者无须胰岛素促泌剂和胰岛素等药物治疗，血糖控制标准为空腹血糖 6.1~7.8 mmol/L、餐后 2 小时血糖为 7.8~10.0 mmol/L；若需要胰岛素为主的降糖治疗，空腹血糖应控制在 7.8~10.0 mmol/L、餐后 2 小时血糖在 7.8~13.9 mmol/L，尽量选用不经肾脏代谢的降糖药，注意防范低血糖的发生。总之，从临床经验来看，我们认为老年糖尿病患者尤其是伴有肾功能不全的老年糖尿病患者的血糖控制目标不需要追求某个具体 HbAlc 值，而应是没有低血糖危险的最佳血糖值，有经验的老年科医师更为重视的是在降糖过程中如何防止低血糖的发生。

临床上不少因素均可能导致老年患者发生低血糖，如孤独无助、食欲缺乏或不进餐、营养不良、药物间相互作用、肾功能下降或多种并发疾病等。与磺酰脲类和格列奈类等胰岛素促分泌剂相比，DPP-4i 和 SGLT-2i 具有低血糖风险可忽略不计的优势，加上不少临床 RCT 研究结果表明这两类药物具有较好的心、肾保护功能，因此，目前在老年人群中的应用越来越多。然而，值得注意的是目前获得相关结果的 RCT 研究在老年患者，尤其是高龄患者中的代表性并不充分。研究发现在 2 型糖尿病老年患者中，DPP-4i 和 SGLT-2i 两种药理学类别的降糖功效基本相似。DPP-4i 在心、肾保护方面与安慰剂相比虽然没有优势，但其临床安全性较好，迄今尚未报告其有增加急性肾损伤（AKI）的风险。利格列汀在所有年龄组（≥75 岁、65～75 岁、<65 岁）的患者均未增加不良肾脏结局风险。SGLT-2i 与 2 型糖尿病患者的 HDL-胆固醇水平显著增加有关，具有降低血清尿酸和改善微炎症状态的效果，对 2 型糖尿病患者的心血管和肾脏预后产生积极影响。然而，SGLT-2i 的某些不良事件在老年患者中可能比在青年患者中更普遍或更严重。在 SGLT-2i 治疗开始后，通常会观察到肾小球滤过率的短暂下降，这可能是由肾脏血流动力学变化导致肾小球内压降低导致。此外，SGLT-2i 通过抑制肾小管对葡萄糖的重吸收，从而增加尿糖水平，由于渗透性利尿和增加了尿钠的排泄，老年糖尿病患者有可能会出现脱水/直立性低血压。临床观察到 SGLT-2i 可导致动脉血压的降低，且收缩压降低比舒张压降低更为明显，虽然在目前的 RCT 研究中较少报道此类不良事件，但其在老年患者中有可能会频繁发生。一项在对恩格列净和安慰剂对照 RCT 的汇总分析中发现，容量减少的发生率在 65 岁以下患者中为 1.9%～2.2%，在 65～75 岁患者中为 4.9%～5.3%，在 75～85 岁患者中则为 5.0%～6.2%。当老年糖尿病患者开始使用 SGLT-2i 后，若同时使用潜在的肾毒性药物（如非甾体抗炎药）或有 AKI 的其他危险因素存在时，就有可能引发 AKI。尽管最近有数项回顾性队列研究和药物上市后数据的分析结果证实老年 CKD 患者新使用 SGLT-2i 发生 AKI 的风险较低，长期使用 SGLT-2i 还具有肾脏保护作用，但基于药物作用机制，临床上老年患者在使用这类药物时，仍应密切监视发生 AKI 的相关临床危险因素，尽早解除容量不足或血压偏低的情况，以免产生对肾脏不利的影响。

SGLT-2i 还有一个比较明显的不良反应是在某些危险因素存在的情况下容易发生正常血糖糖尿病酮症酸中毒（euglycemic diabetic ketoacidosis，EuDKA）。EuDKA 通常发生在胰岛素减少和脂肪分解的情况下，可由感染、疼痛、酒精、脱水和饥饿等刺激因素触发。当使用 SGLT-2i 作为降糖药物时，感染、创伤和热量摄入减少等外源性刺激与防止游离脂肪酸氧化所需的胰岛素水平之间的不平衡可能导致酮症酸中毒。SGLT-2i 阻断近端肾小管对葡萄糖的重吸收，不依赖于胰岛素并刺激胰高血糖素释放，这可能会导致游离脂肪酸的 β 氧化并促进酮症酸中毒的发生。此外，大量的尿糖排出引起热卡的损失，加上限制碳水化合物的摄入，也容易创造一个有利于酮症酸中毒的环境。曾有研究者报道了 1 例服用达格列净的 2 型糖尿病患者因持续 3 天的极低碳水化合物饮食引起的 EuDKA 病例。此外，在进行生酮饮食、发生饥饿、同时使用二甲双胍等药物、患急性疾病和有严重脱水等风险因素的情况下，EuDKA 的发生阈值也会明显降低。因此，老年糖尿病患者在使用 SGLT-2i 时，应警惕 EuDKA 发生的风险。

临床上糖尿病的严重并发症——糖尿病酮症酸中毒（diabetic ketoacidosis，DKA）是因为绝对或相对胰岛素缺乏使体内糖的利用严重障碍、糖异生增加、脂肪分解，造成酮体生成过多，在血中蓄积而引起的代谢性酸中毒。在使用胰岛素的老年糖尿病患者中如果减量或中断胰岛素治疗，或同时伴发感染、创伤、心肌梗死者容易发生 DKA。尽管在临床上老年糖尿病患者的 DKA 发生率低于中青年，但 DKA 的病死率则明显高于中青年患者。DKA 发病较急，患者可出现恶心、呕吐、弥漫性腹痛、头痛、烦躁、嗜睡等表现，甚至出现意识丧失。较严重的患者呼吸深快，呼气中可闻及烂苹果味。容量丧失、低钾血症和严重的酸中毒是造成或加重肾功能损伤的重要原因。为了维持稳定的肾功能，应尽快恢复 DKA 患者血容量、纠正失水状态，纠正电解质及酸碱平衡失调，积极寻找和消除诱因，防治相关并发症。静脉输液是纠正失水状态、改善肾脏灌注的关键，在心、肾功能正常的成人，一般推荐使用生理盐水进行初始补液，最初 2~4 小时补液速度为 500~1000 mL/h，但对于老年患者，特别是有心、肾功能不全者，在补液过程中应经常对患者心、肾功能状况进行评估，防止补液过多。一旦血糖水平降至 11.1~13.9 mmol/L，补充的液体最好更换为含有 5%~10% 葡萄糖，以避免低血糖的发生。大多数 DKA 患者需要接受静脉胰岛素治疗，对于血糖较高的患者，可首先使用静脉胰岛素团注（0.1 U/kg），随后以 0.1 U/（kg·h）速度持续输注。当 DKA 患者血糖降至 13.9 mmol/L 时，可减少胰岛素量至 0.05~0.10 U/（kg·h），直到 DKA 纠正，恢复正常饮食后可改为皮下注射胰岛素治疗。几乎所有 DKA 患者都伴有严重钾缺乏，严重低钾血症不仅可以损伤肾脏还可危及生命，若发现血钾 <3.3 mmol/L，应优先进行补钾治疗，当血钾升至 3.5 mmol/L 时，再开始胰岛素治疗，以免发生心律失常、心搏骤停和呼吸肌麻痹等。严重的代谢性酸中毒可引起心肌受损、脑血管扩张、胃肠道并发症、昏迷等严重并发症，血 pH <7.0 的患者应考虑适当静脉输注碳酸氢盐进行补碱治疗，每 2 小时测定 1 次血 pH 值，维持血 pH 值在 7.0~7.3。若 DKA 患者出现少尿、无尿或心血管不稳定等状况，应及时采用肾脏替代治疗，防止心、肾功能的进一步恶化。

本节要点

◇ 伴有肾损伤的老年糖尿病患者使用降糖药物时，需要注意肾功能对药物代谢和排泄的影响，防止出现低血糖而导致患者心血管疾病和死亡风险增加。

◇ 目前临床上常用的 SGLT-2i 有引起脱水或低血压的可能性，在存在肾损伤风险的老年患者中应在改善相关风险因素后使用。

◇ 老年糖尿病患者发生的酮症酸中毒等严重并发症可以引起明显的肾损伤，积极纠正容量缺失、低血钾和酸中毒是保护患者肾功能的重要措施。

参考文献

1.《中国老年型糖尿病防治临床指南》编写组. 中国老年 2 型糖尿病防治临床指南（2022 年版）. 中国糖尿病杂志, 2022, 30 (1): 2-51.

2. BELLARY S, KYROU I, BROWN J E, et al. Type 2 diabetes mellitus in older adults: clinical considerations and management. Nat Rev Endocrinol, 2021, 17 (9): 534-548.

3. GALINDO R J, BECK R W, SCIOSCIA M F, et al. Glycemic monitoring and management in advanced chronic kidney disease. Endocr Rev, 2020, 41 (5): 756-774.

4. CLEMENS K K, O'REGAN N, RHEE J J. Diabetes management in older adults with chronic kidney disease. Curr Diab Rep, 2019, 19 (3): 11.

5. SCHEEN A J. Efficacy/safety balance of DPP-4 inhibitors versus SGLT-2 inhibitors in elderly patients with type 2 diabetes. Diabetes Metab, 2021, 47 (6): 101275.

6. ABDELHAFIZ A H, SINCLAIR A J. Cardio-renal protection in older people with diabetes with frailty and medical comorbidities—a focus on the new hypoglycaemic therapy. J Diabetes Complications, 2020, 34 (9): 107639.

7. AMIR R, SUHL S, ALEXANDER C M. Renal evaluation and protection. Clin Geriatr Med, 2020, 36 (3): 431-445.

8. PALMER A K, JENSEN M D. Metabolic changes in aging humans: current evidence and therapeutic strategies. J Clin Invest, 2022, 132 (16): e158451.

9. SAMPANI E, SARAFIDIS P, DIMITRIADIS C, et al. Severe euglycemic diabetic ketoacidosis of multifactorial etiology in a type 2 diabetic patient treated with empagliflozin: case report and literature review. BMC Nephrol, 2020, 21 (1): 276.

42. 肿瘤的药物治疗可能引起老年人肾损伤

肾脏是许多抗肿瘤药物及体内代谢物的重要代谢器官，近80%的抗肿瘤药物具有潜在的肾毒性。抗肿瘤药物，包括细胞毒性药物、分子靶向药物和免疫治疗的药物可影响肾单位和肾脏的微血管系统，导致蛋白尿、高血压、电解质紊乱、肾小球病变、急性和慢性间质性肾炎、急性肾损伤（AKI）和慢性肾脏病（CKD）等肾损害。患者血管内容量减少、同时使用非化疗性肾毒性药物（如镇痛剂、抗生素、质子泵抑制剂和某些草药制剂等）、含碘对比剂或已经合并有肾脏病等情况，可以使抗肿瘤药物出现肾毒性的风险明显增高。抗肿瘤药物的肾毒性及其相关药物不良事件是限制肿瘤治疗效果的重要因素，严重者可明显恶化肿瘤患者的临床预后。

在临床上，50%以上的肿瘤患者为老年人，肿瘤也是老年人群的主要死亡原因。尽管如此，临床上对老年肿瘤患者预防和治疗措施的应用却远低于平均水平，其中很重要的原因是不少临床医师对抗肿瘤药物或其他相关药物在老年人中可能出现的独特作用机制和不良反应的了解不够充分，而肿瘤治疗的大多数循证医学证据均来自非老年人群，若完全依照这些指南进行治疗，不仅治疗效果较差，还有可能会给老年肿瘤患者带来危害。

老年人肾功能明显降低，药物清除能力减退，容易引起药物的蓄积，这对许多药物的效应、代谢、剂量和不良反应具有明显的影响。我国老年 CKD 的患病率高达 36%～40%，其中很大一部分表现为肾功能减退。首先，在伴有 CKD 的老年肿瘤患者中即使采用标准剂量的治疗方案，某些经肾代谢的药物在体内清除率也会明显减慢、血药浓度曲线下面积增大，有可能引起严重的毒副反应；其次，老年患者常伴有低蛋白血症，血浆蛋白结合药物的能力明显下降，血液中游离药物相应增加；再次，老年人体内脂肪所占比例相对增加，亲脂性药物容易在脂肪内蓄积；最后，老年人常需要同时使用多种药物（多重用药）治疗多种并存的疾病（老年共病），药物不良反应的发生率明显增加，这其中对药物使用安全性和治疗剂量影响最明显的是肾脏清除率的降低。一般而言，大多数药物清除率的降低与肾功能的减退基本相当，因此，不少药物在应用之前均需要评估老年患者的肾功能状况以调整药物剂量，减少药物对肾脏的损伤和可能的不良反应。临床上对经肾代谢药物剂量的调整一般通过以下步骤进行：首先需要了解拟使用药物的药代动力学情况，其次需要评估患者的肾功能和全身营养状况，最后根据肾功能状况决定用药剂量和方法，如减少剂量、延长给药间隔或两者兼之。

顺铂是肿瘤治疗中使用最广泛的经典药物之一，也是发生肾毒性最多的药物。使用顺铂的个体中最常见的肾损伤是 AKI、低镁血症、近端肾小管功能障碍和血栓性微血管病（thrombotic microangiopathy，TMA）。顺铂使用 3～5 天后，常可发生可逆性 AKI，但重复使用较大剂量（> 100 mg/m^2）的顺铂有可能导致永久性肾损伤。研究发现采用镁补充剂、事先纠正患者的血容量不足对使用顺铂的患者可能具有一定的肾脏保护作用。顺铂的肾毒性作用是剂量依赖性的，根据患者的肾功能调整使用剂量对于预防顺铂引起的肾毒性非常重要。顺铂在静脉给药后 90% 与血浆蛋白结合，然后在血浆中迅速消失，吸收分布于全身各组织，尤其是在肾、肝、卵巢、子宫、皮肤、骨等含量较多，在给药 18～24 小时后肾内积蓄最多。顺铂主要经肾脏排泄，但消除缓慢，24 小时尿中排出量为 19%～34%，到 96 小时尿中也仅排出 25%～44%。顺铂的主要毒性反应有肾功能损伤、低镁、恶心、呕吐、周围神经病变、听觉受损、骨髓抑制等。研究表明顺铂肾毒性作用的基础是其在肾脏组织中的高浓度分布和长时间蓄积，此外，游离铂的最大浓度也与肾毒性有关。因此，要想减少顺铂的毒性作用，首先必须评估患者的肾功能状况，其次需要注意其血浆白蛋白的水平。国际老年肿瘤学会推荐当患者估算的肾小球滤过率（eGFR）＜90 mL/（min·1.73 m²）时，应根据肾功能调整顺铂的用药剂量以减少顺铂的肾毒性作用。对于使用 80～120 mg/m² 顺铂作为常规治疗剂量时，老年患者可按表 1 所示调整剂量。

表 1　eGFR 与顺铂使用剂量关系

eGFR [mL/（min·1.73 m²）]	60～90	30～60	15～30	＜15 或透析
顺铂剂量（mg/m²）	50～120	25～60	25～60	25

当 eGFR＜30 mL/（min·1.73 m²）后，除了肾功能显著减退可降低药物及其代谢产物的清除外，尿毒素及继发的各种内环境紊乱还可通过改变血浆结合蛋白和（或）肝脏的代谢、水电解质及酸碱平衡失调及改变大分子蛋白或转运酶的活性而影响药物的

体内代谢过程。此外，老年患者经常可出现胃肠功能紊乱等也可导致口服的药物吸收减少、生物利用度降低。因此，在临床上即使调整了顺铂的剂量，也需要在用药后仔细观察患者是否会出现药物的肾毒性。

顺铂的肾毒性主要体现在两方面：一是使肾血管收缩，引起肾血流量及肾小球滤过率下降；二是引起近端肾小管上皮细胞缺血、缺氧，甚至坏死。由于血清肌酐、血尿素氮在肾小球滤过率下降40%以上时才会显著增高，在大多数情况下，对于肾小球滤过率的下降，目前采用血清胱抑素C的测定比血清肌酐的测定更为可靠；对于肾小管的损伤，一般在用药前及用药后第4、第7天测定尿NAG、尿β_2-微球蛋白的变化比较敏感。研究表明老年患者在采用顺铂化疗时，只要注意剂量调整和水化处理，药物肾毒性的发生率并不明显高于青年人。

卡铂和奥沙利铂是第2代和第3代铂类药物，与顺铂相比，其肾毒性较小，尤其是奥沙利铂的药物不良反应少，在肾功能不全患者中无须调整剂量，但在人血白蛋白较低（未结合铂的血浆峰浓度较高）、已存在肾损伤和同时使用其他肾毒性药物（如非甾体抗炎药、含碘对比剂）的患者中也可能会导致AKI的发生。

与顺铂相似，抗代谢物（如卡培他滨、氯法拉滨、氟达拉滨、5-氟尿嘧啶、硫鸟嘌呤）及环磷酰胺、异环磷酰胺、氨甲蝶呤、培美曲塞等药物均需要根据肾功能调整剂量并进行静脉输液水化来减少肾损伤。研究发现异环磷酰胺可导致近端肾小管功能障碍（如范科尼综合征）和AKI，氨甲蝶呤可导致AKI和结晶性肾病，培美曲塞可引发 AKI、近端肾小管病变和肾性尿崩症，当 eGFR < 45 mL/（min·1.73 m²）时，培美曲塞通常禁忌使用。

除此之外，蒽环类药物（如阿霉素、柔红霉素、阿柔比星等）可能会引起塌陷性肾小球病、微小病变型肾病等，严重时需要停药并给予相应支持治疗。这类药物与靶向癌症药物，如抗 VEGF 药物（阿柏西普、贝伐单抗等）、酪氨酸激酶抑制剂（阿昔替尼、帕唑帕尼、索拉非尼、瑞戈非尼、舒尼替尼）还有可能引发急性肾小管损伤、高血压、蛋白尿，甚至 TMA，严重时需要停药并给予支持性治疗以维护肾脏功能，TMA 可使用依库珠单抗（C_5 抑制剂）来治疗。BRAF 抑制剂（如达拉非尼，维罗非尼等）及 Bcr-Abl 酪氨酸激酶抑制剂（如伊马替尼、达沙替尼、尼洛替尼、博舒替尼）均可能导致急性肾小管损伤、急性间质性肾炎和电解质异常，故在使用这些药物时，需要监测血清肌酐、电解质和尿 NAG 改变的情况，及时发现和治疗肾损伤。

目前临床上使用较多的靶向癌症药物也有不少肾损伤的报道。血管内皮生长因子（vascular endothelial growth factor，VEGF）是维持肾小球内皮功能和肾小球滤过屏障完整性所必需的，使用抗 VEGF 单克隆抗体（阿柏西普、贝伐单抗）抑制内皮细胞增殖和血管发育，可导致高血压、无症状白蛋白尿、肾病综合征和 TMA。如果发生高血压或非肾病范围蛋白尿无须停药，可加用 ACEI 或 ARB 控制高血压和蛋白尿。当蛋白尿超过 3 g/d 或出现 AKI 时，建议进行肾活检，因为组织学检查结果可能会影响预后和治疗选择。抗 VEGF 单抗引起的肾脏病变多为微小病变或局灶节段性肾小球硬化，但 TMA 也不少见。发生 TMA 或肾病范围蛋白尿的患者一般都需要停药，停药后肾脏反应通常良好，无须其他特殊治疗。对经典治疗无反应的 TMA 需要采用补体阻断治疗，如依库珠单抗治疗。细胞内酪氨酸激酶抑制剂（TKI，如阿昔替尼、帕唑帕尼、索拉非尼、瑞戈非尼、舒尼替尼等）在治疗期间可出现肾小球滤过率的降低，但较少出现肾功能衰竭的情况。有报告表明，使用舒尼替尼的患者可能会发生 AKI、肾病综合征或 TMA；瑞戈非尼可能与低磷血症、低钙血症、低钠血症和低钾血症等电解质异常有关。BRAF 抑制剂（如达拉非尼、维罗非尼）与 AKI 和某些电解质紊乱有关，如范科尼综合征、低磷血症、低钠血症和低钾血症等，停药后肾功能多可恢复。ALK 抑制剂（克唑替尼）的肾毒性包括 AKI、肾囊肿的形成或增多。蛋白酶体抑制剂如硼替佐米、卡非佐米和艾沙佐米常用于治疗血液系统恶性肿瘤。目前越来越多的报告表明蛋白酶体抑制剂与 TMA 发生相关。TMA 不限于肾脏，需要支持性治疗，包括肾脏替代疗法和输血，并停用相关的蛋白酶体抑制剂或任何其他有害的药物。

此外，癌症免疫疗法使用的干扰素常与肾病综合征的发生及继发于微小病变或局灶节段性肾小球硬化的 AKI 有关，停药后肾脏病变通常可以缓解，也可以使用糖皮质激素治疗。白细胞介素 2 的主要毒性作用是引发与循环细胞因子水平升高有关的毛细血管渗漏综合征，用药后 24 ~ 48 小时可导致低血容量或肾前性 AKI，停药和支持治疗后，AKI 可有所改善。嵌合抗原受体 T 细胞治疗（chimeric antigen receptor T-cell immunotherapy，CAR-T）的主要不良反应是在免疫激活开始时引发细胞因子释放综合征，可导致大约 20% 的患者出现急性肾小管损伤，CAR-T 细胞快速破坏肿瘤也可能引发溶瘤综合征或 AKI。对症支持治疗或使用白细胞介素 6 受体阻滞剂，如托珠单抗等可用于防治与 CAR-T 细胞疗法相关的 AKI。

免疫检查点抑制剂（immune checkpoints inhibitors，ICIs）具有通过阻断免疫检查点通路、重新激活 T 细胞介导的抗肿瘤免疫、逆转免疫逃逸现象、促进肿瘤细胞死亡的作用，是目前肿瘤科常用的药物之一，包括细胞毒性 T 淋巴细胞相关蛋白 4（cytotoxic T lymphocyte associated antigen-4，CTLA-4）抑制剂（如伊匹单抗等），PD-1 抑制剂（如纳武单抗、派姆单抗），PD-L1 抑制剂（如阿替利珠单抗、阿韦鲁单抗、杜鲁单抗等）。然而，免疫检查点是维持免疫平衡的关键蛋白，其功能的中断可能导致免疫耐受失调，引起正常组织和器官的免疫损伤，产生免疫相关不良事件（immune related adverse events，irAEs）。IrAEs 的肾脏改变主要为急性间质性肾炎，即肾小管间质中 CD3 阳性 T 淋巴细胞浸润，临床表现为 AKI；也可表现为肾小球病变，以微小病变型肾病最常见，其次是 IgA 肾病、寡免疫复合物性肾小球肾炎和膜性肾病，甚至可出现局灶节段性肾小球硬化、狼疮样肾炎、坏死性肾小球肾炎和血管炎、AA 淀粉样变等肾脏病变。目前对 irAEs 的治疗主要是采用糖皮质激素，是否需要治疗及糖皮质激素用量则根据患者所经历的不良事件的通用术语标准（common terminology criteria for adverse events，CTCAE）分 5 个级别进行临床管理，其中 G5 级最高，表示 irAEs 导致患者死亡。G1 级表现为无症状或症状轻微，一般无须特殊干预可自行缓解。G2 级表现为轻微日常活动受限，可局部或全身使用糖皮质激素，剂量为 $0.5 \sim 1.0 \ mg/(kg \cdot d)$，但通常不建议使用其他免疫抑制剂，可暂停使用 ICIs。G3 级为中-重度日常活动受限或致残，但不会危及生命，需要住院治疗；一般需要口服或静脉使用糖皮质激素治疗，剂量 1~2 mg/(kg·d)，症状改善后开始 4~6 周的激素维持治疗；如果 3~5 天症状没有改善，需要增加或更改免疫抑制剂，达到此级别不良反应的患者应停用 ICIs，待情况好转后，再基于患者的风险/获益比讨论是否恢复 ICIs 治疗。G4 级为危及生命，需立即急救治疗；可以采用泼尼松治疗，起始量为 1~2 mg/(kg·d)，或采用等剂量的甲泼尼龙连续治疗 3 天，若症状缓解逐渐减量至 1 mg/(kg·d) 维持，6 周左右减量至停药；如果 3~5 天症状没有改善，应增加或更改免疫抑制剂，达到此级别不良反应的患者应永久停用 ICIs。

此外，老年肿瘤患者静脉注射双膦酸盐（如唑来膦酸盐和帕米膦酸盐）也具有潜在的肾毒性。药物导致肾损害与剂量和输注时间有关，帕米膦酸盐和唑来膦酸盐均可引起急性肾小管坏死或肾病综合征。因此，治疗输注前应监测肾功能，如果血清肌酐升高，则应停药。伊班膦酸盐目前尚无肾损伤的相关报道。MTOR 抑制剂依维莫司和西罗莫司的主要肾脏并发症是蛋白尿或肾病综合征，病理改变常表现为局灶节段肾小球硬化或膜增殖性肾炎。如果蛋白尿为轻度至中度，可使用 ACEI 或 ARB 治疗，无须停药；但发生重度蛋白尿或肾病综合征时，停药则可能是预防患者发生 AKI 的万全策略之一。

总之，目前大多数抗肿瘤药物都可能会引起肾损伤或肾脏病变，在老年肿瘤患者使用这些药物时，需要注意准确评估肾脏功能，减少用药剂量以降低药物性肾损伤。对于一些新的抗肿瘤制剂应该注意其导致的肾脏病变，必要时行肾穿刺活检以确定肾脏病变的病理类型，根据不同的肾脏病理改变进行相关治疗，尽量保护患者的肾脏功能。

本节要点

◇ 老年人抗肿瘤治疗时需要监测肾功能的变化，防止药物性肾损伤。

◇ 不少抗肿瘤药物具有肾毒性作用或可以导致不同类型的肾脏病变，用药前需要评估老年患者的肾功能，根据肾功能状态采用合适的剂量以避免肾毒性的发生。

◇ 最近临床应用较多的免疫检查点抑制剂产生的免疫相关不良事件也包括肾损伤或肾脏病变，应根据不良事件的不同分级进行相应的处理。

参考文献

1. DE FRANCISCO A L M, MACÍA M, ALONSO F, et al. Onco-nephrology：cancer, chemotherapy and kidney. Nefrologia(Engl Ed), 2019, 39 (5)：473 – 481.

2. GARCÍA-CARRO C, DRAIBE J, SOLER M J. Onconephrology：update in anticancer drug-related nephrotoxicity. Nephron, 2023, 147 (2)：65 – 77.

3. SANTOS M L C, DE BRITO B B, DA SILVA F A F, et al. Nephrotoxity in cancer treatment：an overview. World J Clin Oncol, 2020, 11 (4)：190 – 204.

4. PERAZELLA M A, SHIRALI A C. Nephrotoxicity of cancer immunotherapies：past, present and future. J Am Soc Nephrol, 2018, 29 (8)：2039 – 2052.

5. MALYSZKO J, TESAROVA P, CAPASSO G, et al. The link between kidney disease and cancer：complications and treatment. Lancet, 2020, 396 (10246)：277 – 287.

6. CHIRUVELLA V, ANNAMARAJU P, GUDDATI A K. Management of nephrotoxicity of chemotherapy and targeted agents：2020. Am J Cancer Res, 2020, 10 (12)：4151 – 4164.

7. ESPI M, TEUMA C, NOVEL-CATIN E, et al. Renal adverse effects of immune checkpoints inhibitors in clinical practice: ImmuNoTox study. Eur J Cancer, 2021, 147: 29 – 39.

8. PARK R, LOPES L, CRISTANCHO C R, et al. Treatment-related adverse events of combination immune checkpoint inhibitors: systematic review and meta-analysis. Front Pharmacol, 2020, 10: 258.

9. VALéRIO P, BARRETO J P, FERREIRA H, et al. Thrombotic microangiopathy in oncology—a review. Transl Oncol, 2021, 14 (7): 101081.

10. BRAET P, SARTò G V R, PIROVANO M, et al. Treatment of acute kidney injury in cancer patients. Clin Kidney J, 2021, 15 (5): 873 – 884.

43. 肾保护在老年多器官疾病治疗中起关键作用

老年多器官疾病容易发展为老年多器官功能衰竭（multiple organ failure in the elderly, MOFE），患者脏器功能的衰竭顺序通常为肺、心、肝、肾，一旦出现肾衰竭，预后通常极差。早期我科曾统计我院 MOFE 患者的情况，因其他器官衰竭累及肾脏并发急性肾衰竭（acute renal failure, ARF）者占 96% 以上，但因为 ARF 首发导致的 MOFE 不足 4%；单纯 ARF 病死率为 14.3%，ARF 伴其他 2 个脏器衰竭者病死率为 69.6%，ARF 伴其他 4 个脏器衰竭者全部死亡。根据文献综合分析，MOFE 在高危人群中的患病率为 6%~7%，MOFE 的病死率平均为 70%，病死率随衰竭器官的数量增加而明显增加，尤其是合并 ARF 的高龄老年人，病死率可高达 86.9%~90.5%。

MOFE 的肾脏病变主要是急性肾损伤（AKI）并迅速发展为 ARF。临床上，严重感染引起 MOFE 发生 AKI 的主要原因是感染性休克、心排血量和有效血容量的明显下降导致的低血压和肾脏低灌注，但在老年患者中，低血压和有效血容量不足并非造成肾损伤的唯一因素。不少老年重症患者在血压基本正常或有明显水潴留或中心静脉压（CVP）较高的情况下仍可发生肾损伤，原因有二：一是"血压正常的缺血性 AKI"，即不少老年患者平时血压水平较高，当血压水平在短期内迅速下降 14～20 mmHg 时，尽管血压水平仍维持在正常水平，仍可发生肾脏灌注不足；二是肾脏灌注取决于"跨肾灌注压（TPP）"，TPP 等于平均动脉压（MAP）减去 CVP，当患者出现肺动脉高压、右心室功能不全、三尖瓣反流、静脉输液过多、机械通气使用较高呼气末正压（positive end-expiratory pressure，PEEP）或因腹腔积液、腹胀等引起腹腔内压力增加等临床情况时均可引起患者 CVP 的增高而导致 TPP 降低。

我科的临床研究资料表明 MOFE 的肾脏病变多是肾外因素所致。老年 AKI 以肾前性 AKI 为主，约占 64.3%，最常见者为各种感染、心力衰竭等引起的有效血容量不足和脱水引起低血容量；其次是应用肾毒性药物（占 22%）及外科手术相关 AKI（占 14%）。外科大手术引起 MOFE 发生 AKI 的主要表现为肾前性 AKI，即各种原因导致的出血、胃肠道体液丢失、皮肤体液丢失等。90% 以上的手术相关 AKI 为肾前性因素所致，手术患者的年龄越大，发生 AKI 的概率越高。此外，不当使用抗生素、利尿剂、降压药物、非甾体抗炎药、抗病毒药物、抗肿瘤药物等，静脉注射甘露醇、右旋糖酐、6% 羟乙基淀粉及丙种球蛋白等高渗液体，以及肾素－血管紧张素系统抑制剂等药物介导的血流动力学改变等均可以诱发 AKI。MOFE 发生 AKI 的诊断比较复杂，肾脏病专科医师的及时会诊尤为重要。国外的研究发现在伴有 AKI 的危重患者中，肾脏科会诊的延迟与患者的病死率增高及增加透析治疗的依赖性有密切关系，早期会诊可以明显降低重症 MOFE 患者的病死率。

一旦发生 MOFE，通常需要进行全身支持治疗（如感染和脓毒血症的控制、机体内环境的稳态平衡、液体平衡与心脏支持、保护性呼吸支持、血液净化和肾脏支持、解毒与肝脏支持、免疫与内皮系统功能支持等）以控制感染，保障重要器官的有效灌注，保证充分的气体交换，使患者尽早脱离危险处境，为进一步的治疗提供机会。MOEF 患者一旦出现 AKI，首先应积极寻找和纠正患者可能出现肾前性（如容量缺失、血压偏低等）和肾后性 AKI 的因素（如膀胱潴留和尿路梗阻等）并及时请肾脏专科医师会诊，采取各种措施优化全身状况、保障肾血浆流量。

在 MOFE 的治疗过程中，一定要注意老年患者的特点，尽量避免对肾功能的损伤。老年人肾脏储备能力明显下降，对各种肾损伤因素的敏感性增高。在应用各种药物时，应首先估算患者的肾功能状况，并计算用药量和用药间隔时间，防止药物过量产生的不良反应。在临床上通常采用减量法［药物维持量＝正常剂量÷患者的血清肌酐值（SCr，以 mg/dL 为单位）］、延长间隔时间法［给药间隔时间＝正常人用药间隔时间（h）×患者的 SCr 值（mg/dL）］或减量＋延长间隔时间法来控制药物的剂量。为了早期发现药物引起的肾损伤，在用药过程中应定期检测肾功能的变化、测定尿微量白蛋白及 SCr、血清胱抑素 C 或尿 NAG 的改变。

当 MOFE 患者发生绝对低血压状况时，如 MAP < 60 mmHg，在确定没有明显血容量不足的情况下应尽快使用升压药物（如临

床上常用的去甲肾上腺素和血管升压素等），但在提升血压过程中要防止药物过量导致内脏血管收缩，引发肾功能的进一步降低或出现组织灌注不良而引起乳酸酸中毒。近年的研究发现升压剂量的多巴胺对老年患者或重症患者的预后没有益处，且常造成心率过快等一些不良后果，因此，目前不推荐采用多巴胺提升血压。在血容量不足，需要采用液体疗法治疗时，一般维持 CVP 在 8 ～ 10 cmH$_2$O 即可，不宜补液过度，以免 CVP 过高导致 TPP 降低。

呼吸支持是 MOFE 治疗中常用手段，但机械通气可增加胸膜腔内压或腹内压，使肾静脉压增加，影响肾脏的灌注。此外正压通气可影响交感神经系统、肾素 – 血管紧张素系统、非渗透性加压素（抗利尿激素）的释放、心房利尿钠肽的产生，最终可降低 GFR。PEEP 可防止肺泡萎陷，改善患者的缺氧状况，过高的 PEEP（>4 cmH$_2$O），往往会引发 CVP 和腹内压增高，导致肾脏 TPP 降低，这可能是近期大规模的临床试验证明急性肺损伤患者选择较高水平 PEEP 虽可以明显提高氧合指数（PaO$_2$/FiO$_2$）的水平，但对于患者生存率及缩短呼吸机治疗疗程并无明显改善的原因之一。在呼吸支持中应顾及患者肾功能的状况，不能顾此失彼，否则也会最终影响患者的预后。

对于 MOFE 伴发 AKI 的患者除了需要稳定生命体征外，还应特别仔细检查其用药情况并及时停用可能的肾毒性药物；注意监测患者每日出入量和体重的变化；在治疗过程中应特别警惕并及时处理 AKI 的各种急性并发症，如高钾血症、低钠血症、代谢性酸中毒、高磷血症、肺水肿等，并尽早提供营养支持；积极治疗各种感染，根据肾脏清除的情况合理用药并给予患者专业护理的指导如各种导管、皮肤和心理护理等。如果 AKI 进行性加重，一般药物和保守治疗效果较差时，应该在尿毒症并发症出现之前进行血液净化治疗。总之，对于 MOFE 的治疗，肾功能的维持十分重要，一旦出现肾功能损害，各种药物治疗和支持治疗均会受到较严重的影响，患者的预后会发生明显的恶化。正确处理好肾功能保护和 MOFE 诊疗之间的矛盾是 MOFE 治疗取得效果的关键所在，肾脏病专科医师的积极参与和多学科协商会诊制度是 MOFE 患者肾功能保护的重要措施。

本节要点

◇ 老年多器官衰竭（MOFE）患者脏器衰竭的顺序通常为肺、心、肝、肾，一旦出现肾损伤，预后极差。

◇ MOFE 中急性肾损伤（AKI）的危险因素主要是低血压、使用肾毒性药物、机械通气和腹内压增高。

◇ 临床上早期发现 MOFE 所引起 AKI 的危险因素并正确处理，可以明显降低 MOFE 患者的病死率。

参考文献

1. 程庆砾. 老年多器官衰竭的肾脏问题. 中华老年多器官疾病杂志，2014，13（2）：81 - 83.

2. WANG S. A new clinical syndrome：multiple organ failure in the elderly. J Am Geriatr Soc，1992，40（12）：1289.

3. 张晓英，朱剑，姜丽娜，等. 老年急性肾功能衰竭与多器官功能衰竭（附 129 例临床分析）. 肾脏病与透析肾移植杂志，1998，7（3）：247 - 249.

4. GOURD N M, NIKITAS N. Multiple organ dysfunction syndrome. J Intensive Care Med, 2020, 35 (12): 1564 – 1575.

5. ABUELO J G. Normotensive ischemic acute renal failure. N Engl J Med, 2007, 357 (8): 797 – 805.

6. WEN J, CHENG Q L, ZHAO J H, et al. Hospital-acquired acute kidney injury in Chinese very elderly persons. J Nephrol, 2013, 26 (3): 572 – 579.

7. OSTERMANN M, BELLOMO R, BURDMANN E A, et al. Controversies in acute kidney injury: conclusions from a Kidney Disease: Improving Global Outcomes (KDIGO) Conference. Kidney Int, 2020, 98 (2): 294 – 309.

8. 边素艳, 曹丰, 程庆砾, 等. 感染诱发的老年多器官功能障碍综合征诊治中国专家共识. 中华老年多器官疾病杂志, 2018, 17 (1): 3 – 15.

9. MOSKOWITZ A, HUANG D T, HOU P C, et al. Effect of ascorbic acid, corticosteroids, and thiamine on organ injury in septic shock: the ACTS randomized clinical trial. JAMA, 2020, 324 (7): 642 – 650.

10. WANG H, KANG X, SHI Y, et al. SOFA score is superior to APACHE-Ⅱ score in predicting the prognosis of critically ill patients with acute kidney injury undergoing continuous renal replacement therapy. Ren Fail, 2020, 42 (1): 638 – 645.

老年人重症肾脏病的救治

44. 心肾综合征是老年病科难以忽视的临床问题

心肾综合征（cardiorenal syndrome，CRS）最早的定义是急性失代偿性心力衰竭治疗期间出现的肾功能恶化，伴有持续充血和利尿剂抵抗的临床综合征。近年来，CRS 被认为是一系列以相互恶化为特征的急性或慢性心、肾功能疾病，即心脏或肾脏中一个器官对另一个器官的功能损害不能进行代偿，形成恶性循环，最终导致心脏和肾脏功能共同损害的临床综合征。目前依据 CRS 原发于心脏抑或肾脏而将 CRS 分为 5 型：Ⅰ 型为急性心肾综合征，是指急性心脏损害导致急性肾损伤（AKI），如心源性休克、急性失代偿性心力衰竭等导致 AKI；Ⅱ 型为慢性心肾综合征，指慢性心脏损害（如慢性心力衰竭等）导致肾损害；Ⅲ 型为急性肾心综合征，是因为 AKI 的容量过载、炎症激增和伴随的代谢紊乱引发心力衰竭所致的心脏损害；Ⅳ 型为慢性肾心综合征，是慢性肾脏病（CKD）导致心脏损害；Ⅴ 型为继发性心肾综合征，是指全身情况（如糖尿病、淀粉样变和脓毒症等）导致心脏和肾脏同时损害。这种分型虽不够全面，临床上也可能有重叠，但可较为简单和直观地从临床角度来诊断 CRS，并能依据心脏与肾脏互相影响的病理生理关系予以相应的临床治疗。

由于老年人常有糖尿病、高血压、慢性阻塞性肺病等基础疾病，其心、肾功能往往会出现比较明显的损害，因此，CRS 在老年病科的临床工作中是一个难以忽视的问题，尤其是急性 CRS，在临床上病程发展较快，病情危重，常会给老年患者带来不良预后，需要临床医师特别注意，以早期发现、早期诊断和早期治疗。

急性 CRS（包括 Ⅰ 型、Ⅲ 型和部分 Ⅴ 型 CRS）的主要病理生理机制是跨肾灌注压（TPP）的降低和水钠潴留的发生。TPP 等于平均动脉压（MAP）减去中心静脉压（CVP），MAP 降低和（或）CVP 的增高是导致肾脏灌注不足引起 AKI 最常见的和重要的机制。MAP 降低主要是由于患者血流动力学紊乱引发心排血量和有效血容量下降引起，一般情况下机体可以通过一氧化氮、缓激肽、前列腺素等系统的调节进行代偿，但是，当代偿不全或这种代偿被一些药物或临床危险因素所破坏时，就可能导致 CRS 的发生。例如，非甾体抗炎药（NSAIDs）可以抑制前列腺素扩张入球小动脉的作用，而过度利尿则可能导致肾灌注压进一步降低。此外，患者因水钠潴留、机械通气使用较高的呼气末正压（PEEP）或因腹腔积液、腹胀等引起腹腔内压力增加，或出现肺动脉高压、右心室功能不全、三尖瓣反流等临床情况时，CVP 和肾静脉的压力均可明显增高，从而导致 TPP 显著降低。临床研究发现肾静脉充血与肾小球滤过率（GFR）减退有关，当肾静脉压力超过 20 mmHg 时，尿量即开始减少、肾灌注压和 GFR 显著下降；CVP 和右心房压增高与患者 GFR 的减退明显相关。

急性 CRS 的诊断要点主要是在发生急性心功能不全的患者中，以及早发现 AKI 的危险因素和相关生物学标志物的改变。研究发现在血清肌酐水平显著升高之前，GFR 可能已比正常值下降 50% 以上，因此，血清肌酐水平的改变对 GFR 的小幅但明显的降低并不敏感。早期发现肾功能恶化是 CRS 治疗的关键因素，监测对肾损伤高度敏感的生物标志物有助于改善心脏和肾脏器官损伤的结果。N-乙酰-β-D-葡萄糖苷酶（NAG）、中性粒细胞明胶酶相关脂质运载蛋白（NGAL）和肾损伤分子 1（KIM-1）等生物标志物与肾小管间质损伤有关，在临床上已用于识别 AKI。血清 NGAL 水平是肾小球滤过减少的标志之一，其比血清肌酐更早升高。尿液中 NAG、NGAL、KIM-1 的出现均表明近端肾小管损伤。除了肾脏生物标志物外，B 型利尿钠肽（BNP）、N 末端 B 型利尿钠肽（NT-proBNP）和肌钙蛋白等心脏生物标志物在 CRS 的诊断和预后判断中也具有重要价值。BNP 和肌钙蛋白水平的升高与 CRS 的心脏充血性损伤直接相关，但 BNP 或 NT-proBNP 水平升高还有可能与肾功能受损有关。CVP 升高和随后的肾静脉充血现在被广泛认为是发生 CRS 的重要机制之一，临床上可以使用多普勒超声测定患者的下腔静脉宽度或肾脏的充血情况来评估体内的容量状况。肾脏血管超声检测的肾阻力指数（RI）在评估肾功能和 CRS 患者的预后方面也具有一定的作用。研究发现 RI 的增高与射血分数保留的心力衰竭患者预后不良有关；在射血分数降低的心力衰竭患者中，RI 与疾病进展、住院和死亡等复合终点独立相关。此外，较高的 RI 值还可以预测或识别容易出现利尿剂抵抗的患者等。

对于急性 CRS 的临床管理包括优化血流动力学和体液平衡，避免或停用潜在的肾毒性药物。首先是尽快改善心排血量、恢复肾脏的血浆灌注压。当 MAP < 60 mmHg 时，在确定没有明显血容量不足的情况下应尽快使用升压药物（如临床上常用的去甲肾上腺素、血管升压素等）。值得注意的是在提升血压过程中要防止药物过量导致内脏血管收缩、引发肾功能的进一步降低。近年来的研究发现，多巴胺的升压剂量常超过了"肾脏剂量"，即使是"肾脏剂量"的多巴胺治疗对重症患者的预后也没有过多的益处，且常造成心率加快等一些不良后果，因此，目前许多研究均不推荐采用多巴胺来提升血压。多巴酚丁胺、米力农或左西孟旦等药物可以改善心力衰竭患者心排血量降低的状况，但需注意这些药物可能会导致血压的进一步降低。

在采用液体疗法治疗 CRS 患者时，一般维持 CVP 在 8 ~ 10 cmH_2O 即可纠正低血容量状况。当 CVP ≥ 12 cmH_2O 时，应该减慢补液速度或停止补液，避免过度输液，防止有害容量超负荷。只有在充分补液的基础上仍有少尿或有明确水、钠潴留的患者才考虑使用利尿剂治疗。患者每日体重和血压的变化是监测利尿剂效果和调整利尿剂剂量最可靠的指标。利尿剂使用不当可能会加重肾缺血状况并增加使用肾素 – 血管紧张素系统抑制剂（RASi）和 β 受体阻滞剂的危险性，使 CRS 的治疗复杂化。肾功能不全患者对利尿剂的反应较差，研究表明采用持续静脉滴注利尿剂（如呋塞米 10 ~ 40 mg/h，静脉滴注，每日总量不超过 500 mg）较一次性大剂量使用利尿剂能产生更大的利尿效应，且不良反应较少；联合应用噻嗪类利尿剂，可在肾单位内的多个靶点发挥利尿作用。在人血白蛋白水平较低或伴有低钠血症的患者中，联合使用托伐普坦往往会产生意想不到的利尿效果。重组人脑钠肽（如奈西立肽等）可通过直接扩张血管、降低肺毛细血管楔压、增加心排血量、增加尿钠排泄等效应而具有较好的利尿作用，但是在较高剂量时可导致患者血压降低，从而可能会引发或加重肾损伤。在使用各种利尿剂时应当特别注意组织间液与血管内液体分布平衡的情况，在分布平衡时，适当剂量的利尿剂治疗是有效的，当利尿速度超过两者再分布的速度时，肾脏就会发生损伤。

目前没有证据表明利尿剂可以降低 AKI 患者的死亡率或需要肾脏替代治疗（RRT）的比率，但在临床上的观察发现对利尿剂有反应的患者似乎预后更好。临床上可通过呋塞米负荷试验来粗略预测 AKI 患者的预后，即给无呋塞米使用史的患者静脉注射呋塞米 1.0 mg/kg，或给有呋塞米使用史的患者静脉注射呋塞米 1.5 mg/kg，此后每小时测量患者的尿量，在最初 2 小时内尿量 < 200 mL 的患者，AKI 进展的风险较高，有可能需要 RRT；6 小时尿量 < 600 mL 提示患者已处于 AKI Ⅲ 期，通常需要 RRT。个别情况下，静脉注射高达 200 ~ 240 mg 的呋塞米可能会对标准呋塞米激发无效的严重 AKI 患者产生利尿作用，但需要注意可能出现的药物不良反应。我科一项回顾性队列研究发现对于伴有少尿的老年心力衰竭患者，在呋塞米治疗的基础上加用少量的托伐普坦（7.5 ~ 15.0 mg）能明显增加患者的尿量，减少患者对 RRT 的需要，并降低患者 7 天和 30 天的病死率。如果出现利尿剂抵抗或无

效的情况，且水潴留较严重者应予以 RRT，如使用超滤可以逆转肾静脉充血，提高利尿剂的反应性，尤其是在有明显右心衰竭的患者中效果明显。血液滤过清除的水分主要来自细胞内液和细胞间液，在治疗过程中可保持心血管系统的稳定，是治疗对利尿剂抵抗的 CRS 患者最有效的方法，对心血管系统不稳定的老年患者尤为适宜。然而，RRT 对 CRS 的疗效是短期的，其意义主要是为临床综合处置争取时间和机会，故不能忽视对病因和诱因的治疗。此外，不恰当的 RRT 方案有可能诱发失衡综合征，使水向肺间质或肺泡移动，在 RRT 后心力衰竭可能进一步加重。

要特别注意相关用药的肾脏毒性。常见的肾毒性药物包括某些抗菌药物（特别是氨基糖苷类）、非甾体抗炎药和含碘对比剂。对于伴有急性心肌梗死或急性失代偿慢性心力衰竭的 CRS 高危患者，RASi 可能使其获益，在 CRS 期间继续使用这些药物可能是合理的，但需要谨慎。使用 RASi 应该严密注意血压、血钾水平和肾功能的动态变化。在急性 CRS 的情况下，通常不建议急性应用 β 受体阻滞剂，因为阻断代偿性心动过速和交感神经依赖的心肌收缩力增强可能会导致心源性休克的发生。此外，应该尽量避免应用含碘对比剂以防对比剂肾病的发生。为了早期发现药物性肾损伤，在用药过程中应监测患者尿微量白蛋白、尿 NAG、血清肌酐或胱抑素 C 的改变，最好能定期评估肌酐清除率（CCr）或测定 GFR（mGFR）的变化。

慢性 CRS（包括Ⅱ、Ⅳ型和部分Ⅴ型 CRS）的主要发生机制是肾素 - 血管紧张素 - 醛固酮系统（RAAS）、全身交感神经系统（sympathetic nervous system，SNS）过度激活和利尿钠肽系统紊乱引发心脏、肾脏和血管的表型和其他分子的变化，这些变化导致机体重要器官功能障碍，在引起全身反应后，再反过来影响其他器官。在糖尿病、心力衰竭和 CKD 的情况下，肾脏负荷可能超载。这些信息通过传入神经从肾脏传递到大脑，大脑的交感神经输出增强，导致全身交感神经过度兴奋，血流动力学参数的设置将负荷方向朝着心脏和肾脏移动，结果导致心、肾负荷的增加，进一步激活交感神经系统，从而产生恶性循环。此外，内脏肥胖和病态肥胖也是 CRS 的危险因素。脂肪组织除了激活神经体液系统外，还会导致血流动力学和机械紊乱，如内皮功能、脂肪因子、RAAS、SNS、利尿钠肽系统、炎症和氧化应激等障碍。肥胖还可以引起心脏重塑和纤维化，导致心力衰竭。研究发现射血分数保留的心力衰竭与肥胖明显有关，肥胖还可以致肾小球高滤过，可引起肾小球毛细血管壁张力增加、足细胞功能障碍，最后导致CRS，这种情况也有学者称之为"心肾代谢综合征"。

慢性 CRS 重要的临床影响因素是在心、肾疾病治疗过程中过度使用利尿剂导致的血容量不足、应用 RASi 及其他降压药物引起的低血压状况，尤其是"相对低血压"，即对具有长期高血压病史且未进行良好控制的患者，特别是老年患者一味追求"血压达标"，在短期内使用较强的降血压药物将其高水平的血压控制到"正常"水平之内，从而导致其肾脏灌注不良，造成严重的肾损伤。对于慢性肾功能不全的患者，由于医师常担心药物蓄积引起的毒性反应而忽视对心、肾疾病危险因素的积极干预，如使用阿司匹林、β 受体阻滞剂、RASi 和他汀类药物的治疗等。许多临床研究表明在心、肾联合损伤时应该加强对心、肾病变危险因素的控制，积极优化药物治疗方案，过度用药或因为害怕药物作用的不良反应而不予足够的治疗，都会给患者造成严重的后果。当然，在心、肾功能损伤的情况下，尤其是在老年患者，许多药物的效应、代谢、剂量、不良反应和药物间相互作用均有非常明显的改变。一般而言大多数药物清除率的降低与肾功能的减退基本相当，多数药物都需要根据患者的肾脏功能状况进行调整。

近年来，治疗 2 型糖尿病的钠 – 葡萄糖协同转运蛋白-2 抑制剂（SGLT-2i）及治疗心力衰竭的沙库巴曲/缬沙坦等新药均被证明可以改善心、肾疾病患者的预后。SGLT-2i 除了降糖作用外，可以通过抑制促炎途径、诱导自噬和激活非经典 RAAS 途径减少氧化应激和炎症，可以通过肾脏促红细胞生成素的产生增加红细胞量和血细胞比容，可以减轻交感神经激活对肾脏的压力，改善肥胖相关的心肾代谢综合征，在慢性 CRS 的治疗中具有较好的效应，其机制可能与 SGLT-2i 改善血流动力学、促进尿钠排泄及渗透性利尿、减轻体重有关。在使用 SGLT-2i 过程中，应该注意血、尿渗透压的改变及发生尿路感染或加重的问题。在临床上沙库巴曲/缬沙坦可以改善射血分数降低的心力衰竭患者的左心室重构，提高左心室射血分数，减少左心房和心室容积，还可以明显降低肾内血管阻力，从而改善左心室功能和肾脏灌注。系统评价和荟萃分析发现，在心力衰竭的患者（包括老年患者或射血分数保留的心力衰竭患者）中，与单独使用 RASi 相比，沙库巴曲/缬沙坦似乎可以更好地防止肾功能恶化和 CKD 的进展，对 CRS 的治疗产生有益的影响。需要注意的是沙库巴曲/缬沙坦具有较强的降压作用，对于伴有低血压的患者应谨慎使用。当然，在

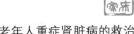

慢性 CRS 治疗中，临床医师不应仅仅只注意治疗具体的心、肾疾病，还要注意 CRS 患者的心理和社会问题，并努力提高患者的生活质量。

总之，在心、肾联合损害的情况下，多个检验、检查指标同时使用有助于 CRS 的早期和有效的诊断，心和肾损伤的生物标志物在急性和慢性 CRS 中具有预后判断的价值。CRS 的治疗可能涉及药理学或非药学或两者结合的方案，设计治疗方案时应考虑其对心、肾的影响。药物仅是 CRS 治疗的重要环节之一，临床医师需要充分认识心、肾之间的相互关系和 CRS 的复杂性，采用心脏、肾脏、重症监护、药学监测和心肾相关设备治疗等多学科协助的方法，为 CRS 患者提供最佳的治疗方案和改善关键预后的诊治措施。

本节要点

◇ 心肾综合征是老年患者常见的临床问题，心肾综合征的早期诊断、恰当治疗和预后改善需要临床多学科的合作。

◇ 急性心肾综合征的主要病理生理机制是机体容量和血压异常所致，尽快改善心排血量、恢复肾脏灌注压是治疗的关键。

◇ 慢性心肾综合征的病理生理机制较复杂，药物应用不当是重要的临床影响因素；肥胖或糖尿病患者容易发生慢性心肾综合征。

参考文献

1. 叶平，程庆砾. 临床心肾交集性疾病. 北京：人民卫生出版社，2009.

2. RANGASWAMI J, BHALLA V, BLAIR J E A, et al. Cardiorenal syndrome:

classification, pathophysiology, diagnosis, and treatment strategies: a scientific statement from the American Heart Association. Circulation, 2019, 139 (16): e840 – e878.

3. GOFFREDO G, BARONE R, DI TERLIZZI V, et al. Biomarkers in cardiorenal syndrome. J Clin Med, 2021, 10 (15): 3433.

4. SAVIRA F, MAGAYE R, LIEW D, et al. Cardiorenal syndrome: multi-organ dysfunction involving the heart, kidney and vasculature. Br J Pharmacol, 2020, 177 (13): 2906 – 2922.

5. PAZOS F. Range of adiposity and cardiorenal syndrome. World J Diabetes, 2020, 11 (8): 322 – 350.

6. MORCOS R, LAZAR I, KUCHARIK M, et al. The healthy, aging, and diseased kidney: Relationship with cardiovascular disease. J Am Geriatr Soc, 2021, 69 (2): 539 – 546.

7. JENTZER J C, BIHORAC A, BRUSCA S B, et al. Contemporary management of severe acute kidney injury and refractory cardiorenal syndrome: JACC Council Perspectives, J Am Coll Cardiol, 2020, 76 (9): 1084 – 1101.

8. LIOUDAKI E, JOSLIN J R, TRACHANATZI E, et al. The role of sodium-glucose co-transporter(SGLT)-2 inhibitors in heart failure management and implications for the kidneys. Rev Cardiovasc Med, 2022, 23 (3): 82.

9. GIOIA M I, PARISI G, GRANDE D, et al. Effects of sacubitril/valsartan on the renal resistance index. J Clin Med, 2022, 11 (13): 3683.

10. SPANNELLA F, GIULIETTI F, FILIPPONI A, et al. Effect of sacubitril/valsartan on renal function: a systematic review and meta-analysis of randomized controlled trials. ESC Heart Fail, 2020, 7 (6): 3487 – 3496.

45. 正确使用利尿剂是老年心肾综合征治疗的基础

循环系统血流动力学改变和容量平衡是心肾综合征（CRS）诊治过程中的重要问题之一。与 20 岁的青年人相比，65 岁以上的老年人体内的总水含量减少了 17%、体内细胞外液容量减少了 40%、血浆容量减少了 8%，因此，老年患者的容量平衡体系比较脆弱。在临床上，有效的利尿可以明显改善心、肾功能，缓解相关症状，但过度利尿则可能引发肾功能损伤，老年 CRS 患者利尿剂的使用一直是 CRS 治疗中的焦点问题。在 CRS 诊治中，肾素 - 血管紧张素系统抑制剂（RASi）通常会被作为基础治疗药物，当利尿不足时，液体潴留可引起机体对 RASi 的反应性降低；如果利尿过度，血容量不足则会导致 RASi 造成低血压和急性肾损伤的危险明显增加。因此，对于老年 CRS 患者在使用各种利尿剂时应当特别注意患者体内组织间液与血管内液体分布平衡的问题，在分布平衡时适当的利尿治疗是有效的，但是当利尿速度超过两者再分布的速度时，就会发生明显的肾损伤。

需要注意的是"充血""容量超负荷"在临床上意义并不完全一致。心力衰竭中的"充血"定义为导致心脏充盈压增加的细胞外液积聚体征和症状的组合。充血是因为交感神经张力失代偿引起内脏循环的血管收缩，导致血液重新分布而非容积增加（体重不增加），这种重新分布可以增加静水压力和有效循环量，从而产生充血的体征和症状。容量超负荷则是由于神经体液激活增加引起肾脏钠和水的重吸收增加，从而导致体内血容量的增多（体重增加）。充血和容量超负荷都可以增加静脉回流、心脏前负荷和心脏充盈压。绝对容量超负荷和容量再分配之间的差异对临床利尿剂的治疗选择、是否出现利尿剂抵抗的判断具有重要意义。一般而言 40 mg 呋塞米利尿的预期反应为每日排水 3000 ~ 4000 mL、排尿钠为 200 ~ 300 mmol/L，但在 CRS 的情况下，40% 左右的患者并不能达到这个目标，这与 CRS 患者的充血或容量状况密切相关，这也是为什么在使用利尿剂之前一定要评估患者的容量状况的主要原因之一。

　　肾脏的灌注压约等于平均动脉压（MAP）减去中心静脉压（CVP），MAP 降低和（或）CVP 的增高是导致肾脏灌注不足、出现尿量减少的最常见、最重要的机制。当肾脏灌注不足时，给予过度利尿可能导致肾灌注压的进一步降低。因此，对于这些患者不应首先使用利尿剂，而应该尽快恢复和建立正常的血容量和肾脏灌注压。

　　如上所述，单用体重的变化不足以判断 CRS 患者的容量状况，综合评估患者每日体重、血钠和 CVP 的变化才是监测机体容量状况最可靠的指标（表2）。在采用液体疗法治疗 CRS 患者时，一般维持 CVP 在 $8 \sim 10 \text{ cmH}_2\text{O}$ 即可纠正低血容量状况；当 $CVP \geqslant 12 \text{ cmH}_2\text{O}$ 时，即应减慢补液速度或停止补液，防止水潴留的发生。只有在充分补液的基础上仍有少尿或者有明确水钠潴留的患者才考虑使用利尿剂治疗。

表2　机体容量状况的判断

容量状况（评定）	体重变化（kg/d）	血钠变化（mmol/L）	CVP 变化
补液适量	↓0.3～0.5	140～150	正常
补液量过多	不变	140	↑
脱水或补液不足	↓1.0	>145	↓

　　袢利尿剂（如呋塞米、托拉塞米和布美他尼）的利尿作用是最有效和最强的，其中呋塞米是最常用和最便宜的袢利尿剂。袢利尿剂通过阻断亨利袢粗支厚壁段上的 Na^+、K^+ 和 Cl^- 同向转运而引起尿钠排泄，从而可减少容量负荷过重和肾静脉充血。在肾功能受损的情况下，呋塞米的口服生物利用度变异很大（10%～100%）。影响呋塞米生物利用度的主要因素包括胃排空延迟、全

身灌注减少或肠道水肿等，因此，临床上治疗 CRS 时一般均采用静脉注射呋塞米的方式。由于袢利尿剂需要与血浆蛋白结合以到达其作用部位，在 CRS 的患者中常见的低白蛋白血症可能会减少袢利尿剂向作用部位的输送，导致利尿功效降低。在 CRS 情况下，肾功能不全还会减少利尿剂向肾小管腔的排泄，并减少通过肾小球的钠滤过，可能会减弱利尿剂的排钠作用，因此，常需要更高剂量的利尿剂才能在 CRS 患者中达到治疗效果。一般而言，呋塞米的初始使用剂量建议：若患者未曾使用过利尿剂，可从 40 mg 呋塞米或等效物（如布美他尼 2 mg 或托拉塞米 20 mg）开始；若患者使用过利尿剂，则采用患者平时在家服用剂量的 1 ~ 2 倍。当然，临床上也可以采用呋塞米压力试验来确定利尿剂的剂量：若患者未曾使用过利尿剂，可给予呋塞米 1.0 mg/kg（最大剂量 60 mg）静脉推注；若患者正在接受长期的利尿剂治疗，则给予 1.5 mg/kg（最大剂量 100 mg）静脉推注。无论使用哪种方法，若用药后 2 小时内的尿量等于或大于 150 ~ 200 mL，则应根据尿量变化在接下来的 6 ~ 8 小时调整呋塞米的剂量；若尿量少于 150 ~ 200 mL，则应立即再给予一次相同剂量的呋塞米。需要注意的是对于从未使用过利尿剂的高龄老年人，尤其是特别瘦弱的老年患者，呋塞米最好从小剂量开始，我们在临床上通常从 10 mg 开始启用，以免对患者的容量或血流动力学改变过快或过大，造成严重的不良反应。

如果需要更大剂量的利尿剂或上述治疗的利尿效果不佳时，可以考虑增加药物的使用频率或连续使用袢利尿剂，但连续输注袢利尿剂应注意患者可能发生低钠血症、血压下降等不良反应。

不少研究发现多靶点利尿具有较好的效果，即在使用呋塞米的同时加用其他袢利尿剂和非袢利尿剂，也有助于减少利尿剂抵抗的发生。与呋塞米相比，布美他尼和托拉塞米的口服生物利用度更高、更一致（80%~100%）。其中托拉塞米的半衰期比呋塞米和布美他尼长，其作用可持续 16 小时左右。还有证据表明托拉塞米可以产生醛固酮抑制作用，可能会影响心脏重塑的过程。噻嗪类利尿剂与袢利尿剂联合使用时，可以显著增加尿钠的排泄并改善肾脏充血状况。有研究发现即使在 eGFR <30 mL/（min·1.73 m²）的情况下，合用噻嗪类利尿剂仍具有一定的利尿作用。盐皮质激素受体拮抗剂（如螺内酯、依普利酮等）的利尿作用较弱，起效较晚，有可能导致高钾血症和酸中毒，然而，如果剂量合适，这种不良反应可以平衡同时使用袢利尿剂和噻嗪类利尿剂产生的低钾血症和代谢性碱中毒的风险，此外，这类药物还可以减少肾素－血管紧张素系统的激活，具有降低血压和保护心脏的作用，因此，在 CRS 患者中，也可与呋塞米合用。血管升压素受体 2 拮抗剂托伐普坦作用于集合管的 2 型加压素受体，具有较好的清除自由水的作用，且不依赖于血浆蛋白浓度，不会导致电解质紊乱。托伐普坦的安全性较好，在伴有低钠血症或顽固性充血的患者中，与呋塞米联用可以更快地改善临床症状，而基本不会对 CRS 患者的肾功能造成损害。

有 25%~30% 的 CRS 患者会出现利尿剂抵抗，除了采用袢利尿剂静脉内给药和上述不同类型利尿剂的组合来解决利尿剂抵抗的问题之外，研究发现低钠血症和低氯血症也可能是 CRS 患者发生利尿剂抵抗的重要机制。有研究进一步发现氯化物在肾盐感应、神经激素激活和利尿剂靶标调节中发挥作用，低氯血症可预测急性心力衰竭的死亡率。在一项对利尿剂耐药的 CRS 患者队列中发现，低氯血症的患病率超过了低钠血症的患病率，特别是在需要更高利尿剂剂量的患者中。在干预研究中，对一组患者给予氯化赖氨酸口服，结果改善了患者对利尿剂的反应。一项荟萃分析表明，在晚期心力衰竭的患者中，应用利尿剂的同时使用高渗盐水（30 分钟内给予 3% 氯化钠注射液 150 mL）可使患者的尿量增加、体重减轻，并可减少患者的住院时间、降低死亡率和因心力衰竭再住院的概率。

在 CRS 患者尤其是危重症患者的利尿过程中，静脉滴注白蛋白在临床上应用比较广泛。理论上，由于呋塞米在血液中需要与白蛋白结合后才能到达并在近端小管的管腔分泌而起作用，低白蛋白血症明显会降低呋塞米的利尿效果，而输注白蛋白可以改善低蛋白血症并提高血管内渗透压，因而被认为可以改善呋塞米的利尿效应。然而，呋塞米和白蛋白的共同给药比单独使用利尿剂可以获得更好利尿反应的这一假设一直存在着较大的争议，临床研究结果也十分矛盾，这可能与研究的人群和方法差异有关。一项荟萃分析显示与单独使用呋塞米相比，白蛋白联合给药后 12 小时内可使尿量增加 31.45 mL/h，尿钠排泄量增加 1.76 mmol/h。这种效果在基线人血白蛋白水平低（<25 g/L）和白蛋白输注剂量高（>30 g）的患者中效果更好。我们的临床经验表明当患者因感染或其他因素处于毛细血管渗漏或合并有大量蛋白尿、全身水肿的状态下，给予白蛋白输注不仅不会增加尿量，反而会使大量白蛋白渗漏至血管外或尿液之中，给临床的相关处理带来更多的麻烦并浪费宝贵的医疗资源。鉴于这些情况，我们建议，同时使用白蛋白和呋塞米应仅限制在不合并渗漏综合征或大量蛋白尿、伴有中重度低白蛋白症（20～25 g/L）的利尿剂抵抗患者之中。如果临床上必须使用血液制品，采用新鲜血浆替代白蛋白可以减少白蛋白输注带来的上述不良反应。

此外，在 CRS 患者的利尿过程中，部分患者可能会出现血清肌酐短暂升高的情况。一项研究表明在积极利尿治疗期间，22%的失代偿性心力衰竭患者的血清肌酐水平可升高，但肾小管损伤的生物标志物并没有明显变化。这种血清肌酐水平升高可能是一些与 GFR 降低无关的机制引起的（如血液浓缩），故称为假性肾功能恶化。在这种情况下，应继续维持利尿剂的治疗直到容量控制达到目标为止。当然，在临床实践过程中，不能想当然地认为所有的 CRS 患者在利尿期间血清肌酐水平的升高都无关紧要，当临床出现这一问题时，还是应该仔细鉴别血清肌酐升高的原因。最简单的方法是检查尿液中 NAG、KIM-1 或 NGAL 的变化，如果出现了上述肾小管损伤的生物标志物，则要怀疑血清肌酐升高的原因是利尿剂本身的肾毒性作用所致，此时便需要减量、停用或更换利尿药物。

利尿剂虽然是治疗 CRS 患者心力衰竭和容量超载的基石药物，但血管扩张剂、正性肌力药等在 CRS 治疗中的作用，尤其是与利尿剂的协同作用也不可小觑。正性肌力药物主要用于因心排血量降低导致的肾血流量减少而出现的肾脏低灌注情况。目前，针对失代偿期心力衰竭主要推荐使用三类正性肌力药：β-肾上腺素能激动剂（如多巴酚丁胺、肾上腺素和去甲肾上腺素）、磷酸二酯酶Ⅲ抑制剂（如米力农）和钙增敏剂（如左西孟旦）。多巴酚丁胺可增加肾血流量和肾小球滤过率，但可能会损害肾脏髓质的氧合作用，从而增加肾脏组织的需氧量。去甲肾上腺素等血管加压药可以维持平均动脉压以确保适当的肾脏灌注压，但药物剂量过大，会导致内脏血管的收缩，加重并恶化肾功能损伤。米力农是一种磷酸二酯酶Ⅲ抑制剂，可诱导血管舒张、增强经肾灌注压力并增加肾血流量和肾氧输送，而不会显著改变肾小球滤过率；左西孟旦可以增强 CRS 的利尿作用，改善左心室功能、舒张肾小球前血管、增加肾脏血流量，但这两种药物使用不当也可能会使患者低血压的情况明显加重而导致肾功能恶化。

最近几年，一些新型药物在 CRS 治疗中的地位越来越高，部分药物也有利尿的作用。沙库巴曲/缬沙坦目前是射血分数降低性心力衰竭（heart failure with reduced ejection fraction，HFrEF）的一线治疗药物，其通过抑制脑啡肽酶和抑制肾素 - 血管紧张素 - 醛固酮系统来减少利尿钠肽的降解，可以缓解心脏充血的临床症状并增强利尿剂的效应，对肾功能的有害影响较少，但仍需要注意其明显的降压作用可能带来肾损伤的不良效应。钠-葡萄糖协同转运蛋白-2 抑制剂（SGLT-2i）主要通过阻断肾脏近曲小管中的 SGLT-2 蛋白，从而导致葡萄糖排泄增加，随后产生渗透性利尿，有助于降低血压，发挥肾脏保护作用，还可以减少老年患者因心力衰竭而住院和死亡的比率，但其相关的不良反应（如过度排糖和引起尿路感染等）也需要临床医师予以重视。

总之，在心、肾功能损伤的情况下，尤其是老年 CRS 患者，利尿剂的效应、代谢、剂量、不良反应和药物间相互作用均有明显的改变。临床医师需要充分认识心、肾之间的相互关系和 CRS 的复杂性，采用心脏、肾脏、重症监护和药学监测等多学科知识相结合的方法，合理使用利尿剂，为 CRS 患者提供最佳的治疗方案。当然，利尿剂治疗仅是 CRS 治疗的重要环节之一，对于老年 CRS 患者应该加强控制心、肾病变危险因素，积极优化各种药物的治疗方案。

本节要点

◇ 利尿剂的合理使用对有效控制心肾综合征（CRS）的临床症状非常有效，但若使用不当，利尿剂也是加重 CRS 病情进展的危险因素。

◇ 对 CRS 患者使用利尿剂前一定要注意评估患者的血容量和肾脏灌注状况。

◇ 一些新型药物也具有一定的利尿效应，与利尿剂合理搭配使用具有较好的心肾保护作用。

参考文献

1. RODRíGUEZ-ESPINOSA D, GUZMAN-BOFARULL J, DE LA FUENTE-MANCERA J C, et al. Multimodal strategies for the diagnosis and management of refractory congestion. An integrated cardiorenal approach. Front Physiol, 2022, 13：913580.

2. VERMA D, FIROZ A, GARLAPATI S K P, et al. Emerging treatments of cardiorenal syndrome：an update on pathophysiology and management. Cureus, 2021, 13（8）：e17240.

3. TER MAATEN J M, DAMMAN K, HANBERG J S, et al. Hypochloremia, diuretic resistance, and outcome in patients with acute heart failure. Circ Heart Fail, 2016, 9（8）：e003109.

4. KAZORY A, COSTANZO M R. The dynamic relationship between serum chloride and cardiorenal syndrome. Rev Cardiovasc Med, 2020, 21（1）: 25 – 29.

5. RAINA R, NAIR N, CHAKRABORTY R, et al. An update on the pathophysiology and treatment of cardiorenal syndrome. Cardiol Res, 2020, 11（2）: 76 – 88.

6. SAVIRA F, MAGAYE R, LIEW D, et al. Cardiorenal syndrome: multi-organ dysfunction involving the heart, kidney and vasculature. Br J Pharmacol, 2020, 177（13）: 2906 – 2922.

7. PAZOS F. Range of adiposity and cardiorenal syndrome. World J Diabetes, 2020, 11（8）: 322 – 350.

8. KLOTZ U. Pharmacokinetics and drug metabolism in the elderly. Drug Metab Rev, 2009, 41（2）: 67 – 76.

9. MASELLA C, VIGGIANO D, MOLFINO I, et al. Diuretic resistance in cardio-nephrology: role of pharmacokinetics, hypochloremia, and kidney remodeling. Kidney Blood Press Res, 2019, 44（5）: 915 – 927.

46. 老年心肾综合征的肾脏替代治疗应掌握好指征

在临床上若能得到早期诊治、及时纠正相关紊乱，多数心肾综合征（CRS）患者并不需要进行肾脏替代治疗（RRT）。然而，如果心、肾功能损伤明显，出现了严重水钠潴留、尿毒素蓄积和严重的机体内环境紊乱时，RRT（包括单纯超滤、血液透析、血液滤过、腹膜透析等不同的治疗方式）可能是挽救患者生命的重要疗法。

Ⅰ型或Ⅱ型 CRS 主要表现为心功能不全导致肾损伤，在临床上较为多见。研究发现在充血性心力衰竭患者中，65% 以上均表现为高容量状况，仅有 5% 为低容量状况。正常情况下心脏对体内水的平衡有足够的处理能力，但在心功能不全的情况下，其对体内水容量的变化十分敏感。水过多时，容易出现高血压、外周水肿、肺水肿、脏器充血等情况，因此，CRS 患者常需使用利尿剂治疗。然而，不少心力衰竭患者对利尿剂的反应明显降低，甚至出现利尿剂抵抗的现象，此时就可能需要采用单纯超滤治疗。

单纯超滤在所有的血液净化治疗单位均可实施。目前还有一种小型专用单纯超滤设备可利用外周静脉作为血管通路，以 10 ~ 40 mL/min 低血流速率，50 ~ 500 mL/h 的超滤速度，在无肾脏专科医护人员监护的情况下，甚至在家中均可较为安全地进行治疗。单纯超滤治疗的优势是可以较快地减少肾静脉充血和改善肾脏血流动力学，快速且可调节地排出液体并改善全身充血症状，可使电解质异常（如低钾血症）的风险降低，较少引起神经激素（如 SNS、RAAS 和 AVP）的激活，可以改善利尿剂抵抗、尿钠排泄和尿量，使患者心力衰竭相关再住院率降低，住院时间明显缩短。然而，值得注意的是单纯超滤并无肾脏保护作用，使用不当甚至还可能加重肾损伤。因此，在临床上使用单纯超滤治疗应注意其适应证及肾功能状况。

一项关于急性失代偿性心力衰竭的心肾挽救（CARRESS-HF）的多中心研究比较了单纯超滤与阶梯式药物治疗对肾功能的影响，结果发现单纯超滤治疗在去除过多液体、减轻心力衰竭患者充血方面的疗效，并不优于包括利尿剂在内的标准药物治疗方法，且可引发更多肾功能恶化和不良事件（如出血、静脉导管并发症）。当然，这一研究在设计上存在较多的缺陷，如入选患者进行单纯超滤的时机过早、单纯超滤组心力衰竭患者的缺血性心脏病病例数较多、在伴有缺血性心脏病的患者中将单纯超滤量设定为 200 mL/h 以上、单纯超滤治疗组不能使用血管活性药物等，这些试验设计的缺陷均可能导致单纯超滤治疗组患者更多地出现低血压和（或）肾脏的低灌注。不过，这一研究也提示我们，在为CRS患者进行RRT时，一定要严格掌握适应证、控制单位时间内的超滤量，根据患者的具体情况使用相应的药物治疗。

另外，单纯超滤有可能诱发患者出现失衡综合征，使水向肺间质或肺泡移动而导致心力衰竭加重，而血液滤过治疗清除的水分主要来自细胞内液和细胞间液，在治疗过程中可保持心血管系统的稳定，对心功能不稳定的CRS患者更为合适。事实上，在急性充血性心力衰竭患者合并发生急性肾损伤时，最好选择持续性低流量血液透析或血液滤过的治疗方式，既能清除过多的容量负荷，又可清除尿毒素，有助于CRS患者的康复。传统上，对CRS危重患者启动RRT的决定主要是基于标准的AEIOU适应证，即患者发生了药物治疗不可控制的酸中毒（A）、电解质紊乱（E）、中毒（I）、容量超负荷（O）和尿毒症（U）。目前临床上对进行RRT的时机有较大的争议，肾损伤中的人工肾启动（AKIKI）研究将620例AKI 3期的危重患者随机分为立即启动RRT组或延迟启动RRT组。延迟启动RRT组是直到患者出现严重高钾血症、代谢性酸中毒、肺水肿、严重氮质血症或少尿超过72小时才开始RRT。尽管如此，该研究并未观察到两组间患者死亡率的差异，而且延迟RRT组中有近一半的患者最后并不需要RRT。事实上，RRT对CRS的疗效是短时期的，其意义主要是为临床综合处置争取时间和机会，因此，在RRT的同时不能忽视对CRS患者病因和诱因的治疗。

在CRS患者中，开始RRT最重要的原因是难治性高血容量，常见原因有难治性高钾血症、酸中毒和尿毒症。全身钠超载在难治性高血容量或充血中起关键作用，因此，消除钠超载是任何代偿性治疗的主要目标。最近有研究发现腹膜透析对钠的清除具有较好的效果。研究发现使用袢利尿剂后产生的低渗尿液含钠约为60 mmol/L，但腹膜透析超滤液中的钠浓度高达126～134 mmol/L。由于艾考糊精是一种吸收较少的葡萄糖聚合物，在腹腔中的持续性胶体渗透梯度在长时间停留期间可产生较大的对流而清除钠离子，因此，使用基于艾考糊精的腹膜透析液可显著提高对钠的清除。每日8～16小时的单次艾考糊精腹膜透析液交换导致钠的清除高达87 mmol，在钠摄入量较低（＜100 mmol/d）的心力衰竭患者中，容易转化为理想的每日钠负平衡状态。研究表明单次夜间艾考糊精交换就可以成功地管理难治性心力衰竭患者的容量超负荷。在一项针对5000多例接受腹膜透析的新诊断终末期肾病患者的研究中，艾考糊精腹膜透析液使用者的心力衰竭发生率总体低于非使用者约26%。当然，也可以使用低钠腹膜透析液（钠浓度为125 mmol/L）治疗，低钠透析液可以使钠清除增加50 mmol/d，但需要注意的是在老年CRS患者中低钠腹膜透析液可能会诱发或加重低钠血症，影响CRS患者的临床预后，目前这种方法在临床上很少使用。有研究表明使用艾考糊精和葡萄糖的组合腹膜透析液（即双峰透析液）对钠的清除安全、有效。这种方式在同一交换期间，晶体和胶体透析液的交替使用具有较强的超滤和钠的清除能力，同时又限制了葡萄糖的过多暴露。有报道表明与单独的艾考糊精相比，双峰透析液（平均钠浓度为121 mmol/L）的估计超滤量和钠清除率分别增加了150%和147%。当然对于高龄（80

岁以上）CRS 患者，由于腹膜功能的退化，腹膜透析效果会大打折扣，此时采用血液透析或血液滤过更加可靠。

Ⅲ型或Ⅳ型 CRS 主要表现是肾功能不全引起的心脏损害，尤其是尿毒素对机体功能的损伤，因此，尿毒素的清除是这类患者的重要治疗目标。有研究发现硫酸吲哚酚（indoxyl sulfate，IS）和甲苯硫酸（p-cresyl sulfate，PCS）同时具有肾毒性和心脏毒性，在慢性肾脏病 3～4 期的患者中，这两种毒素水平均明显升高。IS 和 PCS 均为蛋白结合毒素，具有促炎和促氧化的作用，可导致内皮细胞损伤和血管钙化，可促进肾损伤进展，与心血管事件的发生和全因死亡率明显相关。这类毒素仅靠血液透析难以清除，需要加用活性炭进行血液灌流治疗，或采用微孔碳吸附剂，如包醛氧化淀粉等药物从肠道清除。

我们的研究发现与 GFR 为 60～90 mL/（min·1.73 m²）的情况相比，在 GFR 为 30～59 mL/（min·1.73 m²）时，老年 CKD 患者的体液总量（total body water，TBW）、体液占体重的百分比（TBW%）、细胞外液（extracellular water，ECW）占体液总量的百分比（ECW%）及细胞内液（intracellular water，ICW）占体液总量的百分比（ICW%）等指标均明显增多，提示水潴留仍然是Ⅲ型或Ⅳ型 CRS 进行血液净化治疗的重要原因。研究发现对于利尿剂不敏感的终末期心力衰竭患者，间断透析治疗可明显改善患者的预后。在临床试验中，对呋塞米剂量达到 500 mg/d 以上，使用血管活性药物 3 天仍无效的心力衰竭患者，改用每周 3 次血液透析治疗，与使用呋塞米剂量小于 500 mg/d，加以多巴胺 10 μg/（kg·min）或左西孟旦 0.2 μg/（kg·min）治疗的患者相比，其 6 个月内再入院率和病死率均明显降低。

Ⅴ型 CRS 需要进行血液净化治疗多见于脓毒症或伴有多器官功能衰竭的患者。这类患者临床表现常较重，容易合并严重电解质紊乱或酸碱代谢失衡，心、肺功能较差，对血液透析治疗的耐受性较差，常需要进行连续性肾脏替代治疗（CRRT），对于此类患者，CRRT 剂量的设定非常重要。KDIGO 关于 AKI 在指南中推荐，对于合并感染和多脏器功能障碍的患者，CRRT 的治疗剂量大于 35 mL/（kg·h） 可能会取得更好的疗效，但在临床实际工作中，应依据 CRS 患者治疗药物和营养支持需求、心肺功能状况、血管通路和血流量状况及有效治疗时间等对治疗剂量进行综合考虑。在对危重 CRS 患者进行 RRT 时还需要严密监测患者的心肺功能状况，防止发生心律失常、猝死等严重心血管事件。

研究发现老年患者在透析期间血压较高者病死率较低，而血压较低者病死率明显升高，因此，在透析治疗期间，老年患者的血压不宜过低。此外，血压变异性（blood pressure variability，BPV）也是 CRS 透析患者临床结局和死亡的预测因素。一项对 1844 例血液透析患者进行平均 2.5 年的前瞻性队列研究发现每次透析前收缩压变异与全因死亡率和心血管疾病（CVD）的病死率均密切相关，尤其是基础收缩压偏低的患者更为明显。透析间期血压呈"反构型"的患者，其心功能的损害可能更为严重。患者的营养状况、血钠水平和钙磷代谢情况对 BPV 的变化也有明显影响。

伴有缺血性心脏病的 CRS 患者在透析期间容易发生猝死，威胁生命的严重心律失常及猝死常发生在透析开始和透析结束后 5 小时内。除缺血性心脏病外，透析患者猝死的主要危险因素：伴有心肌病、左室肥厚、微血管病、电解质紊乱、血管钙化、交感神经过度兴奋、阻塞性睡眠呼吸暂停综合征和糖尿病等。在 CRS 患者的透析过程中，超滤率 > 10 mL/（kg·h）者，其 CVD 病死率和全因死亡率均明显升高。透析前血清钾水平低于 4.5 mmol/L 或高于 5.5 mmol/L 者，其猝死发生率均明显升高。老年、伴有严重营养不良、贫血、高血压、钙磷代谢紊乱和甲状旁腺功能亢进症的患者易发生猝死。此外，在 CRS 患者的治疗中，一些常用药物，如大环内酯类抗生素、喹诺酮类抗生素、复方磺胺甲噁唑、三唑类抗真菌药物、他克莫司、环孢素、安定类催眠药、多潘立酮、盐酸米多君、抗组胺剂等可能引起心电图 QT 间期延长，容易出现心电折返激动而产生心室颤动等严重的心律失常。

总之，重症 CRS 患者常常需要进行血液净化治疗来解除顽固性水钠潴留和严重的尿毒症状况，以争取临床上对此类患者进行进一步治疗的机会。CRS 患者血液净化治疗的合适时机、模式和治疗剂量均需要临床医师根据患者的具体情况进行抉择。在 CRS 患者的血液净化治疗过程中，最重要的是严密监测和防止心血管不良事件的发生。

本节要点

◇ 当心肾综合征（CRS）患者出现了严重水钠潴留、尿毒素蓄积和严重内环境紊乱时，肾脏替代治疗是挽救生命的重要治疗手段。

◇ 肾脏替代治疗的时机、模式和治疗剂量需要根据患者的具体情况进行抉择。

◇ CRS 的肾脏替代治疗过程中，应严密监测和防止心血管不良事件的发生。

参考文献

1. 程庆砾. 心肾综合征患者的血液净化治疗. 中国血液净化, 2016, 15 (2): 110 – 112.

2. KAZORY A, COSTANZO M R. Extracorporeal isolated ultrafiltration for management of congestion in heart failure and cardiorenal syndrome. Adv Chronic Kidney Dis, 2018, 25 (5): 434 – 442.

3. RONCO C, KAUSHIK M, VALLE R, et al. Diagnosis and management of fluid overload in heart failure and cardio-renal syndrome: the "5B" approach. Semin Nephrol, 2012, 32 (1): 129 – 141.

4. PATSCHAN D, DRUBEL K, MATYUKHIN I, et al. Kidney replacement therapy in cardiorenal syndromes. J Clin Med Res, 2022, 14 (7): 264 – 272.

5. JENTZER J C, BIHORAC A, BRUSCA S B, et al. Contemporary management of severe acute kidney injury and refractory cardiorenal syndrome: JACC Council Perspectives. J Am Coll Cardiol, 2020, 76 (9): 1084 – 1101.

6. KAZORY A, KORATALA A, RONCO C. Customization of peritoneal dialysis in cardiorenal syndrome by optimization of sodium extraction. Cardiorenal Med, 2019, 9 (2): 117 – 124.

7. 刘胜, 程庆砾, 赵佳慧, 等. 老年慢性肾脏病患者并发肾心综合征的危险因素. 中华老年多器官疾病杂志, 2014, 13 (2): 112 – 115.

8. SHAMSEDDIN M K, PARFREY P S. Sudden cardiac death in chronic kidney disease: epidemiology and prevention. Nat Rev Nephrol, 2011, 7 (3): 145 – 154.

9. 程庆砾. 慢性肾脏病合并心肾综合征的处理策略. 中国实用内科杂志, 2010, 30 (2): 110 – 113.

47. 老年人新型冠状病毒感染的肾损伤应注意病毒外的因素

新型冠状病毒感染性疾病的病原体为严重急性呼吸系统综合征冠状病毒 2 (SARS-CoV-2)。2020 年 2 月 12 日世界卫生组织

（WHO）将其正式命名为冠状病毒病-19（coronavirus disease 2019，COVID-19），3月11日WHO宣布其为全球大流行疾病。在不同地区由于国家政策和医疗水平的不同，COVID-19病例增长速度、病死率均有较大差异。2020年在我国武汉发生疫情时病死率约为4.0%，全球平均病死率约为6.8%。随着对疾病认识程度的提高和新型冠状病毒疫苗的大量接种，2022年末病死率下降至0.1%以下，但感染率仍很高、传播速度仍很快，对老年人尤其是尚未接种疫苗的老年人群具有较大的威胁。尤其是在2022年12月我国取消病毒"动态清零"政策后的一波人群感染中，病毒传播速度和老年人群感染后发生重症及基础疾病加重的情况令人难以接受。

COVID-19患者的主要临床症状包括发热、乏力和干咳，此外还有呼吸困难、头痛或明显的胃肠道症状，严重者可能出现呼吸衰竭甚至猝死。实验室检查的特征是外周血淋巴细胞绝对值明显降低。大多数患者肺CT的影像表现为双肺外带的斑片影或毛玻璃浸润影。然而，呼吸系统并不是COVID-19患者唯一受累的系统，其他器官或系统，如肝脏、胃肠道、心血管等损伤也有不少报道，且多脏器受累的患者往往症状更严重，预后也更差。肾脏作为机体重要的代谢和排泄器官，也常是合并症发生的器官。不同的研究报道COVID-19肾损伤的发生率有所差异，这主要取决于入组人群中的危重症比率。此外，有肾脏基础疾病的COVID-19患者更容易发生肾损伤，病情危重者更容易累及肾脏，同时肾损伤也反过来会加速COVID-19病情的进展，从而导致COVID-19患者的预后不良。

在 COVID-19 暴发和大流行的早期，医护人员临床经验不足，医疗资源短缺，危重症患者较多，肾损伤的比例也相对较高。在华中科技大学同济医学院附属同济医院住院的 701 例 COVID-19 患者中，有 297 例（42.4%）重症患者，有 113 例（16.1%）院内死亡。蛋白尿、血尿和血清肌酐（SCr）升高的发生率分别为 43.9%、26.7% 和 14.4%，估算的肾小球滤过率（eGFR）水平在 60 mL/（min·1.73 m²）以下的占 13.1%，5.1% 的患者发生了急性肾损伤（AKI），其中基线 SCr 水平较高的患者更容易发生 AKI（11.9%，SCr 基线正常为 4%），AKI 程度更为严重，发生 AKI 的患者院内病死率更高。危险因素分析显示基线 SCr 或血尿素氮水平增高、SCr 峰值 > 133 μmol/L、AKI、蛋白尿和血尿都是 COVID-19 患者病死率增高的独立危险因素。另外一项回顾性研究中共纳入 59 例 COVID-19 患者，包括 28 例危重症患者和 3 例死亡病例，其中 63% 的患者存在蛋白尿，19% 的患者 SCr 水平升高，3 例患者发生了 AKI。一项研究观察了重症监护室收治的 52 例重症 COVID-19 成人患者的临床病程和预后，患者平均年龄为（59.7±13.3）岁，15 例（29%）患者发生了 AKI，32 例（61.5%）患者死亡，与非死亡患者相比，死亡患者年龄更大，更容易发生 AKI［死亡 12 例（37.5%），未死亡 3 例（15%）］。

大多数轻症或普通型 COVID-19 患者并没有明显的肾脏受累情况。一项研究纳入了 116 例患者，其中 11 例发生了急性呼吸窘迫综合征（acute respiratory distress syndrome，ARDS），仅 12 例（10.8%）患者 SCr 轻度升高，但并未达到 AKI 的诊断标准。8 例（7.2%）患者表现为蛋白尿，在这组人群中，有 5 例为长期透析的 CKD 患者，全部存活下来，其中 7 例（6.03%）ARDS 患者最终转入 ICU 并死于呼吸衰竭，但住院期间均未发生 AKI。另外一项研究对 138 例 COVID-19 住院患者的临床特征进行了分析，结果显示仅有 5 例（3.6%）患者发生 AKI，其中的 3 例患者处于危重状态。另一项研究纳入了 1099 例 COVID-19 患者，其中 8 例（0.7%）患者有 CKD 病史，12 例（1.6%）患者 SCr > 133 μmol/L，仅有 6 例（0.5%）患者发生 AKI。我在 2020 年支援武汉抗疫一线和 2022 年北京抗疫工作中也发现，AKI 多为 COVID-19 危重症患者的并发症，大多数 AKI 的发生主要是在疾病流行早期及生活资源匮乏时，因患者恐惧而摄入不足、恶心呕吐，以及医疗资源紧张、前线临床医师短缺或经验不足、重症患者得不到充分照顾及 COVID-19 疾病本身或并发症非常危重所致。

从 COVID-19 病死患者的尸检病理检查结果来看，早期肺组织的病变主要为肺水肿、蛋白渗出、肺间质增厚、肺泡腔内有单核巨噬细胞和多核巨噬细胞浸润，发现有疑似的病毒包涵体，但透明膜形成不明显。晚期病变可见弥漫性肺泡损伤伴纤维黏液样渗出物，肺泡上皮细胞脱落、透明膜形成，肺组织灶性出血、坏死，可出现出血性梗死，肺间质以淋巴细胞浸润为主（主要为 CD4$^+$T 细胞），Ⅱ型肺泡上皮细胞和巨噬细胞内可见病毒包涵体，并可见特征的病毒性细胞变化（细胞核大、核仁突出、细胞质呈两亲性粒状），电镜下细支气管黏膜上皮和Ⅱ型肺泡上皮细胞内可见冠状病毒颗粒。免疫组织化学染色（COVID-19 刺突蛋白 S1 和核衣壳蛋白 N）显示部分肺泡上皮和巨噬细胞呈 COVID-19 抗原阳性。然而，这些患者的肾组织病理改变的报道却不尽一致，主要表现有肾小球内皮细胞肿胀，球囊腔内可见少量蛋白性渗出物，毛细血管内可见透明血栓；肾小管上皮细胞水肿、空泡变性、脱落，管腔内可见蛋白管型和色素管型，肾间质充血，可见微血栓和灶性纤维化，但在电镜检查、免疫组化和 PCR 检查中，绝大多数的研究结果均未发现肾组织内存在新型冠状病毒颗粒的确切证据。

事实上，COVID-19 患者的肾损伤主要发生在老年、基础疾病较多及病情危重的患者中。我们推测 COVID-19 肾损伤的病因可能还是以继发因素为主，即感染、低氧血症、血流动力学不稳定等综合因素引起的肾损伤。我们的研究发现多数 COVID-19 患者的肾损伤仅表现为轻度的 SCr 或血尿素氮的升高，这种短期肾功能的波动可能与患者表现的恶心、呕吐症状、营养不良、热卡摄入不足及容量不足等因素有关。在 COVID-19 危重症患者中 AKI 发生率较高，可能是继发于缺氧、重症感染、酸碱电解质紊乱、血流动力学的不稳定（如低血压、感染性休克）等导致的肾脏低灌注。

研究发现新型冠状病毒是通过刺突蛋白 S 与细胞表面上的血管紧张素转化酶 Ⅱ（ACE2）受体结合后进入细胞，因此，具有 ACE2 高表达的细胞均可能为病毒攻击的潜在靶细胞。有研究通过单细胞转录组分析（scRNA-seq）发现 ACE2 除了在肺组织中表达外，在其他系统（如心血管、消化和泌尿系统）中也有表达，其中近端肾小管细胞 ACE2 阳性细胞的比例约为呼吸道上皮细胞的 2 倍。另外有研究分析了 ACE2 受体和关键蛋白酶 TMPRSSs 家族在肾脏细胞中的表达情况，结果显示 ACE2 和 TMPRSSs 基因在肾小球足细胞和近曲小管中呈显著共表达，且表达量高于肺组织和消化道，由于足细胞损伤会导致蛋白尿，这很可能是部分COVID-19患者表现出蛋白尿的原因之一。目前的研究仅证实了ACE-2在肾组织的高表达，但新型冠状病毒是否可以通过ACE-2受体导致肾脏直接损伤，迄今尚没有得到确切的证据。

老年COVID-19重症患者，尤其是基线SCr水平升高者，常可能在住院初期（2天内）发生AKI。因此，在伴有肾损伤的COVID-19患者治疗中，早期发现AKI和保护肾功能对于降低病死率和改善预后非常重要。有效的防治措施包括充分的血流动力学支持、避免使用肾毒性药物及适时行肾脏替代治疗。在COVID-19患者中，使用肾脏替代治疗（RRT）的比例为1.5%～9.0%，在一组有创机械通气的COVID-19患者中，高达61.1%的患者接受了RRT治疗。研究显示RRT对部分重症COVID-19患者是有益的，这些疗法有助于清除细胞因子并预防炎症细胞因子风暴（cytokine release syndrome）诱导的器官损伤。可以选择的RRT模式包括常规、大剂量或高通量RRT及血液灌流、血浆吸附等。

综上所述，目前尚没有确凿的证据表明新型冠状病毒可以直接导致肾损伤，部分患者仅表现为血尿、蛋白尿或轻度血清肌酐水平的波动，但老年人群尤其是合并肾脏基础疾病及重症患者容易出现肾损伤，且直接影响患者预后。对于这类老年患者，临床医师应严密监测其肾功能的变化，注意新型冠状病毒直接感染肾脏以外的危险因素导致的AKI，早期诊断并积极治疗AKI可以明显降低患者病死率。

本节要点

◇ 新型冠状病毒感染可以引起以呼吸系统为主的全身性疾病，肾脏也可被累及。

◇ 新型冠状病毒感染可以引起老年人群，尤其是老年重症患者发生急性肾损伤，但目前尚未发现新型冠状病毒直接导致肾损伤的确切证据。

◇ 伴有基础肾脏疾病的型冠状病毒感染老年患者预后较差。

参考文献

1. YANG G, WANG H, LIU Y, et al. Coronavirus disease 2019 and kidney disease: a brief review based on current evidence. Chin Med J, 2021, 134 (8): 993 – 995.

2. CHENG Y, LUO R, WANG K, et al. Kidney disease is associated with in-hospital death of patients with COVID-19. Kidney Int, 2020, 97 (5): 829 – 838.

3. HUANG C, WANG Y, LI X, et al. Clinical features of patients infected with 2019 novel coronavirus in Wuhan, China. Lancet, 2020, 395 (10223): 497 – 506.

4. CHEN N, ZHOU M, DONG X, et al. Epidemiological and clinical characteristics of 99 cases of 2019 novel coronavirus pneumonia in Wuhan, China: a descriptive study. Lancet, 2020, 395 (10223): 507 – 513.

5. 刘洋，齐凤宇，魏磊，等. 新型冠状病毒感染患者肾损伤的临床分析. 中华医学杂志, 2020, 100 (26): 2028 – 2031.

6. 王超臣，李一莎，何威，等. COVID-19 危重症患者肾功能变化与预后的相关性分析. 解放军医学杂志, 2020, 45 (11): 1156 – 1160.

7. LIU Y, WANG C C, AO Q G, et al. Clinical analysis of kidney injury in elderly patients with COVID-19. Integr Med Nephrol Androl, 2021, 8: 11.

8. LU R, ZHAO X, LI J, et al. Genomic characterisation and epidemiology of 2019 novel coronavirus: implications for virus origins and receptor binding. Lancet, 2020, 395 (10224): 565 – 574.

9. GAO J, TIAN Z, YANG X. Breakthrough: chloroquine phosphate has shown apparent efficacy in treatment of COVID-19 associated pneumonia in clinical studies. Biosci Trends, 2020, 14 (1): 72 – 73.

48. 有创机械通气可引起老年人的肾损伤

有创机械通气已广泛应用于呼吸衰竭和其他需要呼吸支持治疗的患者，尤其是在新型冠状病毒感染疫情防控期间，有创机械通气的呼吸支持治疗在危重症患者救治中广泛使用，成功抢救了很多生命。老年人由于重要器官功能衰退，常合并多种基础疾病，在感染、创伤等致病因素打击下出现呼吸衰竭、心力衰竭，是需要有创机械通气支持治疗的高危人群。尽管有创机械通气能挽救众多危重症患者的生命，但其是一把双刃剑，在为患者提供呼吸支持的同时，也可能造成多种并发症，如引起急性肾损伤（AKI），增加患者的病死率。在一项对 4484 例接受有创机械通气患者的调查中，45% 的患者出现了 AKI，这些患者的病死率为 22.4%，而没有 AKI 的患者死亡率为 5%。分析发现有创机械通气期间发生的 AKI 与 ICU 死亡率增加、呼吸机使用天数增加、ICU 住院时间增加等有关。我院的研究结果也发现在接受有创机械通气的老年患者中，AKI 发生率为 62.8%，与非 AKI 患者相比，发生 AKI 的患者死亡率显著增加（70.7% *vs.* 38.9%）。AKI 是由各种原因引起的肾功能在短时间内突然下降而出现的临床综合征，是危重患者的常见并发症和预测患者死亡率的独立危险因素。临床数据显示 AKI 是慢性肾脏病和（或）终末期肾脏病的独立危险因素，即使血清肌酐（SCr）水平的轻微升高都能增加患者的死亡风险。

急性肺损伤（acute lung injury，ALI）及其进展为更严重阶段的急性呼吸窘迫综合征（ARDS）是由肺内外的各种病因引起的，以进行性呼吸困难和顽固性低氧血症为特征的机体过度炎症反应急性综合征。ARDS 是临床上使用有创机械通气的常见原因，而有创机械通气本身则可引起 ALI。ALI/ARDS 产生的大量炎症介质及呼吸机诱导的肺损伤在 AKI 的发生中起重要作用。研究表明有创机械通气患者轻度缺氧时便可引起肾内血管阻力指数（RI）升高，当严重缺氧时（$PaO_2 < 40$ mmHg）可引起肾脏血管收缩，导致肾脏血流的低灌注和肾小球滤过率（GFR）下降，使肾组织细胞发生缺血性损伤。

目前认为血流动力学和神经体液两大因素参与了有创机械通气导致的肾脏灌注不足和肾功能降低。首先，有创机械通气可增加胸腔内压力，减少静脉回心血量，导致心排血量降低，从而可能导致肾脏灌注不足，诱发 AKI。其次，有创机械通气可改变神经体液系统，影响交感神经、肾素 – 血管紧张素 – 醛固酮系统、抗利尿激素的释放及心房利尿钠肽的产生。这些神经体液途径的最终作用结果是导致肾内血流再分布、肾脏血流量减少、GFR 降低、水钠潴留和尿量减少。有研究发现损伤性高潮气量正压通气可诱导肾脏内一氧化氮合酶（nitric oxide synthase，NOS）的表达，使肾脏血管明显收缩，合成的一氧化氮（NO）又进一步使得血管的通透性增加，通过氧化应激反应增加肾小管上皮细胞通透性，促进细胞凋亡。

研究发现有创机械通气中多个参数的改变都可能增加 ARDS 患者发生 AKI 的风险，如吸气峰压、呼气末正压（PEEP）、平均气道压力和潮气量等。然而，当调整潜在的混杂因素后，只有

PEEP 与 AKI 的发生是独立相关的。有创机械通气中常使用较高的 PEEP 以改善明显的低氧状况，有研究表明 ARDS 患者的预后可随 PEEP 水平升高而改善，高水平 PEEP 能使萎陷肺泡重新扩张，增加功能残气量和肺顺应性，改善氧合与肺内分流。然而，这些升高的压力也会改变心脏的血流动力学，进而影响肾脏的稳态。正压通气本身就可以减少静脉血液回流到心脏，从而改变心脏右侧的心脏前负荷、肺血管阻力和后负荷，所有这些血流动力学变化最终引起身体所有器官尤其是肾脏的灌注减少。在此基础上，过高的 PEEP（>4 cmH$_2$O）往往可引起中心静脉压（CVP）和腹内压力增高，进一步导致肾灌注不足和低血压的发生，对肾功能产生不利影响。理论上，PEEP 的水平越高，越易诱发肾损伤。研究表明 PEEP≥10 cmH$_2$O 时就会导致尿量、肾血流量、钠排泄和钾排泄显著减少，当撤销 PEEP 后，这些肾脏的变化可以逆转。一项随机对照研究的结果显示小潮气量通气联合高水平 PEEP 并不能降低 ARDS 死亡率和呼吸机相关肺损伤发生率，高水平 PEEP 也不能降低 ARDS 患者死亡率和改善预后。因此，在临床上设置 PEEP 水平应强调个体化，要综合考虑 ARDS 的病程、肺损伤严重程度、塌陷肺泡的可复张性，同时还必须要考虑对肾功能的影响。而对于轻度 ARDS 或 ALI 患者，应慎重使用高水平 PEEP。在不得不使用高水平 PEEP 状况下，临床医师应密切监测 CVP 的改变，监测跨肾灌注压的改变，必要时可采取措施提升 MAP，以改善肾脏灌注。

另外，在 ALI/ARDS 治疗策略中，机械通气状态下一定程度的高碳酸血症在一定范围内是允许存在的，即允许性高碳酸血症，此属于一项独立的肺保护性因素。但是持续性高碳酸血症和酸中毒可直接导致肾血管收缩，或通过刺激去甲肾上腺素释放，兴奋交感神经使肾血管收缩，致使肾血流量和 GFR 降低。高碳酸血症还可导致外周血管扩张，致使压力感受器失活，反射性地引起去甲肾上腺素释放增加，刺激肾素 – 血管紧张素系统，从而继发性地造成肾血浆流量下降。尽管目前认为肺保护性通气策略（低潮气量和高 PEEP）能减少 ALI / ARDS 治疗中呼吸机诱导的肺损伤，降低肺张力、减少压力和机械性肺损伤和其他器官之间的交叉干扰，从而避免 ALI 的发生，但是严重高碳酸血症和酸中毒仍可能导致颅内压升高、肺动脉高压、血流动力学异常和免疫紊乱等，因此，在临床上对采用肺保护通气策略的老年患者应密切注意其肾功能的改变。我们的研究发现低氧血症、高碳酸血症、高 PEEP 值、高潮气量等是机械通气患者发生 AKI 的危险因素。在机械通气危重患者中，其他导致 AKI 的常见原因为各种感染、心力衰竭、低血容量、应用肾毒性药物及外科手术等。

目前尚没有机械通气本身引起 AKI 的诊断标准，临床上可以参照 KDIGO 指南定义的 AKI 标准进行相关诊断，即在有创机械通气后 48 小时内，若患者各项指标均符合 KDIGO 指南 AKI 诊断标准，且能除外其他原因造成的 AKI，即可诊断有创机械通气引起 AKI。有创机械通气引起 AKI 主要预防措施：仔细调节呼吸机参数，尽快改善低氧状态，尽量避免持续性高碳酸血症的发生，尽量少使用过高的 PEEP 值；控制感染，避免使用肾毒性药物；保证充足的血容量，必要时提高并维持 MAP 在 80 mmHg 左右，保证肾脏的有效血流灌注。

有创机械通气中若合并肺部感染，尤其是严重的院内感染及对多种抗生素治疗效果不佳的肺部感染时，很容易加重呼吸衰竭、并发感染性休克等，从而使低氧血症和高碳酸血症更为严重，控制感染可阻断可能出现的连锁反应。当然，在抗感染治疗过程中，应慎用 β-内酰胺类、糖肽类、喹诺酮类、磺胺类等具有潜在肾毒性的药物。

总之，机械通气治疗在临床上越来越常用，但有创机械通气可通过对机体血流动力学的影响，造成肾脏的损伤。ALI 和有创机械通气造成的低氧血症、高碳酸血症和高 PEEP 值及急性炎症环境往往是导致 AKI 发生的重要病理基础。对有创机械通气患者应特别重视改善其基础肺部情况，尽快纠正低氧状况，在行肺保护性策略的同时应兼顾肾脏功能保护，对有创机械通气引起的 AKI 及早诊断、尽快治疗，这对改善患者的总体预后具有重要作用。

本节要点

◇ 有创机械通气时血流动力学的改变、低氧血症、高碳酸血症、高 PEEP 值及急性炎症环境是导致 AKI 发生的重要病理基础。

◇ 预防有创机械通气引起 AKI 的主要措施有：尽快改善低氧状态、尽量避免持续性高碳酸血症的发生、尽量少使用过高 PEEP 值、慎用潜在肾毒性的药物。

◇ 在使用机械通气肺保护性策略同时需要密切监测肾功能的变化。

参考文献

1. VAN DEN AKKER J P, EGAL M, GROENEVELD J A. Invasive mechanical ventilation as a risk factor for acute kidney injury in the critically ill: a systematic review and meta—analysis. Crit Care, 2013, 17 (3): R98.

2. VEMURI S V, ROLFSEN M L, SYKES A V, et al. Association between acute kidney injury during invasive mechanical ventilation and ICU outcomes and respiratory system mechanics. Crit Care Explor, 2022, 4 (7): e0720.

3. UPADHYAYA V D, SHARIFF M Z, MATHEW R O, et al. Management of acute kidney injury in the setting of acute respiratory distress syndrome: review focusing on ventilation and fluid management strategies. J Clin Med Res, 2020, 12 (1): 1 − 5.

4. LIU K D, THOMPSON B T, ANCUKIEWICZ M, et al. Acute kidney injury in patients with acute lung injury: impact of fluid accumulation on classification of acute kidney injury and associated outcomes. Crit Care Med, 2011, 9 (12): 2665 − 2671.

5. 李青霖, 程庆砾, 马强, 等. 高龄老年患者 270 例机械通气后短期预后及危险因素分析. 中华老年多器官疾病杂志, 2014, 13 (2): 84 − 89.

6. TURNER D A, OFORI-AMANFO G, WILLIFORD W L, et al. Lung protective ventilation: a summary of the current evidence from the 2012 American Association for Respiratory Care International Congress. Expert Rev Respir Med, 2013, 7 (3): 209 − 212.

7. PECK M D, KOPPELMAN T. Low-tidal-volume ventilation as a strategy to reduce ventilator—associated injury in ALI and ARDS. J Burn Care Res, 2009, 30 (1): 172 − 175.

8. ARDS Definition Task Force. Acute respiratory distress syndrome: the Berlin Definition. JAMA, 2012, 307 (23): 2526 − 2533.

9. MEADE M O, COOK D J, GUYATT G H, et al. Ventilation strategy using low tidal volumes, recruitment maneuvers, and high positive end-expiratory pressure for acute lung injury and acute respiratory distress syndrome: a randomized controlled trial. JAMA, 2008, 299 (6): 637 − 645.

10. BRIEL M, MEADE M, MERCAT A, et al. Higher vs lower positive end-expiratory pressure in patients with acute lung injury and acute respiratory distress syndrome: systematic review and meta-analysis. JAMA, 2010, 303 (9): 865 − 873.

49. 应积极干预老年慢性肾脏病的出血危险因素

慢性肾脏病（CKD）是指各种原因造成的慢性进行性肾实质损害，肾脏不能维持基本功能，临床表现为代谢产物潴留，水、电解质、酸碱平衡失调等。晚期 CKD，特别是发生尿毒症的终末期肾病（ESRD），会导致凝血系统功能障碍，血栓性和出血性疾病都可以发生，出血作为其中的严重并发症，可以直接影响 CKD 患者的预后。

CKD 患者出血的主要危险因素包括血小板功能失调、贫血、尿毒症毒素聚集、合并有出血风险高的疾病、服用抗凝药物或抗血小板药物、eGFR < 15 mL/（min · 1.73 m^2）、尿蛋白 > 300 mg/g 等。出血并发症主要表现为消化道出血、皮肤黏膜出血、颅内出血和腹膜后出血等，大约 50% 的老年 CKD 患者存在不同程度的出血倾向，随着 eGFR 逐渐降低、血尿素氮和尿微量白蛋白水平的逐渐升高，老年 CKD 患者 3 年累计出血率显著增加。肾功能减退和尿微量蛋白水平增加是 CKD 患者出血的独立危险因素。老年 CKD 5 期患者出血并发症的病理生理机制复杂，治疗难度大，病死率较高。

研究发现 CKD 患者出血风险的增加主要与血小板功能紊乱和凝血因子功能障碍有关，特别是血小板依赖的凝血过程、血小板聚集及血小板与血管壁的相互作用。CKD 晚期患者常有尿毒素的蓄积、贫血或使用一些干扰血小板积聚的药物（如 β-内酰胺抗生素、阿司匹林、硫酸氢氯吡格雷等），这些因素均会导致晚期 CKD 患者的血小板聚集功能降低，促进出血的发生。此外，晚期

CKD 患者难以控制的高血压、反复的血液透析插管和相关侵入性诊治手段的增加都可导致出血风险的增加。当然，这其中最重要的仍是血小板功能障碍。血小板平均体积（mean platelet volume，MPV）是除血小板计数外最常用的血小板功能计量参数，是评价尿毒症患者出血风险的有效指标，MPV 可以用来监测血小板反应性。血小板包含的 α 颗粒、致密颗粒、溶酶体等物质增多，血栓素 A2 合成增加、P-选择素和血小板膜糖蛋白 Ⅱ b-Ⅲ a（platelet membrane glycoprotein Ⅱ b-Ⅲ a，GP Ⅱ b/Ⅲ a）等黏附分子表达增加均可使 MPV 增加。MPV 越大，血小板的聚集力越强，机体表现为高凝状态，容易形成血栓；相反，MPV 越小，则越容易表现为出血倾向。

晚期 CKD 患者凝血状况的悖论是出血发生率和血栓形成均明显增加。血栓形成的致病机制：一方面，尿毒素等可能导致血小板活化、血小板 – 白细胞偶联物的形成增加和血小板衍生性微粒的形成增加；另一方面，尿毒素和贫血等因素可使 CKD 患者处于持续的微炎症环境中，从而增加了 CKD 患者发生心房纤颤、心肌梗死和缺血性卒中等血栓栓塞的风险。CKD 患者心房纤颤的发生率从 CKD 1 期的 6% 可飙升到 CKD 4 期的 36%，因此，KDIGO 指南推荐华法林作为 CKD 患者抗凝治疗的首选药物（主要考虑华法林是经肝代谢的药物）。然而，近年来的研究发现华法林的使用与 CKD 患者钙化防御的发生有关，而直接口服抗凝药物（DOACs）的患者尚未发现这种关联，且发生大出血的危险较低。而且，与华法林相比，DOACs 可将 CKD 患者卒中和静脉血栓的风险降低 22%，大出血风险降低 17%。一项荟萃分析显示 DOACs

在早期 CKD 中的疗效和安全性更好，在 CKD 4～5 期或透析患者中的疗效和安全性结果与华法林相似。目前已经有越来越多的证据表明在 eGFR < 15 mL/(min · 1.73 m^2) 的患者中也可以使用 DOACs。一项纳入 71 877 例长期透析和心房纤颤患者的荟萃分析显示，与接受华法林或其他抗凝剂的患者相比，使用阿哌沙班 5 mg/次，2 次/日的患者死亡风险显著降低，并且出血风险比华法林、达比加群或利伐沙班更低。随着 DOACs 在血管钙化和安全性方面优于华法林的证据不断积累，美国食品药品监督管理局（FDA）已批准利伐沙班 15 mg/d 和阿哌沙班 5 mg/次、2 次/日（80 岁以上或体重 60 kg 以下的患者减少剂量为 2.5 mg/次、2 次/日）可作为 ESRD 患者长期使用的 DOACs。需要注意的是 FDA 批准的剂量不一定适合中国老年人群，而且大多数 DOACs 都依赖于肾脏排泄（从阿哌沙班的 27% 到达比加群的 80% 不等）。研究发现有 43% 的心房纤颤和 CKD 患者由于肾功能估算不准确而过量使用 DOACs，这个因素可能是导致老年 CKD 患者发生出血的重要原因之一。我们在临床上的经验是利伐沙班可从 5 mg/d 开始用起，10 mg/d 以内的剂量对于大多数老年 CKD 患者而言都是比较安全的，但是，在老年 CKD 患者中使用 15 mg/d 以上剂量的利伐沙班，出血的危险可明显增加。

老年 CKD 患者使用抗血小板药物也非常普遍，对于有心肌缺血或进行过冠脉支架置入的老年患者，甚至需要双联抗血小板（简称"双抗"）药物联合治疗。既往的研究表明在 CKD 1～5 期患者中，阿司匹林使用是安全和有效的，硫酸氢氯吡格雷在 CKD 1～3 期中的使用也是安全和有效的。我们曾对 1055 例查体老年人的检验结果分析发现随着 eGFR 降低，患者的血红蛋白、血小板压积、血小板计数和白蛋白水平等均呈降低趋势，血栓弹力图检测参数 MAplatelet 也有降低。MAplatelet 主要反映血小板功能，MAplatelet 升高，提示血小板功能亢进，反之，则血小板功能减退。相关因素分析发现血尿素氮、血清肌酐、高血压、冠心病、年龄与 MAplatelet 呈负相关。由于肾功能不全是出血的高危因素，因此，在应用抗血小板药物前必须进行肾功能评估和出血风险评估。老年 CKD 患者可以将抗血小板药物用于心血管病的二级预防，但给予双抗药物时应充分考虑出血风险。阿司匹林引起消化道出血的风险较硫酸氢氯吡格雷而言相对更高。阿司匹林出血风险与剂量相关，在急性冠脉综合征患者急性期的二级预防中，75～1500 mg 阿司匹林的疗效均相似，但随剂量增加出血发生率却会明显升高。当阿司匹林剂量≤100 mg/d，一般较少会增加大出血及肾功能恶化的风险；进行双抗药物治疗时，使用较低剂量阿司匹林（75～81 mg/d），可为其疗效和安全性提供最佳的平衡。

晚期 CKD 老年患者常伴有不同程度的免疫功能障碍，容易继发感染，最常见为肺部感染和尿路感染。此外，老年患者基础病多，血管内皮受损严重，尿毒素可加重血管内皮损伤，血小板功能障碍可能会阻碍血管内皮的修复，因此，感染状态下晚期 CKD 的老年患者发生出血的可能性明显增多。感染状态下，人体内蛋白质分解增加可以引起尿素氮进一步升高，机体对胃泌素的灭活及排泄减少，胃酸分泌增加，胃黏膜破坏增加，患者出现上消化道出血的危险性增加。

老年 CKD 患者的出血严重程度不等，轻者多为鼻出血、牙龈出血和皮肤黏膜淤血，严重时可发生皮下大血肿、眼底出血、消化道大出血、颅内出血等致残或致死性出血，主要出血事件多发生在 ESRD 患者，尤其是血液透析患者，资料显示每 7 个血液透析患者中就有 1 个在进入透析治疗 3 年内经历 1 次主要出血事件。消化道出血是 ESRD 患者最常见的并发症之一，发生率高达 33.8%。一项对维持性血液透析的 ESRD 患者消化道溃疡再出血的风险评估提示 ESRD 是消化道再出血的独立危险因素。我院曾对 143 例发生出血事件的高龄（>80 岁）ESRD 患者分析发现消化道出血约占 31.3%，皮肤黏膜和肌肉出血占 38.3%，牙龈出血占 14.9%，泌尿系统出血占 11.9%，眼底出血占 10.4%，颅内出血约占 2.9%。发生主要出血事件（定义为血红蛋白浓度下降 > 30.0 g/L 或发生致残、致死性颅内出血）者有 13 例。为期 12 个月的随访发现患者在 3 个月时发生全因死亡的人数明显高于非出血组，再发出血事件的人数及 12 个月时再发主要出血事件的人数明显高于非出血组。对于严重出血的患者，临床上的治疗措施包括使用血管升压素类似物、雌激素、输注血小板、输血、使用促红细胞生成素（EPO）或采用加强透析以清除尿毒素等方法。

血管升压素类似物常使用的是去氨加压素（1-脱氨基-8-D-精氨酸血管升压素，Desmopressin，DDAVP）或垂体后叶激素等。DDAVP 对出血的影响迅速，可作为一线治疗手段，推荐剂量为皮下注射 1 次，每次 0.3~0.4 μg/kg，一般在 30 分钟以内出现止血效果，持续 3~4 小时。雌激素的促凝作用与增加血小板反应性、β-血栓球蛋白和血栓素 b2 水平等有关，雌激素可以减少晚期 CKD 患者的出血，与 DDAVP 相比，雌激素起止血作用所需的时间较长，但其作用持续的时间也较长。研究显示剂量为 0.6 mg/（kg·d）的雌激素静脉注射，持续 5 天，在给药 6 小时后可以减少透析患者出血时间、增加血小板的活性；口服 50 mg/（kg·d）剂量的雌激素可减少给药后 2 天的出血时间，可持续给药 4~5 天；使用每周 2 次的透皮雌二醇贴片（50~100 μg/d）也有止血效果，这种贴片的使用可以超过 2 个月，即使是每日经皮剂量 50 μg 也可长期有效，而不会增加血栓形成的风险。鼻内应用雌激素也可以治疗鼻出血。然而，关于雌激素减少尿毒症出血的证据目前主要是个案病例报道，并没有严格的 RCT 研究证据。

在临床上使用 EPO 或输注红细胞均可降低晚期 CKD 患者的出血风险。EPO 可以增加红细胞数量，使血小板向血管壁移动并聚集于损伤部位而起到止血作用。此外，EPO 还可以增加网状血小板数量、加强血小板聚集及其与血管内皮结构的结合。EPO 40~150 U/kg、静脉注射、3 次/周，当红细胞比容大于 30% 时可出现止血效应，这种效应大约需要 7 天的时间才能发生。当然，EPO 也具有急性止血的效应，因为 EPO 可导致血小板 GP Ⅱb/Ⅲa 受体数量的增加，增强凝血酶诱导的血小板蛋白磷酸化，从而提高了血小板聚集性。在临床上有不少老年 CKD 患者发生出血事件时伴有明显的凝血因子缺陷或减少，若出现这种情况，可以少量多次输注新鲜血浆补充凝血因子，常可以取得意想不到的临床效果。

晚期 CKD 患者的出血多数与尿毒素影响了血小板的聚集活性有关，因此，增加透析频次、充分地透析治疗降低尿毒素水平，也可以改善血小板功能，从而减少出血风险。然而，频繁的血液透析治疗也可能导致血管内的血小板与透析器膜接触而不断被激活，引发血小板耗竭而加重 CKD 患者的出血倾向。

对于有血小板计数明显减少的老年患者，输注血小板或使用人重组促血小板生成素（Thrombopoietin，TPO）治疗也能取得明显的疗效。但是，对于这类患者需要注意是否存在免疫相关血小板减少症的问题。原发性免疫性血小板减少症的发病机制主要是血小板膜糖蛋白（Glycoproteins，GP）特异性自身抗体介导的体液免疫和 T 细胞亚群失调介导的细胞免疫共同导致血小板破坏增多，或者是巨核细胞增殖和成熟障碍导致的血小板生成不足所致。在这种情况下通常需要进行免疫治疗，如糖皮质激素、静脉注射人免疫球蛋白（Intravenous Immunoglobulin，IVIG）、利妥昔抗体及其他免疫抑制剂等，而不宜使用 TPO，因为 TPO 是树突状细胞的潜在激活剂，皮下注射可能增强其免疫原性，产生的抗体能中和内源性 TPO，从而加重血小板数量的减少。在这种情况下若需要使用促血小板生成药物，可以使用 TPO 非肽类拟似物（如艾曲波帕）或 TPO 肽类拟似物（如罗米司汀）等药物治疗。如果检查发现血液中有血小板相关的抗 GP Ⅱ b/Ⅲ a 抗体水平的明显增加，则需要先行血浆置换治疗。我们在临床上发现有部分老年 CKD 患者，尤其是其原发病为免疫性疾病或曾行肾移植治疗的 CKD 患者，其发生的血小板减少症多与免疫因素相关，在患者的血液中存在抗血小板的抗体，采用数次血浆置换后再口服艾曲波帕等药物进行治疗可以取得明显的疗效。

总之，老年 CKD 患者的心脑血管疾病和血栓栓塞并发症的风险明显增加，大约一半的 ESRD 患者最终死于心脑血管疾病。然而，非常矛盾的是这些 CKD 患者同时也存在较高的出血风险，使 ESRD 患者的治疗变得非常复杂。在预防或治疗老年 CKD 患者的心脑血管疾病和血栓栓塞并发症时不当使用口服抗凝药或抗血小板药物是这类患者发生出血的重要原因之一。准确估算老年 CKD 患者的肾功能是调整药物剂量的关键。一般认为对于需要使用口服抗凝药的患者，在 CKD 1 ~ 3 期可以首选 DOACs；但在 ESRD 和血液透析患者中，由于 RCT 研究的证据有限，因此，最佳治疗策略是依靠临床医师仔细评估每例患者的风险 - 收益平衡，根据药物的药代动力学和患者特征个体化选择抗凝药物。血小板是止血的核心，血小板功能改变导致血小板高反应性或低反应性可导致血栓形成或出血并发症。老年 CKD 患者通常接受抗血小板治疗以预防动脉粥样硬化血栓形成并发症，临床上应仔细考虑 CKD 患者抗血小板治疗的益处与风险，平衡血栓形成与出血风险。对于合并有免疫系统异常老年 ESRD 患者的血小板减少症应特别注意其是否与免疫异常相关，治疗上需要采用相关的药物。使用血管升压素类似物、雌激素、输注血小板、输血、使用 EPO 或加强透析清除尿毒素等是老年 ESRD 患者主要出血事件的主要治疗方法。

本节要点

◇ 老年 ESRD 患者容易发生出血事件，主要与血小板功能紊乱和凝血因子功能障碍有关。不当使用抗凝、抗血小板药物是发生或加重出血的主要危险因素。

◇ 老年 ESRD 患者主要出血事件的治疗包括使用血管升压素类似

物、雌激素、输注血小板、输血、使用 EPO 或加强透析清除
尿毒素等方法。

◇ 对于有免疫系统异常的血小板减少症应特别注意其是否与免疫
异常相关。

参考文献

1. 沈鑫，程庆砾. 慢性肾脏病患者凝血功能异常的研究进展. 国际移植与血液净化杂志, 2017, 15 (1): 5 – 7.

2. BAATEN C C F M J, SCHRÖER J R, FLOEGE J, et al. Platelet abnormalities in CKD and their implications for antiplatelet therapy. Clin J Am Soc Nephrol, 2022, 17 (1): 155 – 170.

3. DOMIENIK-KARŁOWICZ J, TRONINA O, LISIK W, et al. The use of anticoagulants in chronic kidney disease: common point of view of cardiologists and nephrologists. Cardiol J, 2020, 27 (6): 868 – 874.

4. 沈鑫，敖强国，程庆砾，等. 慢性肾脏病 5 期高龄男性患者出血危险因素及预后分析. 中华医学杂志, 2017, 97 (18): 1420 – 1424.

5. CALSOLARO V, OKOYE C, ROGANI S, et al. Different glomerular filtration rate estimating formula for prescribing DOACs in oldest patients: appropriate dosage and bleeding risk. Post hoc analysis of a prospective cohort. Aging Clin Exp Res, 2022, 34 (3): 591 – 598.

6. ELALAMY I, HANON O, DERAY G, et al. Anticoagulants in frail patients. Seven situations at risk. J Med Vasc, 2018, 43 (5): 302 – 309.

7. ELANGO K, JAVAID A, KHETARPAL B K, et al. The effects of warfarin and direct oral anticoagulants on systemic vascular calcification: a review. Cells, 2021, 10 (4): 773.

8. 敖强国，马强，邹慧，等. 肾小球滤过率对高龄患者血栓弹力图凝血指标的影响. 临床和实验医学杂志, 2011, 10 (23): 1809 – 1815.

9. NATALE P, PALMER S C, SAGLIMBENE V M, et al. Antiplatelet agents for chronic kidney disease. Cochrane Database Syst Rev, 2022, 2 (2): CD008834.

10. MAGNOCAVALLO M, BELLASI A, MARIANI M V, et al. Thromboembolic and bleeding risk in atrial fibrillation patients with chronic kidney disease: role of anticoagulation therapy. J Clin Med, 2020, 10 (1): 83.

50. 血液透析患者的血糖管理有其独特之处

目前在我国进行血液透析的糖尿病患者越来越多，尤其是老年透析患者伴发糖尿病者占绝大多数。研究发现透析的糖尿病患者葡萄糖稳态变化非常复杂，其表现与肾功能下降和透析治疗均明显相关，明显影响了控糖目标和治疗方案的确定。由于糖尿病仍是影响透析患者预后的重要危险因素，因此，在透析过程中如何确定最佳控糖目标和优化糖尿病的治疗方案是临床医师比较关心的问题。

在过渡到终末期肾病（ESRD）的慢性肾脏病患者中，经常可以观察到高血糖自发消退、糖化血红蛋白（HbA1c）水平的正常化和频繁发生低血糖导致降糖药物减少和（或）停用的情况，这种现象被描述为 Burnt-out Diabetes。Burnt-out Diabetes 现象的出现到底是 ESRD 患者的糖尿病自动缓解了，还是糖尿病评价指标被某些因素影响了，这个问题一直都有不小的争议。更重要的是，此问题会明显影响糖尿病透析患者控糖目标的设定。

一个横断面研究对 45 例血液透析患者进行了每日 3 次毛细血管血糖测定，在 3 个月内共检测了 54 次毛细血管血糖水平，研究结束时计算平均毛细血管血糖水平，使用公式计算预期 HbA1c 水平，并在第 12 周时测量 HbA1c 实际水平。结果发现与公式计算的预期 HbA1c 进行比较，两者之间有显著性差异，即与预期水平相比，大多数血液透析患者测得的 HbA1c 水平偏低。研究发现血液透析患者红细胞寿命从通常的 120 天缩短到大约 60 天，血液透析可能导致的失血、使用促红细胞生成素等增加了未成熟红细胞的比例等情况可引起血红蛋白周转增加和葡萄糖暴露时间减少，这些改变可能导致 HbA1c 值异常降低的假象。有研究发现从 HbA1c 检测看，血液透析患者中有 20.7% 的患者存在 Burnt-out Diabetes 现象；但从糖化白蛋白（Glycated Albumin，GA）的角度看，Burnt-out Diabetes 现象的发生率则仅为 5.4%。此外，GA > 18% 的患者心血管共病的风险较高，因此，目前多数研究结果认为与 HbA1c 相比，GA 可能是监测血液透析患者血糖控制水平的更好检测指标。需要注意的是 HbA1c 监测的时间段为 2 ~ 3 个月，GA 监测的时间段仅为 2 周，且血清蛋白质状态的改变、营养不良、伴有肝病或甲状腺功能障碍、妊娠、高尿酸血症、吸烟和类固醇的使用也可能会影响 GA 测定的准确性。

此外，血液透析可导致患者的血糖均值、平均标准差、最大幅度偏移等明显减少，从而导致血液透析日的血糖水平波动较大。在临床上采用连续性血糖监测（continuous glucose monitoring，CGM）系统对血液透析患者的血糖波动进行 72 小时监测，结果发现与非糖尿病的血液透析患者相比，糖尿病血液透析患者的血糖水平波动较大，这提示仅采用单次检测的血糖水平来设定控糖目标可能会有较大的误差。因此，糖尿病透析患者血糖水平的变化最好采用 CGM 系统进行监测，以便能较为准确地确定控糖目标。日本透析治疗学会关于透析患者糖尿病治疗的指导原则，将糖尿病透析患者透析前血糖水平控制的目标设定在 10 ~ 11 mmol/L，目标糖化白蛋白值小于 20.0%（伴有低血糖风险患者可放宽至小于 24.0%）。国外其他指南也推荐使用不受贫血、红细胞生成刺激剂（erythropoiesis stimulating agent，ESA）剂量或人血白蛋白值影响的 GA 作为监测糖尿病透析患者血糖控制水平的指标：当患者没有心血管事件史，GA 目标值可设定为<20.0%；如果患者有心血管事件史或可能发生低血糖的患者（如 1 型糖尿病或使用胰岛素的 2 型糖尿病），GA 目标值可设定为<24.0%。

在糖尿病透析患者中正确控制血糖可以预防视网膜病变、神经病变等微血管疾病及大血管病变，从而改善临床预后。糖尿病透析患者的血糖水平可能受肾功能状况、糖尿病药物代谢和排泄延迟、血液透析参数等因素的影响而波动，尤其是血糖控制较差的患者容易受到各种因素的影响，导致血糖波动更大，这类患者发生高血糖和低血糖的风险均明显增加。由此可见，在确定糖尿病透析患者的控糖目标后，糖尿病治疗方案的优化也是临床的重要问题。

在透析患者中，由于肾功能无法完全代偿至正常水平，常规血液透析患者的透析代偿估计最多也只相当于肾小球滤过率为 $15 \sim 30 \ \text{mL}/(\text{min} \cdot 1.73 \ \text{m}^2)$ 的水平，因此，多数口服降糖药物因药物蓄积可能发生不良反应，故在血液透析的糖尿病患者中禁用，如磺脲类活性代谢物、胰岛素促泌剂那格列奈等蓄积后可发生低血糖；双胍类可发生严重的乳酸酸中毒；钠 - 葡萄糖转运体 2 抑制剂在透析患者中效果不佳等均无法使用。在血液透析的糖尿病患者中，α-葡萄糖苷酶抑制剂可以按常规剂量使用（但其中米格列醇约 30% 经肾排，需要慎用）、多数二肽基肽酶 4 抑制剂（DDP4i）可以使用、胰高血糖素样肽 1 受体激动剂，如杜拉鲁肽等可以使用（但其中利拉鲁肽经肾脏排泄，需要慎用）。基础胰岛素联合口服降糖药疗法（basal regimen with oral therapy，BOT）

是 2 型糖尿病患者补充基础胰岛素和口服降糖药物的联合治疗方法，可相对保留胰岛素的分泌能力，当透析患者口服降糖药物不能提供足够的血糖控制时，BOT 被认为是一种很有前途的、必要的治疗方法。一般而言透析患者胰岛素治疗的基本原理与肾功能正常的糖尿病患者相同，但在血液透析期间接受胰岛素治疗时，胰岛素可能会被吸附在透析器上而导致血浆胰岛素水平下降，因此，对于血液透析后出现高血糖的患者可能还需要额外补充胰岛素。

糖尿病透析患者在血糖控制较差时，血糖水平在非透析日和透析日之间差别很大。为了改善患者的血糖控制，应考虑在透析日和非透析日之间改变胰岛素剂量和给药时间。为了防止血液透析过程中血糖波动过大，在开始血液透析前必须纠正患者的高血糖状态。糖尿病患者在血液透析后出现血糖水平升高，主要与透析对血液中胰岛素的清除、高血糖激素的分泌或胰岛素抵抗等问题相关。此种情况下，可在血液透析后补充胰岛素，或考虑加用口服降糖药物，但需要注意避免发生透析中低血糖的问题。一般情况下采用 BOT 治疗方式可明显减少透析患者低血糖的发生。

糖尿病患者在血液透析期间出现血糖水平下降主要与肾葡萄糖生成减少、代谢紊乱（包括药物代谢改变）、透析期间胰岛素清除率降低、在血液透析过程中由于血糖扩散到透析液中等有关。因此，糖尿病患者在进行血液透析时应尽量避免使用无糖或低糖透析液，血液透析时可通过增加透析液的葡萄糖浓度来防止血糖水平的突然下降。频发的低血糖可能会导致糖尿病透析患者预后和生活质量明显下降，甚至可威胁患者生命。研究表明透析患者低血糖相关的住院次数与患者的死亡风险明确相关，与不使用降糖药的患者相比，使用降糖药物治疗者低血糖风险较高。因此，在使用药物控制血糖水平的同时，应注意尽量避免发生低血糖。

低血糖的体征和症状包括自主神经反应早期出现的症状和中枢神经反应后出现的症状，如出冷汗、心悸、手指震颤和强烈的饥饿感。如果低血糖得不到及时治疗或恶化，则会出现由于中枢神经系统缺糖而导致的症状和体征，如头痛、行为异常、抽筋、意识减退，甚至昏迷等。需要临床医师特别注意的是糖尿病透析患者常合并有自主神经系统紊乱，即使发生低血糖，患者也可能不会出现上述自主神经系统的体征或症状，因此，患者的低血糖状态有可能会被忽视，低血糖危害的时间可能会明显延长。此外，如果老年糖尿病透析患者伴有认知功能较低或认知功能下降，也需要加大对低血糖的警惕性。

动态监测血糖变化可降低糖尿病透析患者低血糖的发生。与常规血糖监测比较，在糖尿病透析患者中采用瞬感扫描式动态血糖监测系统指导胰岛素治疗，可以明显减少患者低血糖的发生率，可维持患者的空腹血糖、餐后 2 小时血糖和 HbA1c 在较好的水平，减少患者的痛苦，提高患者的生活质量。

对于存在低血糖风险的糖尿病透析患者，每次透析或就诊时都应该评估、筛查低血糖的情况。临床上根据血糖水平可以将低血糖分为 3 级：血糖水平在 3.0 ~ 3.9 mmol/L 为 1 级；血糖水平小于 3.0 mmol/L 为 2 级；若低血糖发生了以精神和（或）身体状况改变为特征的严重事件，需要协助治疗者为 3 级。在低血糖的治疗上，清醒的 1 ~ 2 级低血糖患者可接受任何形式的含葡萄糖的碳水化合物，但口服葡萄糖（15 ~ 20 g）是治疗的首选。治疗 15

分钟后，如果自我血糖监测显示有持续性低血糖，应该重复进行补糖治疗。患者如果出现过至少 1 次 3 级低血糖，则应该对患者进行避免低血糖的教育或重新评估降糖的治疗方案，并放宽血糖控制目标，以降低未来发生低血糖的风险。

本节要点

◇ 糖尿病血液透析患者日益增多，需要注意 Burnt-out Diabetes 现象及其对血糖评价指标的影响。

◇ 多数口服降糖药物在透析时需慎用或禁用，但大多数 DDP4i 类降糖药物则可以减量或正常使用，透析患者使用胰岛素时需根据情况调整剂量以避免低血糖的发生。

◇ 糖尿病患者在血液透析期间的血糖波动较大，需要频繁监测血糖水平，最好能进行持续的葡萄糖监测，防止出现低血糖。

参考文献

1. RHEE C M, KOVESDY C P, KALANTAR-ZADEH K. Glucose homeostasis, hypoglycemia, and the burnt-out diabetes phenomenon in kidney disease. Semin Nephrol, 2021, 41 (2): 96-103.

2. PARK J, LERTDUMRONGLUK P, MOLNAR M Z, et al. Glycemic control in diabetic dialysis patients and the burnt-out diabetes phenomenon. Curr Diab Rep, 2012, 12 (4): 432-439.

3. RHEE C M, KALANTAR-ZADEH K, TUTTLE K R. Novel approaches to hypoglycemia and burnt-out diabetes in chronic kidney disease. Curr Opin Nephrol Hypertens, 2022, 31 (1): 72-81.

4. MARUYAMA N, ABE M. Targets and therapeutics for glycemic control in diabetes patients on hemodialysis. Contrib Nephrol, 2018, 196: 37-43.

5. RHEE C M, KOVESDY C P, YOU A S, et al. Hypoglycemia-related hospitalizations and mortality among patients with diabetes transitioning to dialysis. Am J Kidney Dis, 2018, 72 (5): 701 – 710.

6. No authors listed. Introduction: Standards of Medical Care in Diabetes-2020. Diabetes Care, 2020, 43(Suppl 1): S1 – S2.

7. RHEE C M, KALANTAR-ZADEH K, TUTTLE K R. Novel approaches to hypoglycemia and burnt-out diabetes in chronic kidney disease. Curr Opin Nephrol Hypertens, 2022, 31 (1): 72 – 81.

8. DOZIO E, CORRADI V, PROGLIO M, et al. Usefulness of glycated albumin as a biomarker for glucose control and prognostic factor in chronic kidney disease patients on dialysis (CKD-G5D). Diabetes Res Clin Pract, 2018, 140: 9 – 17.

9. BOMHOLT T, ADRIAN T, NØRGAARD K, et al. The use of HbA1c, glycated albumin and continuous glucose monitoring to assess glucose control in the chronic kidney disease population including dialysis. Nephron, 2021, 145 (1): 14 – 19.

10. LI J, ZHANG R, WU Z, et al. Blood glucose fluctuation in older adults with diabetes mellitus and end-stage renal disease on maintenance hemodialysis: an observational study. Diabetes Ther, 2022, 13 (7): 1353 – 1365.

51. 重视老年血液透析患者高血压的诊治

大约 85% 以上的维持性血液透析（maintain hemodialysis, MHD）患者患有高血压，但只有不到30%的患者血压得到了较好的控制。高血压是左心室肥大、缺血性心脏病和充血性心力衰竭的独立危险因素。研究表明 MHD 患者死亡的主要原因是心血管疾病，透析前的平均动脉压每增加 1.0 mmHg，患者的病死率可增加 3.9% 。MHD 患者血压水平的良好控制可使患者的心血管事件风险和死亡率降低 30% 。

MHD 患者发生高血压是多因素造成的，主要与细胞外液体容量扩增和肾素 – 血管紧张素 – 醛固酮系统（RAAS）激活、交感神经系统活性增高、内皮依赖的血管扩张功能损伤、促红细胞生成素的使用、继发性甲状旁腺素功能亢进、透析液成分的影响（高钠、高钙、低钾等）及动脉钙化和动脉僵硬等因素有关，其中容量负荷和 RAAS 的激活是 MHD 患者发生高血压的主要病理生理机制。

准确的血压测量对高血压的诊断及对靶器官损害的危险程度和预后的判断具有非常重要的意义，但是对 MHD 患者血压的准确评价在临床上比较困难，例如，患者透析间期体重增长、伴发夜间高血压、不能同时测量两侧上肢的血压及明显的"白大褂现象"等可造成患者在透析间期和透析期间血压的变化较大。不少研究表明 MHD 患者在透析前、后所测得的血压值与透析期间采用动态血压监测（ambulatory blood pressure monitoring，ABPM）的结果并没有良好的相关性，透析间期和透析期间患者血压的变化可能提供的是完全不同的诊断和预后信息。研究表明在 MHD 患者中，ABPM 测定的血压值与患者的左心室肥厚、大动脉血管壁的僵硬程度均具有良好的相关性。采用 ABPM 测定的血压水平增高与患者病死率的增加具有良好的相关性，而在透析中心测定的单次血压值与预后之间却并无明显的相关性。此外，研究发现 MHD 患者在透析后第 2 天血压变化的情况与透析后第 1 天的情况并不相同，而且血压的增高与患者体重的增加也不成比例。因此，对于 MHD 患者采用从透析结束后立即开始直到下一次透析开始之前的 44 小时 ABPM，可包含 3 个白天的时间段和 2 个夜间时间段，其测定结果能更好地反映患者在透析间期的血压变化。研究表明对于每周 3 次透析的 MHD 患者，在评价心血管危险程度与预后方面，44 小时 ABPM 结果明显优于常规的 24 小时 ABPM。然而，不少的患者通常不愿意进行 ABPM，尤其是 44 小时 ABPM，因为这会影响患者的睡眠并有潜在的皮肤刺激不良反应，而且不少地方的医保支付也未涵盖 ABPM，故很难在血液透析患者中常规进行 ABPM。研究发现透析间期家庭血压监测在血压评价的数质量方面与 ABPM 的结果基本相似，在临床上可以用来作为准确评价 MHD 患者血压水平的替代方法，尤其是血液透析治疗当天晚上、第 2 天清晨起床时及晚上睡觉前、第 2 次透析前当天清晨的血压变化等通常与 ABPM 的改变具有较好的相关性。家庭测量的血压水平与靶器官损伤指数相关，并且比透析期间血压测量能更好地预测临床结果。如果没有家庭监测的条件，可监测为期 2 周的透析前或透析后血压，若透析前平均血压 > 160/90 mmHg 或透析后血压 > 140/80 mmHg，对诊断 MHD 患者的高血压也具有 80% 的敏感性。尽管如此，对于血压控制不佳的 MHD 患者，仍需要使用 ABPM 来精确评估透析间期和夜间血压水平的变化，其有助于确定 MHD 患者的干体重和降压药物的调整。

MHD 患者发生高血压大多与患者无法维持体内钠和水的稳态有关。水钠潴留可导致肱动脉和主动脉的动脉血压增高，因此，评估患者体内容量的变化，准确进行超滤、达到干体重是控制 MHD 患者高血压的重要方法。目前临床上主要采用体重或电阻抗的变化来估算患者的干体重情况。近年来，肺超声提供了一个快速和准确的评估肺水含量的有效方法，如肺超声 b 线（肺水含量的定量参数）的测量值与左心室质量和功能有很强的相关性，可以预测患者心血管事件的发生及其病死率。研究发现与对照组相比，根据肺超声的标准来确定患者的干体重水平，在透析治疗 8

周后，患者在透析期间内、44 小时、48 小时、白天和夜间动态血压水平均显著降低。

由于体液容量过多是 MHD 患者高血压的主要原因，70% ~ 90% 的高血压可以采用容量控制来改善。首先，要正确评估干体重，控制透析间期体重的增长。多数透析中心均会告诫 MHD 患者要限制水的摄入，但对盐的摄入并未注意。研究表明一个体重为 70 kg 的无尿患者若钠的摄入量为 5.0 g/d，即使透析频次为 3 次/周，其在两次透析间的体重也可增加 1.5 kg，而当钠的摄入在 3.0 g/d 时，则可控制透析间期体重的增长、增强透析的耐受性且患者的血压更易得到控制。其次，根据患者的具体情况调整透析方式。如果患者不能耐受低盐饮食和控制饮水量，则需要依靠调整透析方式来达到血压控制的目的，如延长透析时间、增加透析频次。研究表明与每周 3 次，每次 4 小时（3×4 h/w）的常规透析比较，短时每日透析 [$(6 \sim 7) \times (2 \sim 3)$ h/w]、长时夜间透析（3×8 h/w）、每日夜间透析 [$(6 \sim 7) \times 8$ h/w]、平时延长透析（3×5 h/w）等透析方式的调整均能明显降低患者的血压水平。此外，应注意透析液中离子的含量对血压的影响，如高钠（$\geqslant 140$ mmol/L）透析液、高钙（> 2.5 mmol/L）透析液或低钾（< 3.0 mmol/L）透析液均有可能导致患者的血压增高。

高血压在老年透析患者中也非常普遍，难以诊断且控制不佳。KDOQI 指南推荐的最佳目标血压水平分别为血液透析前 $< 140/90$ mmHg 和血液透析后 $< 130/80$ mmHg。这个目标对于大多数老年患者而言是可以接受的，长期高血压或衰弱的老年患者透析前血压控制的目标甚至可以放宽到低于 150/90 mmHg 即可。

　　当高血压透析患者在强化容量控制后仍未下降到预期目标时，或高血压程度较为严重时，在除外其他继发性高血压的前提下，需要开始进行药物治疗，并使透析前血压低于 150/90 mmHg。理论上，对于 MHD 患者而言，所有种类的降压药物均可以使用。国内的一项统计结果发现 MHD 患者使用最多的降压药物是长效二氢吡啶钙通道阻滞剂（CCB），其次是肾素 - 血管紧张素 - 醛固酮系统抑制剂（RAASi）。然而，在一项阿替洛尔与赖诺普利降压治疗 MHD 患者的临床研究中发现阿替洛尔可持续降低患者家庭测定血压至 < 140/90 mmHg 的目标水平，而赖诺普利则需要联合多种降压药物才能达到此目标，而且阿替洛尔在降低 MHD 人群的心血管事件发生率方面也优于赖诺普利。此外，大多数血液透析患者在透析过程中血压会逐渐降低，但也有一些患者在血液透析期间或透析后出现"反常"的血压升高，即透析中高血压（intradialytic hypertension，IDHT）。KDIGO 将 IDHT 定义为在连续 6 次的透析治疗中至少有 4 次收缩压从透析前到透析后上升 10 mmHg 以上。有 10% ~ 15% 的 MHD 患者可发生 IDHT。IDHT 与心血管事件和全因死亡率风险增加显著相关。使用 44 小时 ABPM 记录血压变化的研究表明与没有 IDHT 现象的 MHD 患者相比，IDHT 患者在整个透析间期表现出的动态血压水平均较高，提示 IDHT 可能是 MHD 患者的基础高血压恶化的表现，而不是仅限于透析期间的现象。因此，对于这类患者，降压药物的调整也十分重要。

　　影响 MHD 患者高血压病理生理学的主要因素是 RAAS 和交感神经系统（SNS）的过度活跃、动脉僵硬和内皮功能障碍。在采用药物治疗时，应根据 MHD 患者的病情、合并症和可能的病理生理学机制，结合考虑每种药物的药理特性，给予适当的药物治疗。研究表明 SNS 的激活和内皮功能受损是 IDHT 的重要发病机制，采用 β 受体阻滞剂是合适的治疗选择，β 受体阻滞剂可降低 MHD 患者的心血管疾病的发病率和死亡率。具有血管扩张特性的 β 受体阻滞剂，如卡维地洛已被证明可改善糖尿病和高血压患者的内皮细胞功能。CCB 对 MHD 患者具有强效和持续的抗高血压作用，且多数 CCB 不能通过普通滤器透析，无须调整剂量。RAAS 的激活最早用于解释 IDHT 的发生机制，即透析期间血管内容量快速减少可能会刺激 RAS 过度激活，引起外周血管阻力突然升高，从而导致血压"反常"升高。因此，临床上常用 RAASi 来治疗 IDHT，然而，目前很少有直接的研究证据支持这一假设。研究表明 IDHT 的 MHD 患者在透析期间血浆肾素并没有明显的变化，而且对于 MHD 患者而言，RAASi 并没有显示出优于其他抗高血压药物的降压效果。

一项荟萃分析对 40 项临床试验（含 4283 例参与者）使用 RAASi、β 受体阻滞剂、CCB 和醛固酮拮抗剂与安慰剂在 MHD 患者中的降压效果进行了比较，结果发现醛固酮拮抗剂和 β 受体阻滞剂在降低 MHD 患者的收缩压方面优于 RAASi、CCB 和肾素抑制剂。与 RAASi 相比，α 受体阻滞剂和 CCB 对降低 MHD 患者的收缩压没有明显的差异，肾素抑制剂在降低 MHD 患者血压方面的效果较差。RAASi 和醛固酮拮抗剂可能会因不良事件和低血压而导致停药风险增加，但 β 受体阻滞剂并未发现增加停药的风险。其他一些前瞻性研究和荟萃分析结果也表明 β 受体阻滞剂的治疗对 MHD 患者的左心室肥厚、动脉硬化和交感神经过度兴奋具有较好的作用，可以改善 MHD 患者心力衰竭状况、降低患者的全因死亡率。因此，目前多数临床实践指南推荐 β 受体阻滞剂为 MHD 患者高血压治疗的一线药物，CCB 可作为血压难以控制患者的二线治疗方法。由于目前尚没有随机对照试验表明 RAASi 在 MHD 人群中的作用优于其他抗高血压药物，因此，RAASi 仅被推荐作为 β 受体阻滞剂和 CCB 之后的三线治疗药物。需要注意的是水溶性 β 受体阻滞剂是可被透析的，需要在透析后补充。观察性证据表明与不可透析的 β 受体阻滞剂相比，可透析的 β 受体阻滞剂可能不会使 MHD 患者获益。

多数老年患者在 MHD 前已经伴有高血压或明显的高血压，因此，临床上还需要根据药理学特点、透析对药物的影响及老年 MHD 患者的特点选用相应的降压药物。老年患者血压变异性（BPV）的升高是导致心血管病事件、卒中和病死率增加的独立危险因素。MHD 患者的 BPV 增加与年龄、接受透析时间、透析间期体重增长速率、平均脱水量及透析前收缩压水平均明显相关。因此，BPV 应作为老年 MHD 患者高血压治疗的重要靶点，RAASi 和长效 CCB 等降压药物可以明显改善老年患者的 BPV。另外，不少老年患者长期使用 RAASi 控制血压和心功能不全等临床情况，如果没有必须停用 RAASi 的情况，也不必将老年 MHD 患者的 RAASi 随意停用或更换。此外，老年 MHD 患者的血管条件较差，容易发生低血压，因此，在使用非药物治疗（如超滤脱水）或使用降压药物治疗时，要特别注意不要降压过度，防止出现严重的低血压反应。

本节要点

◇ 44 小时动态血压和透析间期家庭血压监测是诊断老年透析患者高血压的正确方法。

◇ 老年透析患者高血压除了控盐、控水和改变透析方式等非药物治疗外，降压药物的使用也非常重要。

◇ β 受体阻滞剂为透析患者高血压治疗的一线药物，但对于老年患者要根据情况个体化用药，尤其注意要防止过度降压，诱发严重的低血压。

参考文献

1. 程庆砾. 维持性血液透析患者高血压的诊治. 临床肾脏病杂志，2009，9（11）：484 – 486.

2. AGARWAL R，SATYAN S，ALBORZI P，et al. Home blood pressure measurements for managing hypertension in hemodialysis patients. Am J Nephrol，2009，30（2）：126 – 134.

3. LOUTRADIS C，SARAFIDIS P A，EKART R，et al. Ambulatory blood pressure changes with lung ultrasound-guided dry-weight reduction in hypertensive hemodialysis patients：12-month results of a randomized controlled trial. J Hypertens，2021，39（7）：1444 – 1452.

4. MARUYAMA T，TAKASHIMA H，ABE M. Blood pressure targets and pharmacotherapy for hypertensive patients on hemodialysis. Expert Opin Pharmacother，2020，21（10）：1219 – 1240.

5. IATRIDI F，THEODORAKOPOULOU M P，PAPAGIANNI A，et al. Management of intradialytic hypertension：current evidence and future perspectives. J Hypertens，2022，40（11）：2120 – 2129.

6. FLYTHE J E，BANSAL N. The relationship of volume overload and its control to hypertension in hemodialysis patients. Semin Dial，2019，32（6）：500 – 506.

7. GEORGIANOS P I, AGARWAL R. Systolic and diastolic hypertension among patients on hemodialysis: musings on volume overload, arterial stiffness, and erythropoietin. Semin Dial, 2019, 32 (6): 507 - 512.

8. SHAMAN A M, SMYTH B, ARNOTT C, et al. Comparative efficacy and safety of BP-lowering pharmacotherapy in patients undergoing maintenance dialysis: a network meta-analysis of randomized, controlled trials. Clin J Am Soc Nephrol, 2020, 15 (8): 1129 - 1138.

52. 老年人血液透析中低血压应积极处理

血液透析中低血压（intradialytic hypotension，IDH）是血液透析的常见并发症。IDH 是指在血液透析过程中患者出现收缩压较血液透析开始前降低≥20 mmHg，或平均动脉压下降≥10 mmHg 且伴有临床症状或需要临床干预措施的状态。频繁发作的 IDH 不仅影响血液透析的正常进行，对患者血流动力学变化、透析充分性、重要器官血供也会带来不良影响，是血液透析患者预后不良的主要危险因素之一。在老年血液透析患者中，IDH 发作频繁，是老年肾脏病科和血液净化中心需要经常面对的问题。

患者伴有糖尿病、自主神经病变、高血压、低血压、血管顺应性低等合并症，或发生收缩性功能障碍、舒张性功能障碍、瓣膜病、限制性心肌病等心脏病变，出现血液透析间期体重增加过高、血液透析时间短、血液透析次数不足、干体重评估不准确、超滤率过高、血浆渗透压降低过快、对肝素的过敏反应、对透析膜或透析管路的过敏反应等血液透析相关因素，或透析液温度过高、低钠、低钙、低钾透析液及血液净化中心环境温度过高、透析用水污染等均是发生 IDH 的危险因素。在老年血液透析患者中发生 IDH 的常见危险因素主要有心脏左室肥大、扩张性心肌病、右心衰竭、肺动脉高压、心律失常、心包疾病和肝硬化、营养不良、机体耐受性差及血液透析前服用降压药过多等。

IDH 的主要危害是其可导致血液透析患者透析不充分，引发患者出现恶心、呕吐、头晕、肌肉痉挛、血液透析后无力虚弱等症状，患者的生活质量下降。血液透析患者频繁发生 IDH，若同时合并有重度贫血、超滤脱水过多过快及严重左卡尼汀缺乏等情况，可能会引起血液透析后心绞痛，严重者可以出现急性心肌梗死。频繁发生的 IDH 与内瘘血管出现栓塞也明显相关。IDH 还可能导致脑血管并发症、肠系膜缺血病变、残余肾功能丧失、容量负荷过重、血液透析间期高血压等不良反应，频繁 IDH 可能会增加血液透析患者的全因死亡率。

IDH 的治疗主要包括紧急处理和一般治疗 2 个方面。对于老年血液透析患者而言，由于患者的代偿能力有限，出现明显症状的 IDH，常可引发老年血液透析患者的严重并发症，需要临床医护人员进行紧急处理：让患者采取头低位或采取在平卧状态下被动抬高下肢20°姿势持续 3 分钟左右，并立即停止超滤，观察患者的反应。如果症状不缓解、血压不回升，则应立即从血液透析管路中补充生理盐水 100 mL 或人血白蛋白等溶液。经过上述处理后，若血压好转，则可逐步恢复超滤；若血压仍无好转，应再次予以生理盐水等扩容治疗，减慢血泵的速度，并寻找可能的原因；若血压仍继续降低，则需停止血液透析治疗并应用血管活性药物进行升压救治。对于不伴有严重临床表现的 IDH，干预的措施主要有减慢超滤率、降低血泵速度、降低透析液温度、试用盐酸米多君等药物治疗。盐酸米多君是一种选择性 α_1 受体激动剂，能够通过维持中枢血容量和心排血量，提高外周血管阻力来缓解低血压状态。中药生脉饮和生脉注射液对老年血液透析患者的低血压也有较好的疗效。

预防 IDH 发生，除了对血液透析患者相关合并症、心脏功能、营养状态进行干预，维持患者在血液透析过程中处于一个良好的状态外，还应特别注意以下几方面的重要问题：①需要精确设定患者的干体重，老年血液透析患者干体重的获取需逐步进行，通常要 4～12 周。②控制血液透析间期患者体重的增加，教育患者最好通过限制水、钠的摄入来控制血液透析间期体重的增加，以减少每次血液透析期间的超滤量，从而降低 IDH 的发生，血液透析间期体重增加最好能少于 1.0 kg/d。③合理制定老年血液透析患者的降压目标，老年高血压患者的降压目标应控制在收缩压为 130～140 mmHg 较好，高龄老年人血压控制在 150/90 mmHg 即可，过于严格的降压目标可能会导致老年血液透析患者频繁发生 IDH。对伴有高血压且在血液透析中易发生低血压的患者，应嘱患者在血液透析治疗的当日停用或减用降压药物。④使用离子组分合理的透析液：高钠透析液（钠浓度 > 140 mmol/L）或低钠透析液（钠浓度 < 135 mmol/L）均可能导致 IDH。与使用钾浓度为 2.0 mmol/L 的透析液比较，使用钾浓度为 1.0 mmol/L 的低钾透析液时患者 IDH 的发生率明显增高。使用低钙透析液（1.25 mmol/L）与 IDH 的发生和血液透析中发生心律失常等不良事件密切相关。⑤采用序贯血液透析治疗模式，即先行单纯超滤脱水，然后再进行血液透析治疗的方式可减少 IDH 的发生率。采用低温透析液（35 ℃）进行血液透析治疗也可以降低 IDH 的发生率。若能事先

了解患者的核心体温（core body temperature，CBT），将透析液温度设定为比患者的 CBT 低 0.5 ℃，则既可以升高血压，又能防止患者出现寒战等不良表现。⑥延长血液透析时间或采用每日短时间血液透析等方式可以减少单位时间内的超滤率，可预防 IDH 的发生。⑦使用药物预防 IDH。有研究表明在血液透析前 15～30 分钟给予盐酸米多君 2.5～10 mg 口服可以预防 IDH 的发生，且治疗的安全性较好。但是，由于老年人血管钙化明显，血管弹性较差，临床有时也难以起效。

在临床上有不少指标的变化可以预测 IDH 的发生。例如，伴有肌肉减少症的老年透析患者，骨骼肌质量（skeletal muscle mass，SMM）与干体重之比（SMM/WT）较低者容易发生 IDH，低 SMM/WT 患者通常为女性、合并肥胖或糖尿病且握力较低者。此外，降压药物使用 α 受体阻滞剂者、透析前血清磷水平较高者、腹主动脉钙化评分较高者、伴有贫血和透析中采用较高的超滤率均是 IDH 的重要预测因子。IDH 的发生具有明显的季节性规律，冬季时透析中收缩压下降幅度最大，夏季时透析中收缩压下降幅度最小。对于 IDH 风险较高的血液透析患者，应优先采取相关的预防措施，尽量防止 IDH 的发生。

本节要点

◇ 老年人在血液透析中容易发生影响患者预后的 IDH。

◇ 严重的 IDH 在血液透析的老年患者中属于急、危重症，需要临床紧急处置。

◇ 老年患者在血液透析前后应注意甄别 IDH 的危险因素，并采取措施加强预防。

参考文献

1. 程庆砾. 老年血液透析患者常见心血管并发症的防治. 临床内科杂志, 2015, 32 (11): 725 - 727.

2. REEVES P B, MC CAUSLAND F R. Mechanisms, clinical implications, and treatment of intradialytic hypotension. Clin J Am Soc Nephrol, 2018, 13 (8): 1297 - 1303.

3. Keane D F, Raimann J G, Zhang H, et al. The time of onset of intradialytic hypotension during a hemodialysis session associates with clinical parameters and mortality. Kidney Int, 2021, 99 (6): 1408 - 1417.

4. SARS B, VAN DER SANDE F M, KOOMAN J P. Intradialytic hypotension: mechanisms and outcome. Blood Purif, 2020, 49 (1 - 2): 158 - 167.

5. KANBAY M, ERTUGLU L A, AFSAR B, et al. An update review of intradialytic hypotension: concept, risk factors, clinical implications and management. Clin Kidney J, 2020, 13 (6): 981 - 993.

6. VAN DER SANDE F M, DEKKER M J, LEUNISSEN K M L, et al. Novel insights into the pathogenesis and prevention of intradialytic hypotension. Blood Purif, 2018, 45 (1 - 3): 230 - 235.

7. TIMOFTE D, TANASESCU M D, BALAN D G, et al. Management of acute intradialytic cardiovascular complications: updated overview (review). Exp Ther Med, 2021, 21 (3): 282.

8. SON H E, RYU J Y, LEE K, et al. The importance of muscle mass in predicting intradialytic hypotension in patients undergoing maintenance hemodialysis. Kidney Res Clin Pract, 2022, 41 (5): 611 - 622.

9. UCHIYAMA K, SHIBAGAKI K, YANAI A, et al. Seasonal variation and predictors of intradialytic blood pressure decline: a retrospective cohort study. Hypertens Res, 2021, 44 (11): 1417 - 1427.

10. AMMAR Y A. Atherosclerosis-calcification score and predictors of intra-dialytic hypotension. Clin Nephrol, 2021, 96 (3): 138 - 148.

53. 血液透析相关心律失常在老年患者中常见

血液透析相关心律失常是指患者在血液透析治疗开始前没有心律失常病史，而在血液透析治疗开始以后出现的心律失常，或在血液透析前已经出现某一种心律失常的基础上又出现了另外一种类型心律失常的临床表现。血液透析相关心律失常的发生率为9.8%~31%，随着患者年龄的增加，心律失常的发生率也明显增加，50岁以下、50~65岁和65岁以上血液透析患者的心律失常发生率分别为6.67%、13.3%和27.65%。威胁患者生命的严重心律失常多发生在血液透析开始和血液透析结束后5小时以内。

血液透析治疗期间和治疗间期出现水电解质和酸碱失衡是导致心律失常的主要原因。研究发现血钾、钙和镁的变化可导致QT间期延长，与血液透析患者在血液透析期间和血液透析后发生心律失常的风险增加明显相关。血液透析患者本身存在某些结构和功能性心肌病变，如心肌间质纤维化、冠状动脉灌注储备减少、血管内皮功能障碍、心肌钙化、心肌淀粉样变等均可增加血液透析相关心律失常发生的风险。此外，患者高龄、存在尿毒症的并发症（如贫血、酸碱失衡、继发性甲状旁腺功能亢进症）及透析不充分、超滤脱水量大、低血压、透析液中钾或钙的浓度异常、中心静脉置管部位过深等均是血液透析相关心律失常的诱发因素。对于65岁以上的老年患者，每次超滤脱水量>3.0kg、血钾紊乱、血红蛋白<80g/L、血液透析期间血压不稳定、伴有心力衰竭、心肌梗死等情况是发生血液透析相关心律失常的独立危险因素。

血液透析相关心律失常的诊断需要血液透析中心的医师和护

士对患者临床表现、体征进行密切的观察和有效的心电的监护后做出。患者的症状通常与心律失常产生的部位、速度、频率等有关，临床表现多种多样。当心室率在正常范围内时，患者可能完全没有症状；如果心室率过快或过慢，患者可出现心悸、心前区疼痛、头晕、恶心和晕厥等表现，严重者可出现心力衰竭，甚至心搏骤停或心源性猝死。患者的体征与心律失常的类型有关，如出现心动过速或过缓、心律不齐、第一心音强弱不等、可见颈静脉 a 波等。当然，最可靠的诊断依据是心电监护和心电图检查显示异常。临床上常见的血液透析相关心律失常主要有窦性心动过速、室上性心动过速、心房纤颤、心室颤动和猝死等。其中室上性心律失常的发生率约为 32.4%，室性心律失常约为 27.2%，猝死的发生率为 1.4%~13%。血液透析患者发现心律失常后应尽快根据患者的病史、临床表现和心电图检查来确定心律失常的性质，以便按轻重缓急决定治疗方案。通常情况下可以将心律失常分为良性心律失常、潜在的恶性心律失常和恶性心律失常。良性心律失常多见于无器质性心脏疾病、无血流动力学障碍者，主要表现为窦性心动过速或过缓、窦性心律不齐、单源性、一度或二度 Ⅰ 型房室传导阻滞及右束支传导阻滞等；潜在的恶性心律失常多见于伴有器质性心脏病，但无活动性心肌器质性损伤和明显血流动力学障碍者；恶性心律失常多见于有器质性心脏病且伴有明显血流动力学障碍者，表现为频发多源或成对室性、紊乱性房性心动过速、持续性室性心动过速、扭转型室性心动过速、快速型心房纤颤（心室率大于 200~220 次/分）、心室扑动、心室纤颤及严重的病态窦房结综合征、三度房室传导阻滞等。不幸的是血液透析患者发生的心律失常多为潜在恶性或恶性心律失常。日本的一项研究发现在血液透析前即使仅发生窦性心动过速也与患者的病死率有明显的关系，与心率为 60 次/分的患者相比，心率在 100 次/分以上的患者死亡风险可增加 2.0～2.5 倍。

心房纤颤（房颤）是最常见的血液透析相关心律失常，随着年龄的增加，血液透析患者房颤的发生率明显增高。美国的一项研究显示与 45 岁以下的血液透析患者相比，房颤的发生率在 65～75 岁，75～85 岁和 85 岁以上的血液透析患者中分别增加 4.5、5.8 和 6.7 倍。血液透析患者发生房颤的危险因素包括高龄、吸烟、缺血性冠状动脉疾病、左心房扩大、心衰、心瓣膜钙化及存在外周血管疾病等。研究发现与没有房颤的血液透析患者比较，发生房颤的血液透析患者在心血管事件存活率、全因存活率和无心血管事件发生率等方面均明显降低，同样，与阵发性房颤比较，发生慢性持续性房颤的患者，以上各指标也有明显恶化。值得注意的是发生房颤的透析患者常常可能出现动静脉内瘘血栓的形成，而血管通路血栓形成是透析患者死亡的重要原因。血液透析患者房颤治疗的主要目的是维持心室率、改善症状、降低心血管不良事件的风险、提高患者的生活质量和生存率。将房颤心率转为窦性心律的药物临床上常用普罗帕酮、胺碘酮等药物，这些药物通常比较安全。地高辛有时也用于房颤合并心力衰竭患者，但地高辛半衰期较长，在血液透析患者中应用容易发生地高辛中毒，引起心动过缓、不同程度的房室传导阻滞、交界性心动过速、异位心室活动和室性心动过速等问题，因此，在血液透析患者中使用地高辛时应格外小心。如果透析患者必须使用地高辛，应注意从小剂量开始并监测地高辛的血液浓度。有研究报告血液透析患者每日服用 0.125 mg 的地高辛剂量就可能会达到中毒水平，每日 0.25 mg 的地高辛就可能会危及生命。此外，发生房颤的血液透析患者发生出血和血栓形成的风险均较高，与一般人群相比，使用口服抗凝剂治疗会使这类患者的出血风险增加 3 ~ 10 倍，但与阿司匹林相比，口服抗凝剂能更有效地降低血液透析患者房颤相关的心血管血栓栓塞风险，因此，在用药时需要根据患者的情况认真权衡利弊。

室性期前收缩通常与患者的血红蛋白浓度有关，血液透析患者的血红蛋白水平过高（Hb > 119 g/L）或过低（Hb < 108 g/L）均为室性期前收缩的危险因素。需要特别注意的是，QT 间期（QT internal）延长和 QT 离散度（QT internal dispersion，QTd）的增大可明显增加室性心律失常的危险性。正常人 QTd 在 20 ~ 50 毫秒，如果 QTd 超过 100 毫秒，则容易发生心室颤动（室颤）。国内的一项研究表明与正常对照比较，多数血液透析患者的 QTd 常超过正常范围，而且在血液透析后可进一步延长。临床上常用处方药物如大环内酯类抗生素、喹诺酮类抗生素、复方磺胺甲噁唑、三唑类抗真菌药物、他克莫司、环孢素、苯二氮䓬类药物、多潘立酮、米多君、选择性 5-羟色胺再摄取抑制剂和抗组胺剂等药物也是 QT 间期延长的常见原因。血液透析患者合并使用上述药物常可引起心电图 QT 间期延长，容易出现心电折返激动而产生室颤等严重的心律失常。

心室颤动往往是心源性猝死的最常见原因，研究发现血液透析患者在较长的透析间期后（如周一或周二）发生心源性猝死的风险较高，血液透析间期发生的体液和电解质变化，如高钾血症可能是原因之一。使用钾浓度低于 2.0 mmol/L 或钙浓度低于 2.5 mmol/L 的透析液与较高的心源性猝死率相关。代谢性碱中毒与 QT 间期延长有关，也是心源性猝死的危险因素。尽管目前尚没有任何干预措施被证明可以预防血液透析患者的心源性猝死，但以下几种措施可能是有益的：尽可能避免使用低钾和低钙透析液、调整透析液碳酸氢盐浓度以避免代谢性碱中毒、规律透析以减少较长的透析间期。

血液透析相关心律失常的防治，首先是要确定病因，解除血液透析中容易诱发心律失常的常见诱因，如限制透析间期体重增长（两次透析间期体重增长应 <5%），并缓慢超滤脱水［超滤率不宜超过 10 mL/（kg·h）］；高龄患者宜选用对血流动力学影响小的透析方式，采用生物相容性好的透析器，对伴有严重心血管疾病或血流动力学不稳定的患者，最好应用血液滤过等方式治疗；尽量保证充分有效透析，最大限度降低患者血中尿毒素水平，谨防各种电解质紊乱；改善患者的营养状态，减少透析中低血压的发生，纠正贫血、酸中毒、降低 iPTH 水平等。

在纠正患者的诱因后，如果仍持续存在心律失常或引起机体血流动力学改变时应谨慎选择抗心律失常药物进行治疗。对于快速型心律失常，常用胺碘酮、β 受体阻滞剂等药物。对于反复发作、血流动力学不稳定、药物效果不好者，应尽快请心脏专科医师会诊，考虑置入埋藏式心脏复律除颤器（implantable cardioverter defibrillator，ICD），或试用导管射频消融治疗。研究表明 ICD 在血液透析患者中应用没有绝对禁忌证，ICD 可减少猝死率，但手术带来的合并症可能会影响血液透析患者的预后。

最近一项在血液透析患者中采用植入性心电记录仪记录具有临床意义的心律失常的研究发现，血液透析患者心动过缓似乎比室性心律失常更常见（66 例血液透析患者 1678 次具有临床意义的心律失常发作中大部分是心动过缓）。对于缓慢型心律失常，临床上常选用阿托品治疗，但对于合并青光眼，前列腺肥大及麻痹性肠梗阻的老年血液透析患者要慎用，药物治疗无效者，可以考虑心脏起搏器的植入治疗。

本节要点

◇ 血液透析（HD）相关心律失常在老年 HD 患者中的发生率较高，是老年 HD 患者心血管疾病死亡的主要原因。

◇ 透析不充分、超滤脱水量大、透析中低血压、透析液中钾或钙的浓度异常等均是 HD 相关心律失常的诱发因素和危险因素。

◇ 心房纤颤是常见的 HD 相关心律失常。对于有血流动力学紊乱的心律失常，需要积极使用药物治疗，但是在 HD 患者中选择抗心律失常治疗药物需特别慎重。

参考文献

1. 程庆砾. 肾病透析与心律失常//郭继鸿, 胡大一. 中国心律学 2012. 北京：人民卫生出版社, 2012：595 - 600.

2. TIMOFTE D, TANASESCU M D, BALAN D G, et al. Management of acute intradialytic cardiovascular complications：updated overview(Review). Exp Ther Med, 2021, 21 (3)：282.

3. GREENBERG K I, CHOI M J. Hemodialysis emergencies: core curriculum 2021. Am J Kidney Dis, 2021, 77 (5): 796 – 809.

4. ISEKI K, NAKAI S, YAMAGATA K, et al. Tachycardia as a predictor of poor survival in chronic haemodialysis patients. Nephrol Dial Transplant, 2011, 26: 963 – 969.

5. FABBIAN F, CATALANO C, LAMBERTINI D, et al. Clinical characteristics associated to atrial fibrillation in chronic hemodialysis patients. Clin Nephrol, 2000, 54 (3): 234 – 239.

6. FUJII H, KIM J I, YOSHIYA K, et al. Clinical characteristics and cardiovascular outcomes of hemodialysis patients with atrial fibrillation: a prospective follow-up study. Am J Nephrol, 2011, 34 (2): 126 – 134.

7. CHOU C Y, CHEN J Y, LIU J H, et al. Atrial fibrillation linked to vascular access thrombosis in chronic hemodialysis patients. J Atheroscler Thromb, 2011, 18 (6): 448 – 453.

8. SAYGI S, ASCI G, DHEIR H, et al. Ventricular arrhythmia in dialysis patients: a link with higher hemoglobin levels? Hemodialysis Int, 2011, 15 (2): 250 – 255.

9. GENOVESI S, BORIANI G, COVIC A, et al. Sudden cardiac death in dialysis patients: different causes and management strategies. Nephrol Dial Transplant. 2021, 36 (3): 396 – 405.

10. JOKI N, TOKUMOTO M, TAKAHASHI N, et al. Current perspectives on sudden cardiac death in hemodialysis patients. Contrib Nephrol, 2018, 196: 5 – 12.

54. 小心老年血液透析患者的心源性猝死

一项研究对 202 例接受血液透析治疗的患者在透析过程中心血管事件的发生情况进行了分析，结果有 37 例（18.3%）患者出现了心搏骤停，其中 18 例（48.6%）死亡，即所谓心源性猝死（sudden cardiac death，SCD）。研究表明与未发生心搏骤停事件的患者相比，出现心搏骤停事件的患者年龄更大，伴有糖尿病、高血压、冠状动脉性疾病和充血性心力衰竭等老年共患疾病更多，出现左室肥厚和心室颤动/扑动等心律失常的情况也更为多见。调查发现，尽管接受血液透析的患者面临着心血管疾病、心律失常和 SCD 的高风险，但很少有患者和家属知晓这些风险，并对透析过程中医护人员为患者进行心电监测感到不理解或不配合。事实上，普通人群的 SCD 发生率为每年 1/1000，占所有死亡数的 6%～13%；而在血液透析患者中 SCD 的发生率明显增高，大约为每年 59/1000，其占终末期肾病（ESRD）患者死亡数的 26.1%。因此，SCD 是老年血液透析患者死亡的重要危险因素，血液透析中心的医护人员对此都必须有清楚的认识，并将风险告知患者和家属，以取得他们的理解和配合。

老年血液透析患者发生 SCD 的危险因素主要有年龄的增加、伴有糖尿病和难以控制的高血压、贫血、钙磷代谢紊乱、甲状旁腺功能亢进症和营养不良；伴有缺血性心脏病、左室肥厚、血管钙化等心血管病变；透析相关容量负荷过重、电解质异常、酸碱紊乱和透析间隔时间长等。例如，严重营养不良的透析患者容易发生猝死；超滤率超过 10 mL/（kg·h）时，患者的心血管死亡率呈直线上升；透析开始 12 小时内和间隔 48 小时后猝死的发生率明显增加；每次透析时间较短者猝死发生率较高；透析前血钾水平过高或过低均是猝死发生的重要危险因素。

传统上认为血液透析患者各种原因引起的交感神经过度兴奋导致快速性室性心律失常是 SCD 的主要原因，但在 5 项对植入心电记录仪的血液透析患者研究中，有 4 项结果表明缓慢性心律失常而不是快速性心律失常是血液透析患者 SCD 的主要关联心律失常，因此，缓慢性心律失常在血液透析患者中也不可小觑。病史长、年龄大、伴有高血压、糖尿病、冠心病、充血性心力衰竭、先天性长 QT 综合征、使用相关药物等导致的 QT 间期延长是血液透析患者发生心律失常的常见原因。有研究发现与以阿莫西林为基础的抗生素治疗相比，血液透析患者使用氟喹诺酮或阿奇霉素等药物治疗发生 SCD 风险较高；对新型冠状病毒感染采用羟氯喹治疗的透析患者更容易发生 SCD，这些发现估计与在血液透析患者中药物的蓄积和药物本身引起的 QT 间期延长有关。此外，除了患者本身老年多病共患的基础之外，引发透析过程 SCD 的一些危险因素，如透析液的组成、透析的时间和频率，都是可以改变的，因此，仔细评估血液透析患者 SCD 的相关危险因素并及时干预可以减少 SCD 的发生。

一般认为当出现以下危险因素时，临床上要特别注意透析患者有发生 SCD 的可能：①伴有心脑血管病变等老年共病的患者；②透析前后体重变化特别明显或电解质水平变化迅速的透析患者；③透析不充分、伴有高磷血症、甲状旁腺功能亢进症和炎症的透析患者；④使用低钾、低钙透析液的患者；⑤心电图检查有 QT 间期延长、异常 T 波改变者；心脏超声有左室肥厚、扩张型心肌病、射血分数降低等表现者。

除了以上常见的 SCD 危险因素外，一些研究还发现使用羟氯喹防止新型冠状病毒感染的透析患者中容易出现 SCD，这可能与羟氯喹延长 QTc 间期的不良反应相关，尤其是在 ESRD 患者中，羟氯喹这种不良反应更为明显，其可诱发室性心律失常而表现出更高的心血管风险。另外一项研究发现透析患者血液中的草酸水平与 SCD 有关联。1108 例透析患者的基线草酸中位浓度为 42.4 μM，其中 139 例患者死于 SCD，与最低四分位数 （≤29.6 μM） 相比，草酸最高四分位数（≥59.7 μM）的患者 SCD 风险增加 62%，但血草酸水平是否为 SCD 的危险因素尚待进一步验证。

为了预防透析患者的 SCD 发生，目前有不少研究正在进行。一项为 200 例左心室射血分数≥35% 的透析患者植入心律转复除颤器（ICD）的前瞻性、随机、对照研究以了解 ICD 植入预防 SCD 的价值和安全性，主要终点为 SCD，次要终点为全因死亡率和疾病相关并发症。纳入经过良好筛查和治疗良好的透析患者，中位随访持续时间为 6.8 年，结果发现 ICD 植入组 97 例中有 11 例发生 SCD，对照组 91 例中有 8 例发生 SCD。5 年累积 SCD 发生率为 9.7%，ICD 植入组的 5 年生存率为 50.6%，对照组则为 54.5%。在 80 例接受 ICD 植入治疗的患者中，发生了 25 例与 ICD 植入相关的不良事件。由此可见，预防性 ICD 植入治疗并没有降低透析患者的死亡率或全因死亡率。当然也有零星个案报道认为 ICD 植入可以预防透析患者的 SCD。这些数据量有限且相互矛盾的结果提示，尽管透析患者对 ICD 植入的需求更高，但这类患者发生 ICD 植入设备相关并发症的风险也比较高。未来的进一步研究可能需对患者的风险进行分层，精准确定患者是否能从 ICD 植入等干预措施中获益及其相关的安全性。

目前，在临床上常规可实施的预防透析患者 SCD 方法有：①在透析过程中尽量避免患者细胞外液容量和电解质的快速变化；②尽量避免使用影响心电图 QT 间期延长的药物；③在条件允许的情况下，尽量使用 β 受体阻滞剂，以期减少患者心肌肥大与纤维化、降低心率变异性、减低压力反射的敏感性和发生急性心肌梗死的危险；④在条件允许的情况下，尽量使用 ARB/ACEI 类药

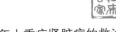

物，以减少心肌肥大和纤维化、致死性心律失常和发生心率变异的风险；⑤对透析患者和医护人员进行心血管疾病知识的教育，尽早识别患者发生威胁生命的心律失常的危险因素，如有必要，可请相关科室会诊，确定是否需要为血液透析患者置入临时或永久除颤器。

本节要点

◇ 透析患者的心血管疾病发生率较高，其中心源性猝死（SCD）是透析患者尤其是老年透析患者死亡的重要原因。

◇ 老年透析患者发生SCD的危险因素比较多，如老年人的共患疾病、容量负荷过重、透析不充分、使用低钾透析液、使用延长QT间期的药物等。

◇ 及时纠正相关危险因素是预防SCD发生的重要措施。

参考文献

1. KHAN M T, HAMEED B, AHMED J. Incidence and risk factors of sudden cardiac death in end-stage renal disease patients undergoing hemodialysis: a retrospective study. Saudi J Kidney Dis Transpl, 2021, 32 (4): 957 – 966.

2. GENOVESI S, BORIANI G, COVIC A, VERNOOIJ R W M, et al. Sudden cardiac death in dialysis patients: different causes and management strategies. Nephrol Dial Transplant, 2021, 36 (3): 396 – 405.

3. RHEE C M, CHOU J A, KALANTAR-ZADEH K. Dialysis prescription and sudden death. Semin Nephrol, 2018, 38 (6): 570 – 581.

4. XU E J, BOYER L L, JAAR B G, et al. Patients' and family members' perspectives on arrhythmias and sudden death in dialysis: the HeartLink focus groups pilot study. BMC Nephrol, 2021, 22 (1): 199.

5. ASSIMON M M, PUN P H, WANG L C, et al. Analysis of respiratory fluoroquinolones and the risk of sudden cardiac death among patients receiving hemodialysis. JAMA Cardiol, 2022, 7 (1): 75 – 78.

6. ASSIMON M M, PUN P H, WANG L, et al. Azithromycin use increases the risk of sudden cardiac death in patients with hemodialysis-dependent kidney failure. Kidney Int, 2022, 102 (4): 894 – 903.

7. Pfau A, Ermer T, Coca S G, et al. High oxalate concentrations correlate with increased risk for sudden cardiac death in dialysis patients. J Am Soc Nephrol, 2021, 32 (9): 2375 – 2385.

8. MURT A, DINCER M T, KARACA C. Sudden cardiac death in haemodialysis patients under hydroxychloroquine treatment for COVID-19: a report of two cases. Blood Purif, 2021, 50 (3): 402 – 440.

9. JUKEMA J W, TIMAL R J, ROTMANS J I, et al. Prophylactic use of implantable cardioverter-defibrillators in the prevention of sudden cardiac death in dialysis patients. Circulation, 2019, 139 (23): 2628 – 2638.

老年肾脏病与其他疾病、状况的关联

55. 老年人的肺肾综合征在临床上越来越多见

　　由于肺和肾脏的基底膜具有相似的抗原性，肺泡上皮细胞与肾小管上皮细胞具有类似的结构和相关通道蛋白，因此，许多疾病或病理状况（如缺血/缺氧、水及电解质紊乱、免疫异常等）可以同时累及肺和肾脏，引起肺、肾共同损伤。在临床上同时引起肺、肾损伤的情况统称为肺肾综合征。狭义上的肺肾综合征主要是指肺出血-肾炎综合征，多由免疫性疾病引起，如抗肾小球基底膜肾病等免疫复合物介导的疾病。近年来，肺肾综合征逐渐发展成为一个广义的概念，即肺和肾脏中一个器官的结构和功能损害会对另一个器官的结构和功能产生不同程度的影响，引起肺、肾之间交互性作用，最终导致肺脏和肾脏结构功能的共同损害。广义的肺肾综合征在临床危重症患者中的发生率比较高，也是临床上多器官疾病的重要诱因和病变基础，尤其是近几年来，新型冠状病毒感染、非典、禽流感等疾病使人们认识到急性肺损伤（ALI）或急性呼吸窘迫综合征（ARDS）引起的急性肾损伤（AKI）对患者的预后影响明显，这一方面的研究逐渐受到临床的关注。

　　ALI 及其进展为更严重阶段的 ARDS 主要是由肺内外的各种病因引起的，是以进行性呼吸困难和顽固性低氧血症为特征的机体过度炎症反应综合征，最终可并发严重的呼吸衰竭。美国 ALI 的发病率约为每年每百万人口 790 人，ARDS 的发病率为每年每百万人口 590 人，有 20%～50% 的 ALI 患者在进行有创机械通气 3 天后可发展到 ARDS。近 35% 的 ALI/ARDS 患者可在 1 周内出现 AKI，这类患者的病死率为 59%，而未发生 AKI 的患者病死率则为 28%。

　　ALI/ARDS 的病因以严重感染、创伤、休克、中毒、弥漫性血管内凝血等临床危重症最为常见。老年患者常见的肺部感染、吸入性肺炎、脓毒症、药物中毒或过量，以及重症胰腺炎、弥漫性血管内凝血等临床重症均可诱发 ALI/ARDS。

　　ALI/ARDS 引起 AKI 的病理生理机制主要与以下几方面的问题有关：①严重的低氧血症（$PaO_2 < 40$ mmHg）可引起肾血管收缩，导致肾脏血流低灌注和肾小球滤过率（GFR）下降。即使在轻度缺氧的情况下，患者的肾脏内血管阻力指数也明显增高。②严重的高碳酸血症可通过释放去甲肾上腺素激活交感神经系统、释放血管升压素、降低血管顺应性、反射性促进去甲肾上腺素释放和激活肾素－血管紧张素－醛固酮系统来降低肾脏的血流灌注。③ALI/ARDS 治疗常使用的保护性呼吸支持技术对肾功能具有不同程度的影响，如正压通气可增加胸膜腔内压或腹内压，导致肾脏静脉压力增加，影响肾脏的灌注。不恰当的正压通气还可影响交感神经系统、肾素－血管紧张素系统及抗利尿激素和心房利尿钠肽的产生，最终可降低 GFR，出现少尿和严重的水钠潴留。高水平的呼气末正压通气（PEEP）可明显增加中心静脉压和腹内

压，容易导致 GFR 降低。我们团队曾对一项包含 515 例老年 AKI 患者的队列研究进行分析，发现有创机械通气是老年 AKI 患者死亡的独立危险因素，荟萃分析也表明有创机械通气是 AKI 发生的危险因素。④ALL/ARDS 引起的炎症和细胞因子风暴等。

ALL/ARDS 伴发 AKI 的预防和治疗需要从 ALI 和 AKI 两方面进行积极有效的处理，以防止肺、肾两者之间的相互作用，以致不断恶化。首先应该积极有效治疗 ALL/ARDS，尽快缓解低氧血症，防止 AKI 的发生。保护性呼吸支持技术在 ALL/ARDS 缓解低氧血症的治疗中具有举足轻重的作用，但是在临床上尤其是在治疗老年患者时需要充分考虑患者的全身状况，及时发现并纠正这些治疗技术本身可能带来的肾损伤。高潮气量（10～15 mL/kg）正压通气容易诱发 AKI，而采用低潮气量（6.0 mL/kg）治疗不仅可以保证肺泡通气，同时也明显减少了 AKI 的发生。然而，较低潮气量（4～8 mL/kg）机械通气容易出现呼吸性酸中毒，此时需要进行相关的治疗纠正，以保证血 pH > 7.3 或 $PaCO_2$ < 25 mmHg。如果患者的通气频率已达到 35 次/分或 $PaCO_2$ < 25 mmHg 则应给予碳酸氢钠治疗。高水平 PEEP（8～15 cmH_2O）虽能提高氧合指数，但也是危重症患者病死的危险因素之一。临床上如果必须使用高 PEEP 值，则应保持患者平均动脉压 > 80 mmHg，以保证肾脏的有效灌注。加强容量控制及体液负平衡可以降低肺毛细血管流体静力压，降低肺泡液可改善肺的氧合作用和顺应性。一般的控制标准是未用升压药、平均动脉压 > 60 mmHg，且尿量 > 0.5 mL/（kg·h）的患者应将中心静脉压控制在 5.5 cmH_2O 以下。若 ALL/ARDS 患者出现严重低氧血症，且采用机械通气仍不能缓解，可能是肺泡毛细血管严重损伤导致血气交换出现障碍，此时应考虑使用体外膜氧合（extracorporeal membrane oxygenation，ECMO）技术来进行血氧交换的体外替代治疗。在 ECMO 治疗中如果患者出现了 AKI，则预后明显恶化，故对于 ALI/ARDS 伴有 AKI 的患者，目前倾向于同时进行 ECMO 和肾脏替代治疗（RRT）。此外，对于 ALI/ARDS 患者出现的难以纠正的高碳酸血症，目前也可以通过在 RRT 中接入一些特殊的设备，如 ADVOS 治疗系统在体外去除二氧化碳并同时进行多器官的支持。

ALI/ARDS 患者一旦出现 AKI，出现少尿或合并严重的代谢性酸中毒，应考虑早期应用 RRT 来预防高钾血症，以及呼吸性、代谢性、混合性酸中毒引起的严重并发症，包括心律失常和血流动力学的不稳定。此外，在 ALI/ARDS 迅速进展期，机体内可以出现大量的炎性介质，甚至出现细胞因子风暴现象，给患者带来严重的损伤，RRT 可以部分清除这些炎性介质，有助于病情的恢复。在患者出现少尿或无尿的情况下，RRT 还有助于 ARDS 患者的液体管理。值得注意的是对肾功能基本正常的 ALI/ARDS 患者不应常规应用 RRT 进行治疗，以避免不良反应。

本节要点

◇ 在危重患者中肺、肾之间的交互作用非常明显，急性肺损伤（ALI）或急性呼吸窘迫综合征（ARDS）患者常伴发急性肾损伤（AKI），两者之间互相影响。

◇ 有创机械通气是引起 AKI 的重要原因，高潮气量、高 PEEP 水平、严重低氧血症和严重酸中毒等均是 AKI 危险因素；AKI 本身也可加重 ALI/ARDS，影响患者的预后。

◇ 肺、肾之间的交互作用是多数患者发生多器官功能衰竭的病理生理基础，需要临床医师高度重视，以及早诊断并采取有效的防治措施。

参考文献

1. PARK B D, FAUBEL S. Acute kidney injury and acute respiratory distress syndrome. Crit Care Clin, 2021, 37（4）：835 – 849.

2. ALGE J, DOLAN K, ANGELO J, et al. Two to tango：kidney-lung interaction in acute kidney injury and acute respiratory distress syndrome. Front Pediatr, 2021, 9：744110.

3. 李青霖，程庆砾，马强，等. 高龄老年患者 270 例机械通气后短期预后及危险因素分析. 中华老年多器官疾病杂志，2014, 13（2）：84 – 89.

4. DARMON M, SCHORTGEN F, LEON R, et al. Impact of mild hypoxemia on renal function and renal resistive index during mechanical ventilation. Intensive Care Med, 2009, 35（6）：1031 – 1038.

5. BRIEL M, MEADE M, MERCAT A, et al. Higher vs lower positive end-expiratory pressure in patients with acute lung injury and acute respiratory distress syndrome：systematic review and meta-analysis. JAMA, 2010, 303（9）：865 – 873.

6. SEELEY E J. Updates in the management of acute lung injury：a focus on the overlap between AKI and ARDS. Adv Chronic Kidney Dis, 2013, 20（1）：14 – 20.

7. LOMBARDI R, NIN N, LORENTE J A, et al. An assessment of the acute kidney injury network creatinine-based criteria in patients submitted to mechanical ventilation. Clin J Am Soc Nephrol, 2011, 6（7）：1547 – 1555.

8. PILARCZYK K, HUENGES K, BEWIG B, et al. Acute kidney injury in patients with severe ARDS requiring extracorporeal membrane oxygenation：incidence, prognostic impact and risk factors. J Clin Med, 2022, 11（4）：1079.

9. ALLESCHER J, RASCH S, WIESSNER J R, et al. Extracorporeal carbon dioxide removal with the advanced organ support system in critically ill COVID- 19 patients. Artif Organs, 2021, 45（12）：1522 – 1532.

56. 老年人肝肾综合征的诊治比较困难

肝肾综合征（hepatorenal syndrome，HRS）是指慢性肝病患者尤其是肝硬化患者发生进展性肝衰竭和门静脉高压时，出现的以肾功能不全、循环血流动力学改变为主要临床表现的一组综合征。在肝衰竭患者中，HRS 的发生率为 20%~80%，发生率的差异取决于基础疾病的类型及严重程度。一项临床研究发现 HRS 住院患者年龄分布在 39 岁以下的仅占 5.39%，40~59 岁占 49.8%，60 岁以上的占 45% 左右。在新生儿普遍接种肝炎疫苗之前，我国曾是乙型病毒性肝炎的发病大国，目前临床上的肝炎后肝硬化患者多为中老年人，故我国老年患者的 HRS 发生率也较高。HRS 的临床预后较差，3 个月病死率高达 80%~100%。高龄、凝血障碍和神经系统疾病与 HRS 患者的不良预后有关，一项调查发现与 40 岁以下的 HRS 患者比较，40 岁以上的患者院内病死率较高，而且随着年龄的增加，病死率会逐渐增高。

HRS 常见于肝硬化失代偿期，其次可发生在急性或亚急性肝衰竭患者中。细菌感染、大量放腹水、消化道出血、大量应用利尿剂等是 HRS 最常见的诱因。临床上根据肾功能进展速度不同，将 HRS 分为 2 种不同的临床类型：Ⅰ型 HRS 表现为血清肌酐水平在 2 周内快速进展，病情发展迅速，常伴有低血压、进行性少尿或无尿、外周组织水肿、重症黄疸、凝血功能障碍、电解质紊乱（低钠血症、高钾血症）。患者通常伴有重度感染，如自发性细菌性腹膜炎、肺炎等。部分患者可由胃肠道出血、大量引流腹水、酒精引起的急性肝损伤及药物或病毒性肝炎引起。Ⅱ型 HRS 临床表现为血清肌酐中等程度升高，且进展缓慢，常伴有轻度黄疸、难治性腹水。既往的 HRS 诊断标准：①肝硬化伴有腹水；②血清肌酐 > 1.5 mg/dL；③停用利尿剂并用白蛋白扩容［推荐白蛋白起始剂量 1.0 g/（kg·d），最大剂量 100 g/d］至少 2 日，但血清肌酐水平没有改善（ > 1.5 mg/dL）；④排除休克状态；⑤近期未应用肾毒性药物或扩血管治疗；⑥无肾实质性病变临床证据，如蛋白尿 > 500 mg/d，镜下血尿（红细胞 > 50 个/HPF）及肾脏超声异常。近几年来，由于急性肾损伤（AKI）诊断标准的变化及对 AKI 与慢性肾脏病（CKD）之间关联研究的深入，加上 I 型 HRS 的诊断在 AKI 2 期之后才能建立，限制了临床治疗的疗效，因此，目前根据患者肾功能改变和进展的情况，将 HRS 重新进行了分类，新旧分类的变化见表 3。

表 3　肝肾综合征新旧分类对照

旧分类	新分类	标准
I 型 HRS	HRS-AKI	a）48 小时内 SCr 绝对值增加 ≥0.3 mg/dL 和（或） b）尿量 ≤0.5 mL/（kg·h）且时间持续 ≥6 小时，或 c）与最近 3 个月内可用的门诊检查结果作为基线与其比较，SCr 值增加 ≥50%
II 型 HRS HRS-NAKI	HRS-AKD	a）eGFR < 60 mL/（min·1.73 m^2），持续时间 < 3 个月且没有肾脏结构或其他异常原因 b）将最近 3 个月内可用的门诊检查结果作为基线与其比较，SCr 值增加 < 50%
	HRS-CKD	eGFR < 60 mL/（min·1.73 m^2），持续时间 ≥3 个月且没有肾脏结构或其他异常原因

注：HRS 肝肾综合征；AKI 急性肾损伤；NAKI 非急性肾损伤；AKD 急性肾脏病；CKD 慢性肾脏病；eGFR 估算的肾小球滤过率；SCr 血清肌酐。

无论采用哪个标准，HRS 的诊断均为排除性诊断。在肝硬化或肝衰竭患者发生 AKI 时，首先应排除血容量不足、休克、肾实质病变、肾毒性药物、急性肾小管坏死、肾后梗阻等其他因素，然后才考虑诊断 HRS。肾前性 AKI 经扩容后肾功能改善明显，而 HRS 对扩容不敏感。急性肾小管坏死（acute tubular necrosis，ATN）患者尿液浓缩功能减退，尿渗透压 < 350 mOsm/L、尿比重降低（< 1.012），同时肾小管对钠重吸收功能受损，尿钠排泄增多（尿钠 > 40 mmol/L），而 HRS 患者尿液浓缩功能正常。ATN 患者坏死的肾小管上皮细胞脱落在尿沉渣中形成上皮细胞管型，而 HRS 患者尿沉渣检查无明显异常。最近也有研究者认为 HRS 的病变发展不仅会导致肾脏功能性改变，也会导致肾脏结构性病变，因此，也会出现 ATN，故在临床上两者的鉴别并非易事，主要是寻找 ATN 最可能的相关病因来鉴别。此外，肝脏疾病合并肾盂、输尿管、膀胱出口部位梗阻也可引起 AKI，这类情况采用超声影像学检查不难排除。全身性疾病可同时累及肝、肾两个脏器，又称假性 HRS，如系统性红斑狼疮、淀粉样变性、休克、心力衰竭、中毒等，根据临床表现及病史可以与 HRS 相鉴别。

HRS 的病理生理机制目前认为主要是门静脉高压症或肝衰竭引起急性肝损伤释放相关损伤因子、细菌移位或感染引起病原相关因素等导致机体免疫系统被激活，释放的活性氧自由基和促炎细胞因子，引起脏器血管的舒张和心排血量不足，最后导致全身性炎症和循环功能障碍。例如，肝细胞、血管内皮细胞在内毒素和细胞因子的刺激下合成诱导型一氧化氮合酶，产生大量一氧化氮，可引起内脏血管扩张；血管内皮细胞中的环氧化酶 2 被激活，

增加前列腺素 I_2 合成，可导致外周血管扩张；炎性介质、内毒素的作用可引起肝硬化患者的肾脏内皮细胞、系膜细胞合成内皮素-1，从而导致肾血管的强烈收缩。肝内窦状间隙压力增加或血流量降低可以激活肾交感神经，收缩肾血管。肾血管收缩、外周血管扩张导致肾血流量下降、肾脏低灌注，又进一步促使肾脏缩血管物质释放，形成恶性循环，两者互为因果，最终导致肾小球滤过率（GFR）显著降低。

由于门静脉高压症、肝硬化或肝衰竭是 HRS 的病因，因此，从发病机制来看，HRS 治疗最有效的手段是肝移植。肝移植能有效恢复肝肾功能，提高患者生存率。肝移植术后 HRS-AKI 的逆转率为 58%～70%，年轻、非酒精性肝病、术前肾功能损伤小及手术后胆红素水平低的患者预后较好。对于既往有慢性肾脏病病史、发生 HRS 后需长期（>12 周）血液净化治疗的患者推荐肝、肾联合移植。然而，还有 30% 以上的患者在肝移植后肾功能仍没有完全恢复，这些主要是年龄较大、酒精性肝硬化或供肝治疗无效的患者。因此，对于老年 HRS 及不能进行肝移植的患者，药物治疗仍占有相当重要的地位。此外，肝移植术前应用血管活性药物逆转肾功能不全也有助于提高肝移植患者远期生存率。

药物治疗的总体方案为白蛋白扩容的同时应用血管收缩药物。白蛋白输注能够提升血浆胶体渗透压及血管内有效容量，帮助维持或恢复血管张力，抵消与疾病进展相关的大血管功能障碍。白蛋白还具有抗氧化活性、解毒作用和抗炎特性，可维持内皮细胞的完整性，有助于改善患者的生存率，是目前所有治疗方案的基础。推荐的治疗方法是静脉滴注白蛋白（每日 1.0 g/kg，最高可达 100 g），持续 2 天，然后进行再评估；治疗 2 天后对白蛋白无反应是 HRS-AKI 的诊断标准之一，如果诊断确实，白蛋白通常需要继续与血管活性药物联合使用。

目前认为比较有效的血管活性药物有特利加压素（Terlipressin）、生长抑素类似物奥曲肽（Octreotide）、α 肾上腺素受体激动剂如去甲肾上腺素（Norepinephrine）和米多君（Midodrine）等。多巴胺治疗的效果较差。特利加压素加白蛋白可恢复 24%～35% 患者的肾功能，与单独应用白蛋白相比，特利加压素联合白蛋白可以减少 Ⅰ 型 HRS 患者病死率。特利加压素联合白蛋白治疗是目前公认效果较好的肝移植前过渡疗法，是 Ⅰ 型 HRS 一线用药，对 Ⅱ 型 HRS 有效率也可以达到 60%～70%。特利加压素推荐剂量：起始 1 mg，4～6 小时通过静脉注射给药 1 次，最大 2 mg/4 h。如果患者对治疗没有较好的反应（"较好的反应"定义为血清肌酐水平至少下降 25%），静脉注射剂量可每 4 小时增加 2 mg 或持续输注，最大剂量为 12 mg/d。联合白蛋白的剂量为 25～50 g/d，直到特利加压素治疗停止。治疗反应较好的指标是治疗第 3 天后患者的平均动脉压升高大于 5 mmHg、血清胆红素水平降低至 10 mg/dL 以下。

去甲肾上腺素可以作为特利加压素的替代品。研究发现，去甲肾上腺素和米多君等 α 肾上腺素受体激动剂，对 Ⅰ 型和 Ⅱ 型 HRS 均有效。米多君常用剂量为 2.5 mg/d，去甲肾上腺素推荐剂量为 0.5～3.0 mg/h，但去甲肾上腺素需要中心静脉输注且需要有监护条件。此外，特利加压素在减少患者肾脏替代治疗需求和增加患者生存率方面要优于去甲肾上腺素。奥曲肽同时联合米多君、白蛋白治疗也可改善 HRS 患者的肾功能，并延长患者生存期。奥曲肽推荐用法：以 25 μg/h 维持泵入，每日总量 0.6 mg。有研究显示白蛋白（10~20 g，静脉滴注，1 次/日）、奥曲肽（200 μg，皮下注射，3 次/日）及米多君（12.5 mg，口服，3 次/日）3 种药物联合治疗可以提升平均动脉压 15 mmHg。另外一项回顾性研究也显示联合白蛋白、奥曲肽及米多君治疗组患者的病死率为 43%，而仅用白蛋白治疗组病死率高达 71%。最近几年的研究发现肝硬化顽固型腹水合并低钠血症的 HRS 使用托伐普坦片口服治疗也能取得较好的效果。

在非药物治疗方面，经颈静脉肝内门体分流术（transjugular intrahepatic portosystemic shunts，TIPS）治疗 HRS 也有一定的效果。TIPS 的主要原理是通过降低门静脉压力，抑制肝肾反射，抑制肾脏交感神经的激活，扩张肾脏血管，改善肾小球滤过率。方法是通过颈静脉插入连接门静脉和肝静脉的肝内支架，降低门静脉压力，植入后数周内可以改善循环血流动力学、肾功能和钠稳态。TIPS 的禁忌证：严重肝功能损害、重度黄疸（总胆红素 > 171 mmol/L）、转氨酶显著升高（> 500 U）、凝血酶原时间明显延长（> 20 秒）、严重肝性糖尿病、门静脉狭窄或阻塞、肝脏占位性病变、心功能差、严重肝性脑病、重症感染、腹膜炎等。

HRS 的预防是在肝硬化患者中查找并控制相关的 AKI 诱发因素，如感染、心力衰竭、消化道出血，避免过度利尿，避免或慎用肾毒性药物（非甾体抗炎类、氨基糖苷类、造影剂等）。做好患者的营养支持治疗，包括减少蛋白摄入，限制水盐摄入。食管静脉曲张者避免进食坚硬粗糙食物；准确评估容量状态，监测中心静脉压，避免过度补液造成急性左心力衰竭；积极纠正电解质酸碱平衡紊乱。对于肝硬化腹水患者，尽量避免一次性大量引流腹水，以免导致肾功能恶化。若必须大量引流，应通过给予白蛋白扩容的方法延缓或防止疾病进展，即给患者补充白蛋白，推荐剂量为每引流 1.0 L 腹水需静脉补充 6~8 g 白蛋白。

本节要点

◇ 肝肾综合征（HRS）是肝硬化患者发生的以肾功能不全、循环血流动力学改变为主要临床表现的一组综合征。

◇ HRS 的病理生理机制主要是门静脉高压症或肝衰竭等相关因素激活免疫系统，释放活性氧自由基和促炎细胞因子，最后导致全身性炎症和循环功能障碍。

◇ 肝移植是目前治疗 HRS 最有效的手段，特利加压素联合白蛋白是治疗 HRS-AKI 的一线用药。

◇ HRS 的预后较差，因此，预防肝硬化患者发生 HRS 十分重要。

参考文献

1. BIGGINS S W, ANGELI P, GARCIA-TSAO G, et al. Diagnosis, evaluation, and management of ascites, spontaneous bacterial peritonitis and hepatorenal syndrome：2021 practice guidance by the American Association for the Study of Liver Diseases. Hepatology, 2021, 74 (2)：1014 –1048.

2. KAEWPUT W, THONGPRAYOON C, DUMANCAS C Y, et al. In-hospital mortality of hepatorenal syndrome in the United States：Nationwide inpatient sample. World J Gastroenterol, 2021, 27 (45)：7831-7843.

3. ANGELI P, GARCIA-TSAO G, NADIM M K, et al. News in pathophysiology, definition and classification of hepatorenal syndrome: a step beyond the International Club of Ascites(ICA)consensus document. J Hepatol, 2019, 71 (4): 811 –822.

4. NASSAR M, NSO N, MEDINA L, et al. Liver kidney crosstalk: hepatorenal syndrome. World J Hepatol, 2021, 13 (9): 1058 –1068.

5. PENA POLANCO N A, MARTIN P, CARRION A F. Advances in the management of renal dysfunction in patients with cirrhosis. Gastroenterol Hepatol(NY), 2021, 17 (5): 211 –220.

6. CHANEY A. A review for the practicing clinician: Hepatorenal syndrome, a form of acute kidney injury, in patients with cirrhosis. Clin Exp Gastroenterol, 2021, 14: 385 –396.

7. TUFONI M, ZACCHERINI G, CARACENI P, et al. Albumin: indications in chronic liver disease. United European Gastroenterol J, 2020, 8 (5): 528 –535.

8. WONG F, PAPPAS S C, CURRY M P, et al. Terlipressin plus albumin for the treatment of type 1 hepatorenal syndrome. N Engl J Med, 2021, 384 (9): 818 –828.

9. LI F, WANG T, ZHAN L, et al. Clinical outcomes of liver transplantation in patients with hepatorenal syndrome: a single center study in China. Front Surg, 2022, 8: 781648.

10. LIU S, MENG Q, XU Y, et al. Hepatorenal syndrome in acute-on-chronic liver failure with acute kidney injury: more questions requiring discussion. Gastroenterol Rep(Oxf), 2021, 9 (6): 505 –520.

57. 老年心肾代谢综合征诊治应注意其饮食习惯

心肾代谢综合征（cardiorenal metabolic syndrome, CMS） 是指以肥胖、胰岛素抵抗、高血压、代谢性脂质紊乱（血清高密度脂蛋白水平降低，血清甘油三酯增高，小而密的低密度脂蛋白颗粒增多）、白蛋白尿或肾功能减退 ［GFR < 60 mL/(min · 1.73 m^2)］为特征的一组临床综合征，其中心环节是胰岛素抵抗，关键问题是代谢综合征（metabolic syndrome, MS） 的各组分（如肥胖、糖代谢紊乱、脂代谢异常及血压异常等） 对心、肾功能的影响。MS在欧美国家的患病率可达20% ~ 40% ，而在一些特殊的人群，如2

型糖尿病患者中，MS 患病率高达 50% 以上。随着人们生活水平提高及体力活动明显下降，MS 的患病率在我国老年人中迅速升高。我院曾报道在中老年人群的体检中，MS 检出率在 2008 年为22.34%，2009 年迅速上升至 40.69%，一年之内增加 18.35%，最近几年仍有不断攀升的趋势。国外的一项研究发现老年人群中MS 的发生率为 43.6%。与衰弱一样，老年人的 MS 也是评估患者预后的主要变量，其在老年人手术治疗的预后中起关键作用。

胰岛素抵抗通常被认为是 MS 的核心环节，可以启动体内代谢的紊乱，如糖代谢紊乱、脂代谢紊乱、尿酸代谢紊乱、血流动力系统紊乱、血液系统紊乱和血管内皮系统紊乱等。研究表明胰岛素抵抗与高血压、高尿酸血症、脂代谢异常、肥胖及微量白蛋白尿均有明确的关联。有研究发现内脏脂肪对胰岛素敏感性较低，易分解为游离脂肪酸（free fatty acid，FFA），当有胰岛素抵抗时，体内 FFA 明显增多，FFA 的升高可妨碍胰岛素介导的肝糖原输出和骨骼肌对糖的摄取，抑制 β 细胞分泌胰岛素。过多的 FFA 可进入胰岛素敏感细胞并异位沉积，导致血管内皮功能受损，同时FFA 的非氧化途径可被激活，FFA 又被再酯化为甘油三酯，甘油三酯的大量堆积，进一步导致胰岛功能障碍，从而形成恶性循环。FFA 水平升高所致炎症的假说可解释发生 MS 时胰岛素抵抗、血脂异常、血管损伤及高血压等多种病症并存的现象，在发生顺序上可能是炎症在先而胰岛素抵抗在后，即 FFA 所致炎症为 MS 的病因，FFA 是连接肥胖、胰岛素抵抗、2 型糖尿病及 MS 其他成分的一个中心点。FFA 和体内各种细胞因子的复杂作用可以导致血管僵硬度增加、动脉血管壁的顺应性降低、动脉粥样硬化改变、心脏舒张功能不全甚至心肌梗死的发生。FFA 的增加可以激活交感神经系统，导致高血压发生而致肾脏病病变，我们既往的研究也发现老年小鼠体内 FFA 的增加可以明显加重肾脏的损伤。

　　胰岛素抵抗在肥胖或超重的患者中常见，研究发现美国近 20 年肥胖增长趋势和高果糖浆（人造果糖）在饮料和食品中的使用程度密切吻合，由此推测，高果糖浆可能是造成美国成人 2/3 超重、1/3 肥胖的罪魁祸首。有一项研究为此推测提供了证据。研究将成年超重或肥胖者随机分为 2 组，一组每日喝 3 杯含果糖饮料，一组饮用等量的葡萄糖饮料，10 周后检测相关指标，结果发现果糖更易造成人体内脏脂肪的沉积、降低胰岛素的敏感度，高果糖摄入还会升高甘油三酯、低密度脂蛋白等。这是因为葡萄糖在体内虽能转化为甘油三酯，但其转化速度和程度受控于肝脏中的 6-磷酸果糖激酶（限速酶），而果糖代谢绕过此酶，直接进入下游代谢，故更容易生成甘油三酯，从而危害更大。动物实验结果也发现，与高葡萄糖摄入比较，高果糖摄入可以明显损伤大鼠的肾小管结构，对机体的钙磷代谢具有不良的影响。

　　由于果糖不会造成血糖的大幅升高，不易被口腔内的微生物分解（患龋齿之可能性较低），且其主要食品来源是水果和蜂蜜，因此一直被推崇为"健康食品"而被大力推广。自 20 世纪 80 年代以来，高果糖浆（人造果糖）开始在世界范围内广泛使用，被大量添加到饮料、蜂蜜乃至冲剂药品中，老年人因健康需求也大量使用这些代糖产品，但果糖致病的机制主要是大量摄入果糖后，可以造成热量摄入隐性增加、内脏脂肪增多、脂代谢异常，尤其是血尿酸水平可明显增高，从而引起肥胖、胰岛素抵抗等。

一项临床研究的多因素分析发现血清尿酸水平与男性、腰围、估算的肾小球滤过率（eGFR）、血清钙和胰岛素水平及尿酸的排泄分数相关，血清尿酸水平与 MS 诊断标准组分的数量呈正相关。根据尿酸水平四分位数对受试者进行重新分类后，血清尿酸水平≥3.8 mg/dL 的个体在调整年龄、性别和 eGFR 后出现 MS 的概率更高，可达 2.5～9.8 倍。血中尿酸水平的增高可以直接刺激血管紧张素和醛固酮系统激活，降低一氧化氮合酶水平，从而引起血压增高。高尿酸血症还可引发尿酸盐微结晶析出沉积于微血管壁，作为血管内膜的炎症物质可以引起血管内血小板激活、黏附、聚集和血栓形成，进一步加重高血压病变；而高血压可引起机体微血管组织缺氧、血乳酸水平增加，且降压治疗中使用利尿剂等药物可加重这一病理生理过程引起尿酸清除降低和重吸收增加，最终导致高尿酸血症。果糖引起的胰岛素抵抗、高血压及血尿酸水平增高之间相互作用可以形成恶性循环，对心、肾功能损伤影响较为明显。

此外，一项关于新型冠状病毒病全球大流行期间实施封城或隔离措施对饮食习惯影响的研究发现，居家隔离期间的零食（特别是糖果和巧克力）及快餐、加糖饮料和加工肉类等不健康食品的消费量有所增加，而水果和蔬菜的消费量有所减少。有研究发现与一天中的其他时间相比，晚上吃零食对健康的危害最大。夜间进食与各种不良代谢结果有关，包括高脂血症、高甘油三酯血症、高血糖、体重增加、血压升高、肥胖和代谢综合征，以及心、肾的不良结果，如动脉粥样硬化、eGFR 下降和蛋白尿。这些病理生理改变的确切机制尚不清楚，但可能与患者的昼夜节律紊乱、激素水平改变和细胞再生功能下降相关。

心肾代谢综合征在临床上的表现复杂，针对综合征各组分的相应治疗手段繁多。我院的研究发现对于老年 MS 患者而言，与生活方式干预联合调整药物治疗者相比，仅生活方式干预者各代谢指标达标率无明显改善，这可能是老年人改变固有的生活方式较为困难，加之运动强度受限所致。因此，药物治疗对于老年 MS 患者而言可能更为重要。MS 的药物治疗包括控制血糖/尿酸、调脂、降压、抗凝等，涉及药品种类繁多。有研究提示采用 SGLT-2 抑制剂治疗 2 型糖尿病可明显增加尿酸的排泄量，降低循环中尿酸水平并改善心血管和肾脏功能的参数。由于长期升高的血尿酸水平与高血压、心血管疾病和慢性肾脏病的风险增加有关，SGLT-2 抑制剂可能是通过降低血尿酸水平从而减少心血管不良事件和减缓慢性肾脏病进展。

总之，心肾代谢综合征不完全等同于单纯的肥胖症、糖尿病、血脂异常、高血压和肾功能异常，其比单一疾病更为复杂。心肾代谢综合征各组分单独存在就可以引起和加重心、肾损害，当并存其他组分时，心、肾疾病的患病风险较仅有单一组分存在时明显增加。高尿酸血症是心肾代谢综合征中的重要组分，降低血尿酸的治疗可能对阻止心肾代谢综合征的发生具有一定的临床意义，但其对老年心肾代谢综合征患者的治疗意义尚需要进一步的循证医学证据。

本节要点

◇ 心肾代谢综合征是指以肥胖、胰岛素抵抗、高血压、代谢性脂质紊乱、白蛋白尿或肾功能减退为特征的临床综合征，其中心环节是胰岛素抵抗。

◇ 添加在饮料和食品中的高果糖浆可能是肥胖和高尿酸血症发生的原因之一。

◇ 控制高尿酸血症对阻止心肾代谢综合征发生的作用机制还需要进一步研究。

参考文献

1. 程庆砾, 张建荣. 心肾代谢综合征. 中华临床医师杂志(电子版), 2013, 7 (6): 2297 - 2299.

2. SOWERS J R, WHALEY-CONNELL A, HAYDEN M R. The role of overweight and obesity in the cardiorenal syndrome. Cardiorenal Med, 2011, 1 (1): 5 - 12.

3. 李立柱, 邵芙玲, 吴芳, 等. 中老年干部代谢综合征检出率及其相关因素分析. 中华保健医学杂志, 2010, 12 (6): 438 - 441.

4. Stanhope K L, Schwarz J M, Keim N L, et al. Consuming fructose-sweetened, not glucose sweetened, beverages increase visceral adiposity and lipids and decreases insulin sensitivity in overweight/obese humans. J Clin Invest, 2009, 119 (5): 1322 - 1334.

5. TAPPY L, LE K. Metabolic effects of fructose and the worldwide increase in obesity. Physiol Rev, 2010, 90 (1): 23 - 46.

6. NAKAYAMA T, KOSUGI T, GERSCH M, et al. Dietary fructose causes tubulointerstitial injury in the normal rat kidney. Am J Physiol Renal Physiol, 2010, 298 (3): F712 - F720.

7. THEOFILIS P, TSIMIHODIMOS V, VORDONI A, et al. Serum uric acid levels and cardiometabolic profile in middle-aged, treatment-naïve hypertensive patients. High Blood Press Cardiovasc Prev, 2022, 29 (4): 367 - 374.

8. KANBAY M, COPUR S, DEMIRAY A, et al. Cardiorenal metabolic consequences of nighttime snacking: Is it an innocent eating behavior? Curr Nutr Rep, 2022, 11 (2): 347 - 353.

9. ALAMRI E S. Effects of COVID-19 home confinement on eating behavior: a review. J Public Health Res, 2021, 10 (3): 2088.

10. BAILEY C J. Uric acid and the cardio-renal effects of SGLT-2 inhibitors. Diabetes Obes Metab, 2019, 21 (6): 1291 - 1298.

58. 老年人营养不良可以加速肾脏病的进展

一项采用整群抽样方法调查北京市 7 家养老机构老年人的研究发现 29.1% 的老年人存在营养不良或营养不良的风险；另外一项调查发现 20.59% 的居家老年人也存在营养不良或营养不良的风险，而且年龄越大发生营养不良的风险越高。为什么老年人容易发生营养不良的情况呢？

首先是老年人的消化功能老化，其在组织学上的改变主要表现为口腔黏膜过度角化，味蕾数量减少、萎缩，牙齿脱落或磨损，牙周组织退行性变，食管、胃、肠的各种腺体萎缩，平滑肌萎缩，黏膜、肌层变薄，胃和结肠扩张，内脏易出现下垂，食管、小肠和结肠等处易发生憩室。这些改变在一定程度上导致老年人的消化及吸收功能减退，主要表现为可分泌消化酶的胃液、胰酶发生质与量的下降，消化液分泌量减少，消化酶活性降低，肠蠕动功能减退，消化能力下降，肠壁供血欠佳、黏膜萎缩，小肠上皮细胞数量减少，最终导致老年人对食物的化学性消化功能减退，对食物中各种营养素的吸收减少。此外，不少老年人伴有认知功能减退、孤独、焦虑和抑郁等问题，缺少帮助和关爱，可导致老年人总体食物摄入偏少。其次是老年人多重用药的情况普遍存在，药物相互反应、药物－食物交叉反应可损伤胃肠黏膜屏障功能，影响胃肠道对食物及营养素吸收，也容易引起老年人营养不良。最后是因为老年人常多病共存，机体长期处于高分解、高消耗状态，不少老年人多有吞咽障碍，影响食物摄入、消化、吸收等功能，从而导致营养不良。

营养不良可以明显增加老年人的病死率。研究发现较低的 BMI 可明显增加老年人的全因死亡率，增加住院率、延长住院时间，使患者心力衰竭、心肌梗死等并发症严重而多发，肾功能恶化进展加速，生存期缩短，临床预后较差。人血白蛋白每降低 1.0 g/L，死亡率就会升高 6.0%。伴随营养不良的慢性肾脏病（CKD）患者进入透析后，其死亡率比营养状况良好的患者也会明显增高。

我们曾采取整群分层抽样的方法，选取北京市丰台区 6 个社区 80 岁以上的男性老年人进行横断面调查，筛查出 CKD 患者，分析营养、心理与 CKD 之间的关系。结果发现老年 CKD 患者营养不良的发生率在 15% 左右，其中 CKD 1~3 期患者营养不良的发生率相对较低（2.4%~8.3%），而当进展至 CKD 4 期后，患者的营养状况呈进行性下降趋势，其中，超过一半的 CKD 5 期患者会发生营养不良，且肾功能的下降与营养不良的发生密切相关。国外一项对 CKD 3~5 期患者平均随访 4.2 年的研究发现 65 岁以上老年 CKD 患者中，在对年龄、性别、BMI、CKD 分级、多病共患、饮酒、吸烟、磷、白蛋白、C 反应蛋白、脑钠肽、用药（如红细胞刺激素、RAS 抑制剂、降脂、降尿酸）、收缩压、左室射血分数、全身骨骼肌质量、尿蛋白排泄、尿钠排泄等多因素模型进行校正后，与极低蛋白饮食组［平均蛋白摄入量为 (0.52 ± 0.07) g/(kg·d)］相比，低蛋白摄入组［平均蛋白摄入量为 (0.70 ±0.06) g/(kg·d)］和正常蛋白摄入组［平均蛋白摄入量为 (0.93 ±0.10) g/(kg·d)］全因死亡风险明显较低，但发生终末期肾病（ESRD）的风险相似。然而，全因死亡风险在 65 岁以下的各组患者中的差异并没有统计学意义，提示蛋白摄入量和

CKD 患者的全因死亡率具有年龄的依赖性，在老年患者中采用低蛋白饮食并不能显著延缓 CKD 的进展，反而可能引起营养不良，导致全因死亡率增加。

老年人由于牙齿问题，多爱食用软嫩的食物，尤其是中国老年人，喜爱采用豆腐等豆制品类食物补充蛋白质，但由于目前多数的营养宣传都认为只有动物蛋白才是优质蛋白，部分临床医师也时常告诫老年肾脏病患者在采用低蛋白饮食时应补充优质动物蛋白，不要食用豆制品等，如此一来，老年人摄入蛋白量会明显减少，这也可能是导致老年患者发生营养不良的原因之一。一项研究采用食物中蛋白质可消化部分所含必需氨基酸评分（digestible indispensable amino acid score，DIAAS）来评价各种食物蛋白是否为优质蛋白 [DIAAS% = 100（1 g 膳食蛋白中含必需氨基酸毫克数）/（1 g 参考蛋白中含必需氨基酸毫克数）]，评分为 100 以上为优质蛋白，75 ~ 99 分为高质蛋白，< 75 分者为低质蛋白，结果发现对于 3 岁以上的人群而言，大豆确实是一种优质蛋白，其 DIAAS 不亚于乳清蛋白或蛋类。因此，老年人采用大豆制品补充蛋白质应该是合适且合理的。

老年人容易出现营养不良，尤其是衰弱老年人营养不良的发生率较高，营养不良可加速各种疾病的进展，明显增加病死率，因此，老年人的营养评估非常重要。最近中华医学会肠外肠内营养学分会发布了对老年人营养治疗的专家共识，与欧洲临床营养和代谢学会对老年人的营养指南基本类似，其重要的内容有：一般老年患者的能量供给目标为 20 ~ 30 kcal/（kg·d）；老年住院患者的蛋白质摄入需结合临床实际情况，每日蛋白质目标摄入量可达到 1.0～1.5 g/kg，采用乳清蛋白制剂更易消化利用；增加能量和蛋白质摄入有助于改善衰弱老年人的营养状态，富含必需氨基酸的营养补充可能有助于改善腿部肌肉和活动能力；衰弱老年人应该采取联合营养和运动综合干预；充足的蛋白质供给和合理的摄入模式，有助于减缓肌少症的发生，推荐老年人蛋白质供给量为 1.2～1.5 kcal/（kg·d）；亮氨酸可增加骨骼肌蛋白质合成率，减少合成代谢抵抗，乳清蛋白富含亮氨酸比例应占 60% 或以上；存在营养不良或者营养不良风险的老年肌少症患者，首选口服营养补充（oral nutritional supplements，ONS）；补充维生素 D 和 ω-3 脂肪酸可改善老年人的肌力下降，预防跌倒。

总之，老年人由于器官老化、多病共患和多重用药等问题常有营养不良的状况发生，应该重视老年人尤其是要求进行低蛋白饮食的老年肾脏病患者的营养评估和营养治疗。我们曾在《老年慢性肾脏病诊治的中国专家共识（2018）》中指出衰弱老年 CKD 患者发生营养不良的比例较高，营养不良是老年 CKD 患者预后不良的主要危险因素，老年人蛋白摄入量与衰弱的关系非常密切。在临床实践中不建议老年 CKD 患者过度限制蛋白摄入，应特别注意防止营养不良的发生。对老年 CKD 患者实施低蛋白饮食前应进行充分的营养评估，必要时补充复方 α-酮酸制剂，有助于纠正老年 CKD 患者的营养不良状况，延缓 CKD 的进展。

本节要点

◇ 老年患者营养不良的发生率高，应该定期进行营养状态的评估。

◇ 大豆制品属于优质蛋白，老年 CKD 患者可以适当食用。

◇ 老年 CKD 患者应按照临床实践指南的要求进行个体化营养治疗。

参考文献

1. 袁敏，黄雅芳，郝立晓，等. 北京市养老机构老年人营养状况调查及其影响因素研究. 中国全科医学，2020，23（24）：3075-3080.

2. 赵栋，苏丹婷，黄李春，等. 居家老年人营养状况及影响因素分析. 预防医学，2021，33（5）：468-472.

3. CALLE E E, THUN M J, PETRELLI J M, et al. Body-mass index and mortality in a prospective cohort of U. S. adults. N Engl J Med, 1999, 341（15）：1097-1105.

4. 刘旭利，程庆砾，刘海波，等. 社区高龄男性慢性肾脏病患者的营养和心理健康状况调查. 中华全科医师杂志，2014，13（01）：32-36.

5. WATANABE D, MACHIDA S, MATSUMOTO N, et al. Age modifies the association of dietary protein intake with all-cause mortality in patients with chronic kidney disease. Nutrients, 2018, 10（11）：1744.

6. 刘旭利，程庆砾，刘胜，等. 饮食蛋白的限制对高龄患者营养状况和慢性肾脏病进展的影响. 中华临床医师杂志（电子版），2013，7（5）：52-55.

7. 程庆砾，杨继红，赵卫红，等. 老年慢性肾脏病诊治的中国专家共识（2018）. 中华老年医学杂志，2018，37（7）：725-731.

8. Kidney Disease：Improving Global Outcomes（KDIGO）Diabetes Work Group. KDOQI clinical practice guideline for nutrition in CKD：2020 update. Am J Kidney Dis, 2020, 76（3S1）：S1-S107.

9. 中华医学会肠外肠内营养学分会老年营养支持学组. 中国老年患者肠外肠内营养应用指南（2020）. 中华老年医学杂志，2020，39（2）：119-132.

10. VOLKERT D, BECK A M, CEDERHOLM T, et al. ESPEN guideline on clinical nutrition and hydration in geriatrics. Clin Nutr, 2019, 38（1）：10-47.

59. 肥胖对老年肾脏病变有明显的影响

肥胖是可以危害健康的、非正常和过多的脂肪在体内蓄积引发的一种疾病。从世界范围来看，全球有 6 亿人群罹患肥胖，与正常体重的人群相比，肥胖可以增加人群罹患慢性肾脏病

（CKD）的风险。我国的流行病学调查发现成人 CKD 的患病率在 10.8% 左右，与无肾损伤的人群相比，CKD 患者的 BMI 明显增高。肥胖同时还增加了可以引起 CKD 和终末期肾病的疾病如糖尿病、高血压、心脑血管疾病、肾结石、肾癌等的发生率。2002 年中国居民营养与健康状况调查数据显示我国肥胖人数占总人口的 7.1%，10 年后（2012 年）这个数字上升为 11.9%。国内的一项研究调查了 60 岁以上老年非酒精性脂肪肝患者的肥胖与肾功能受损之间的关系，结果发现这类老年人约 28.7% 患有肥胖症，女性多于男性。老年肥胖的非酒精性脂肪肝患者发生 CKD 的风险较高。高龄、BMI 较大或血清尿酸水平较高的患者更容易发生 CKD。近年来新型冠状病毒在全球肆虐，研究表明 BMI 的升高与其感染后的不良进展相关。在接受糖皮质激素治疗的老年新型冠状病毒感染患者［平均年龄（66.5 ± 15.5）岁，男性占 56.6%，平均 BMI 为（29.0 ± 7.2）kg/m^2］中，与 BMI 为 25～30 kg/m^2 的老年患者相比，BMI 超过 40 kg/m^2 的患者急性肾损伤（AKI）发生率和住院死亡率更高。

不少研究均表明向心性肥胖或腹型肥胖对肾脏的影响最为明显，因为腹型肥胖更有可能减低肾脏的血流量或造成肾脏内压力升高。挪威 RENIS-T6 研究观察了 1555 例中年人肥胖状况与肾功能的相互关系，该研究以碘海醇清除率来测定肾小球滤过率（GFR）并以身高和体重进行校正，将按百分位分布的 GFR 值高于 90% 以上者定义为"肾脏高灌注"，结果发现向心性肥胖与非糖尿病普通成人的肾脏高灌注密切相关。对 123 629 名中国城市人群查体资料的分析表明，向心性肥胖的患者与 CKD［此研究中

CKD 的定义为 eGFR < 60 mL/(min·1.73 m²)〕或尿液常规检查中尿蛋白为 1+ 以上者）的发生也具有密切的关系。国内一项横断面研究对无明显肾功能不全的中老年社区居民通过测定血清肌酐来估计 eGFR，通过磁共振成像评估内脏脂肪面积（Visceral Fat Area，VFA）和皮下脂肪面积（subcutaneous fat area，SFA），同时还评估了 BMI 和腰臀比（waist-to-hip ratio，WHR）。结果发现与非肥胖的受试者相比，BMI、WHR 和 VFA 等肥胖指数较高者的平均 eGFR 显著较低，尤其是男性患者更为明显。

肥胖引起的肾小球高滤过、肾血浆流量增加、滤过分数和肾小管对钠重吸收增加是肥胖相关性肾小球疾病（obesity-related glomerulopathy，ORG）发生的重要机制，其病理表现主要是肾小球肥大或出现局灶节段性肾小球硬化样改变。除了引发 ORG 外，肥胖同时也是糖尿病性肾小球疾病和 IgA 肾病等病变进展的重要危险因素。美国对 15 000 例危重患者的肥胖状况与 AKI 的关系进行了研究，结果发现 AKI 发生率随 BMI 的增加而明显增高，AKI 在正常体重（BMI：18.5 ~ 24.9 kg/m²）、超重（BMI：25 ~ 29.9 kg/m²）、I 级肥胖（BMI：30 ~ 34.9 kg/m²）、II 级肥胖（BMI：35 ~ 39.9 kg/m²）和 III 级肥胖（BMI ≥ 40 kg/m²）患者中的发生率分别为 18.6%、20.6%、22.5%、24.3% 和 24.0%。统计分析表明 BMI 每增加 5.0 kg/m²，AKI 发生的危险就增加 10%，患者院内病死率和 1 年内的全因死亡率也随之明显增加。

肥胖还是引发肾结石的危险因素之一。最近的一项研究对 149 例肾结石腹痛患者和 139 例无肾结石的腹痛患者采用 CT 扫描测定内脏脂肪与腹部皮下脂肪的厚度，结果发现与无肾结石的腹痛患者相比，肾结石患者内脏脂肪与腹部皮下脂肪厚度的比值明显增高，提示肥胖与肾结石的发生密切相关。近10年的研究证据越来越多地证实肥胖也是肾癌发生的危险因素。研究发现 BMI 每增加 5.0 kg/m²，肾癌的发生危险在男性中增加 24%，在女性中增加 34%。

老年人的超重和肥胖治疗主要是以控制饮食和改善生活方式为主，如控制含糖饮料、高胆固醇食物的摄入，尽可能减少在外就餐，多吃含高纤维的食物，尽量缩短坐位时间，增加运动量等，必要时使用药物治疗。对于老年 CKD 患者热量摄入的正确管理至关重要。一般的临床实践指南均指出，在限制蛋白质饮食时，为防止出现蛋白质-能量消耗（PEW）的风险，需要给予足够的热量摄入，如 30~35 kcal/（kg·d）。然而，我们在临床实践中发现这种摄入水平对于大多数老年人尤其是高龄老年人而言难以接受，如果完全按此标准实施，可能导致患者出现超重或肥胖。国内的一项研究通过客观测量的方式来评估老年（60~86 岁）CKD 3~5 期非透析患者的能量需求，结果发现对于代谢稳定、久坐不动的老年 CKD 患者，甚至低于 25 kcal/（kg·d）的能量摄入都是足够的。因此，最近 NKF-KDOQI 关于 CKD 营养治疗指南提出的能量摄入在 25~35 kcal/（kg·d）比既往指南提出的 30~35 kcal/（kg·d）标准应该更加适用于老年 CKD 患者。

此外在老年 CKD 患者中，还需要特别注意肥胖的一种特殊形式，即肌少型肥胖，这类患者表现为肥胖，但同时还有肌肉减少症。肌少型肥胖的患病率从 2% 到 23% 不等，在老年和女性患者中更为多见。由于肌少症和肥胖均为临床预后不良的影响因素，因此，肌少型肥胖患者的临床预后更差。这类患者需要注意肌肉损伤的问题，同时对蛋白质摄入和合适的运动与锻炼要求更高，对热量的摄入需要更为精确，既要采用低蛋白饮食延缓 CKD 进展，又需要有足够的蛋白摄入防止肌少症的恶化，还需要控制热量摄入防止肥胖加重，因此，饮食管理中巧妙的平衡是对肾科医师和营养师的巨大考验。

本节要点

◇ 我国老年人群肥胖的发生率有上升的趋势，不良生活方式和不合理的食物结构可能是肥胖发生的重要原因。

◇ 肥胖可以引起慢性肾脏病、急性肾损伤，也是肾癌和肾结石等病变的重要危险因素，严重影响老年患者的生活和生存质量。

◇ 老年慢性肾脏病患者进行低蛋白饮食时，需要注意进行合适热量的摄入，防止出现超重，尤其需要注意的是对临床预后影响明显的肌少型肥胖。

参考文献

1. 程庆砾. 肥胖与肾脏: 值得关注的临床问题. 中华肾病研究电子杂志, 2017, 6 (3): 97-100.

2. LUO K, BIAN J, WANG Q, et al. Association of obesity with chronic kidney disease in elderly patients with nonalcoholic fatty liver disease. Turk J Gastroenterol, 2019, 30 (7): 611-615.

3. OGATA H, MORI M, JINGUSHI Y, et al. Impact of visceral fat on the prognosis of coronavirus disease 2019: an observational cohort study. BMC Infect Dis, 2021, 21 (1): 1240.

4. SO M, TAKAHASHI M, MIYAMOTO Y, et al. The effect of obesity on in-hospital mortality among patients with COVID- 19 receiving corticosteroids. Diabetes Metab Syndr, 2022, 16 (1): 102373.

5. WANG X, WANG H, LI J, et al. Combined effects of dyslipidemia and high adiposity on the estimated glomerular filtration rate in a middle-aged Chinese population. Diabetes Metab Syndr Obes, 2021, 14: 4513 – 4522.

6. D'AGATI V D, CHAGNAC A, DE VRIES A P J, et al. Obesity-related glomerulopathy: clinical and pathologic characteristics and pathogenesis. Nat Rev Nephrol, 2016, 12 (8): 453 – 471.

7. DANZIGER J, CHEN K, LEE J, et al. Obesity, acute kidney injury, and mortality in critical illness. Crit Care Med, 2016, 44 (2): 328 – 334.

8. AKARKEN I, TARHAN H, EKIN R G, et al. Visceral obesity: a new risk factor for stone disease. Can Urol Assoc J, 2015, 9 (11 – 12): E795 – E799.

9. D'ALESSANDRO C, GIANNESE D, AVINO M, et al. Energy requirement for elderlyCKDpatients. Nutrients, 2021, 13 (10): 3396.

10. BELLAFRONTE N T, DE QUEIR6S MATTOSO ONO A, CHIARELLO P G. Sarcopenic obesity in chronic kidney disease: challenges in diagnosis using different diagnostic criteria. Med Princ Pract, 2021, 30 (5): 477 – 486.

60. 多重用药是老年人肾损伤的重要危险因素

多重用药（polypharmacy）是指患者同时使用 5 种以上药物的现象。在西方国家，65 岁以上老年患者多重用药率高达 30% ~ 40% 。国家老年疾病临床医学研究中心（解放军总医院）曾于 2008 年 1 月—2017 年 12 月期间在北京、浙江、广东、四川、广西等 5 个临床中心进行调查，结果显示在我国大约有 43. 88% 的老年住院患者使用了 5 种以上药物，用药前几位均为心血管疾病治疗药物，如钙通道阻滞剂类降压药、阿司匹林、他汀类药物、β 受体阻滞剂和双胍类药物等。非常有趣的是，在英国的一项研究中，多重用药呈现"69岁现象"，即在69岁时，有22.8%的人服用5种以上的药物，与60~64岁之间相比较，69岁的患者使用5~8种药物（增加了2.3%）和9种以上药物（增加了0.8%）的人数有所增加，其中增幅最大的是心血管疾病用药（上升了13.4%）和胃肠道药物（上升了7.3%）。男性患者更多的是心血管疾病多重用药，女性患者更多的是非心血管疾病多重用药。

老年人的多重用药主要与老年人多病共患（或称老年共病）的情况增多相关。在多重用药的患者中，药物间相互作用常常会明显增加药物不良反应的风险，如果同时存在用药不当的情况，则更是雪上加霜，极有可能导致老年患者急性肾损伤（AKI）或慢性肾脏病（CKD）老年患者的肾脏功能显著恶化。已经有较多的证据表明多重用药与老年患者不良的临床预后明显相关。

多重用药导致老年患者肾损伤的原因和危险因素主要有以下几个方面。①年龄增加导致机体各器官老化：肝脏的老化使肝内对药物进行分解代谢的酶活性明显降低，且老年人血浆蛋白水平降低或血浆蛋白结合药物的能力下降致血液中游离药物浓度相应增加，加上老年人体内脂肪所占比例相对增加导致亲脂性药物容易在脂肪内蓄积等，这些增龄改变对药物的效应、代谢、剂量和不良反应均具有明显的影响。②肾脏储备功能的增龄改变：随着年龄的增大，肾脏储备功能明显下降，肾脏应对各种病理性打击的能力降低，对肾毒性药物的易感性明显增高，从而可影响老年患者药物使用的安全性。③老年患者肾功能的评估不够准确：肾功能受损时肾脏对药物的清除能力下降，药物的蓄积可导致肾功能进一步恶化。大多数药物清除率的降低与肾功能的减退基本相当，故经肾排泄药物都需要根据患者的肾功能状况调整剂量。目前在临床上多以血清肌酐水平或以血清肌酐为基础的 GFR 公式估算值来评估患者的肾功能。然而，老年患者衰弱的发生率较高，我科的研究发现 65 岁以上老年患者衰弱早期及衰弱期的发生率分别为 35.2% 和 29.6%，且衰弱的发生与年龄呈正相关，与体重指数和 GFR 的估算值呈负相关。衰弱的老年人通常有以骨骼肌质量减少及功能减退为特征的肌少症发生，肌肉容量的减少必定会影响血清肌酐的产出，进而可能会导致老年人 GFR 的估算错误，影响临床用药剂量估计的准确性，给老年患者多重用药致肾损伤埋下隐患。④临床上缺乏对老年共病治疗统一管理的认识：目前老年医学分科越来越细，老年共病诊治的专家共识和临床实践指南较少，老年共病患者常辗转于多个专科就诊，因此，容易导致重复用药或用药种类过多、用药剂量过大的情况，明显增加了肝脏代谢和肾脏排泄的负担。⑤临床医师对多重用药可能导致的危害认识不足：老年共病患者多重用药造成的药物不良反应容易被忽略，临床医师还有可能错误地判断多重用药的不良反应是增龄改变本身或影响患者基础疾病进程的其他原因所致，这类错误的判断常导致医师处方另外的药物来治疗这些"药物不良反应"，如此循环往复则可能引起处方瀑布（prescription cascade）事件的发生，导致多重用药情况的进一步加重。国内一项对多中心住院患者的研究发现 40% 的 AKI 与药物的不恰当使用相关，我科的研究也发现 13.6% 的老年 AKI 确定由药物引起，与药物可能相关的比例则高达 64%。例如，老年心血管疾病患者临床上常同时使用RAS 阻断剂（ACEI/ARB）、利尿剂、他汀类药物、阿司匹林等药物，这种多重用药的情况与 AKI 的发生关系密切，而且联合使用的药物种类越多，发生 AKI 的可能性越大。

虽然老年共病患者的多重用药在临床上难以避免，但研究发现在临床实践过程中，如果能认识和重视老年患者多重用药可能带来的危害，根据患者的具体情况和肾功能的改变积极调整药物的剂量，停止使用可能的肾毒性药物，则对老年患者肾功能的改善和保护具有十分明确的意义。一般而言，预防多重用药对老年患者的肾损伤需要注意以下几个方面的问题：①老年患者的用药需要个体化，使用药物之前应积极评估每种药物可能的获益和风险，严格遵守"有利""不伤害"的医学伦理原则，用药后应特别注意用药的临床监测；②应经常检查老年共病患者的处方情况，对于多重用药或不恰当的用药应及时调整和纠正；③老年共病患者出现相关不良反应，应首先考虑是否为患者正在服用的药物所引起，是否与用药不恰当或服药剂量不合理相关；其次要注意鉴别某些不良反应是老年综合征或基础疾病所致还是药物不恰当的应用所致。与剂量相关的问题可以通过合理调整药物剂量或服药频率来解决，与所用药物剂量无关的不良反应可以通过更换药品来解决。如果是老年综合征问题，需要积极采取措施纠正老年衰弱等问题；如果是药物或药物间相互作用所致，则需要考虑停药或精简处方。

处方精简（deprescribing）是管理老年多重用药的一项积极措施，也是防止多重用药对肾功能损伤的主要手段。处方精简是指根据患者的治疗目标、身体状况及个人意愿，在主治医师或医疗团队的指导下，重新评估使用某些药物的初始原因、有效性及安全性，逐渐减撤或停止可能导致患者机体损伤或患者不再受益的药物，目的是优化患者的药物治疗方案，提高患者对药物治疗的满意度和生活质量。一项研究曾对 61 例平均年龄为 81 岁的老年患者处方进行了精简：其中 11.4% 患者仅停用非甾体抗炎药、18% 患者减少降压药剂量、32.7% 患者停用降压药，在处方精简后的第 29 天和第 99 天，患者的收缩压从基线（114.4±14）mmHg 分别上升至（127.8±14.3）和（132.9±16.6）mmHg；而 eGFR 从基线（32±15.5）mL/（min·1.73 m²）分别上升到（39.5±17）和（44.5±18.7）mL/（min·1.73 m²），肾功能状况得到了明显改善。

处方精简需要临床医师对患者的基本病史和完整的用药史有充分的了解，在患者知情同意的情况下寻找证据以确定患者使用的某些药物对患者无益或有潜在危害，综合评估药物精简的可行性，决定撤减药物的优先顺序，制定停药后可能出现不良反应的监测和治疗预案。老年共病患者用药比较复杂，不少药物均是长期使用，因此，在精简处方时要注意是否会出现戒断综合征或反跳现象。在精简处方时最好是每次停用一种药物，仔细观察停药可能带来的戒断或反跳现象，必要时可以通过缓慢降低剂量来解决此问题。我科曾收治 1 例 90 岁的冠心病、心力衰竭患者，长期使用 ARB 类药物治疗，后因肾衰竭出现高钾血症，故停用了 ARB。然而，停药后患者的心力衰竭症状反复发作，多种药物治疗均无效，最后在逐渐加用半量 ARB 制剂同时加用降血钾药物后才能控制心力衰竭和高钾血症的发生。临床上老年患者的病情是不断变化的，根据具体情况优化处方十分困难但非常有必要，临床医师或药师应充分了解患者正在使用的各种药物与病情变化的相关关系，仔细和有技巧地调整和精简处方，才能使患者最大获益。

本节要点

◇ 多重用药是指患者同时使用5种以上药物的现象，临床医师应警惕其可能带来的不良反应，尤其是对肾功能的影响。

◇ 对于多重用药的老年患者要特别注意评估其肾功能，根据情况调整药物的剂量和用药频率。

◇ 临床医师应学会处方精简的管理方法，尽量使老年共病患者的用药合理化。

参考文献

1. 程庆砾. 老年患者多重用药与肾功能不全. 中国临床保健杂志, 2020, 23（1）: 23 - 26.

2. KANTOR E D, REHM C D, HAAS J S, et al. Trends in prescription drug use among adults in the United States from 1999—2012. JAMA, 2015, 314（17）: 1818 - 1831.

3. 曹丰, 王亚斌, 薛万国, 等. 中国老年疾病临床多中心报告. 中华老年多器官疾病杂志, 2018, 17（11）: 801 - 808.

4. XU X, NIE S, LIU Z, et al. Epidemiology and clinical correlates of AKI in Chinese hospitalized adults. Clin J Am Soc Nephrol, 2015, 10（9）: 1510 - 1518.

5. RAWLE M J, RICHARDS M, DAVIS D, et al. The prevalence and determinants of polypharmacy at age 69: a British birth cohort study. BMC Geriatrics, 2018, 18（1）: 118.

6. WEN J, CHENG Q L, ZHAO J H, et al. Hospital-acquired acute kidney injury in Chinese very elderly persons. J Nephrol, 2013, 26（3）: 572 - 579.

7. 赵佳慧, 温静, 刘洋, 等. 他汀类药物对老年急性肾损伤患者短期预后的影响. 中华医学杂志, 2014, 94（44）: 3519 - 3521.

8. FRANCO PALACIOS C R, HAUGEN E N, RASMUSSEN R W, et al. Avoidance of polypharmacy and excessive blood pressure control is associated with improved renal function in older patients. Renal Fail, 2015, 37（6）: 961 - 965.

9. CHAO C T, TSAI H B, WU C Y, et al. Cumulative cardiovascular polypharmacy is associated with the risk of acute kidney injury in elderly patients. Medicine, 2015, 94（31）: e1251.

10. TODD A, JANSEN J, COLVIN J, et al. The deprescribing rainbow: a conceptual framework highlighting the importance of patient context when stopping medication in older people. BMC Geriatr, 2018, 18 (1): 295.

61. 肺动脉高压可加重老年人的肾脏病变

肺动脉高压（pulmonary hypertension，PH）是一组以肺循环高压为特征的慢性疾病，主要特征是肺动脉阻力进行性升高，最终导致患者因右心衰竭死亡。研究发现在慢性肾脏病（CKD）的老年患者中，PH 的存在与死亡、肾衰竭和住院的风险增加明显相关。一项对年龄在 67 岁以上的老年 CKD 患者的研究发现在随访 1 年和随访 2~3 年期间，发生 PH 者出现肾衰竭的风险较高，部分原因是急性肾损伤事件和需要透析支持的急性肾损伤的发生率较高。此外，在终末期肾病和维持性血液透析（MHD）患者中 PH 的发生率很高，CKD 合并 PH 不仅可加速肾脏病的进展，而且可明显增加 CKD 患者的病死率。

研究表明 PH 在 CKD 5 期（MHD 前）患者中的患病率为 9.0%~39%，是普通人群的 2~8 倍，开始透析治疗后患者 PH 的发生率明显增加，MHD 患者中 PH 的患病率为 18.8%~68.8%，腹膜透析患者中 PH 的患病率为 12.5%~42%。在一项采用右心导管检查作为 PH 诊断标准的研究中，CKD 4~5 期患者中 PH 发生率达 71%，而 MHD 患者中 PH 发生率高达 81%。

CKD 患者发生 PH 的机制可能与下列因素相关。①容量负荷过重：老年 CKD 患者或晚期 CKD 患者常伴有慢性容量负荷增加、肺血流变缓、肺静脉压升高，可诱发左心室功能紊乱，左心室功能紊乱可引起肺动脉和肺静脉压力升高，从而形成恶性循环。②左心室功能异常：老年 CKD 患者常合并高血压、糖尿病、心肌缺血，这些老年共病是左心室功能异常的主要危险因素。研究表明左室指数偏低、人血白蛋白降低、容量负荷过重为 PH 发生的危险因素。在多变量模型中，左房直径为 PH 最强的预测因子，左房直径也是心脏舒张功能紊乱的预测因子，老年 CKD 患者几乎均存在心脏舒张功能不全的情况。③血管钙化：老年 CKD 患者多有血管钙化发生，肺血管的钙化可能是 CKD 患者发生 PH 的机制之一。④缺氧：不少老年共病问题都可能导致肺组织缺血、缺氧，从而引发 PH。老年人群睡眠呼吸暂停综合征的发生率较高，也可导致患者晚间频繁的缺氧，而夜间缺氧是诱发 PH 的重要因素之一。⑤肺血管血栓栓塞：高龄、CKD 是肺栓塞的危险因素之一，慢性血栓栓塞性 PH 在老年患者中更为常见。PH 加重 CKD 进展的可能机制包括 RAAS 及神经激素激活增加、右心室功能障碍和更高的共患疾病负担。如中心静脉压升高引起的肾血管充血可导致肾脏灌注压和肾小球滤过率降低，因此，PH 患者容易发生 AKI，这种现象在老年 CKD 患者中更为常见。

PH 诊疗相关指南中定义 PH 的诊断标准：在海平面、静息状态下，通过右心导管检查测定平均肺动脉压 ≥25 mmHg。但右心导管检查为有创检查，在临床上应用受限，目前临床上多采用超声心动图来筛选和诊断 PH。PH 诊疗指南推荐应用三尖瓣反流速度（tricuspid regurgitant velocity，TRV）来推测 PH 发生的可能，当 TRV 在 2.9~3.4 m/s 并伴有 PH 临床表现或 TRV>3.4 m/s 时，需高度怀疑 PH 的发生。

PH 的临床分类较多，考虑到 PH 与 CKD 预后的关系，最近有学者根据肺毛细血管楔压的变化将 PH 分为以下亚型：毛细血管前 PH（肺毛细血管楔压≤15 mmHg）、毛细血管后 PH（肺毛细血管楔压>15 mmHg，但肺血管阻力正常）及联合毛细血管前后PH，其中毛细血管前 PH 是最常见的亚型，但在 CKD 患者中，毛细血管后 PH 亚型比在非 CKD 患者中更常见。通过 COX 比例风险模型的研究发现联合毛细血管前后 PH 与所有 CKD 患者（CKD 3～5/5 d 期）的死亡风险增加相关；毛细血管前 PH 与 CKD 3～4期患者死亡风险增加相关；毛细血管后 PH 则与 CKD 3b～4 期患者死亡风险增加相关。

CKD 患者并发 PH 目前尚无有效的治疗方法，针对 CKD 患者发生 PH 的危险因素进行积极防治十分重要：①严格控制透析患者的容量平衡，减少饮食中盐的摄入；②及时纠正和治疗可能导致 CKD 患者发生左心室功能紊乱的危险因素，如高血压、糖尿病和心肌缺血，尽量降低患者体内的尿毒素水平；③积极治疗 CKD 伴发的其他疾病，如慢性阻塞性肺疾病、糖尿病、高血压等；④积极纠正和治疗 CKD 患者的睡眠呼吸暂停综合征，必要时使用呼吸器；⑤对 HD 患者尽可能应用生物相容性好的透析膜，并防止血管通路的异常。研究发现长期（>1 年）的自动化腹膜透析治疗具有降低肺动脉压、右心房压的作用。

确诊 PH 后推荐的起始处理方法包括康复、运动、运动训练、心理支持、接种疫苗预防流感和肺炎等一般措施，以及抗凝、利尿、强心和给氧等支持治疗。PH 初始治疗可先使用最大耐受剂量的钙通道阻滞剂或持续静脉注射依前列醇，安立生坦、波生坦及西地那非等靶向药物治疗也有一定的效果。根据患者对 PH 初始治疗的临床应答情况，如效果不佳，考虑联合用药（两联或三联）治疗，在接受了最优化联合治疗策略后疗效仍未达标者，应考虑介入治疗，包括球囊房间隔造口和肺移植等。

　　伴有 PH 的老年 CKD 患者预后不良。HD 伴有 PH 患者的一年生存率为 74% ，而无 PH 的患者为 94% 。一项包含 288 例 HD 患者的研究发现 PH 是 HD 患者死亡的最强预测因子，在经过年龄、种族、人血白蛋白和心血管疾病等因子的校正后，其风险比高达 2.17。此外，如果 CKD 患者在肾移植前存在 PH，肾移植后发生移植后功能障碍的风险也较高，且患者的存活率明显降低。

本节要点

◇ 老年 CKD 患者合并肺动脉高压的发生率较高，但临床医师的认识度和患者的知晓率均较低。

◇ 目前针对肺动脉高压的有效治疗方法较少，老年 CKD 患者合并肺动脉高压的病死率较高。

◇ 早期认识和积极防治老年 CKD 患者发生肺动脉高压的危险因素至关重要。

参考文献

1. 刘洋，程庆砾. 肾脏病与肺动脉高压. 国际移植与血液净化杂志，2014，12（6）：8 - 11.

2. AGARWAL R. Prevalence, determinants and prognosis of pulmonary hypertension among hemodialysis patients. Nephrol Dial Transplant, 2012, 27 (10)：3908 - 3914.

3. WALTHER C P, NAMBI V, HANANIA N A, et al. Diagnosis and management of pulmonary hypertension in patients with CKD. Am J Kidney Dis, 2020, 75 (6)：935 - 945.

4. NAVANEETHAN S D, WALTHER C P, GREGG L P, et al. Mortality, kidney failure, and hospitalization among medicare beneficiaries with CKD and pulmonary hypertension. Am J Kidney Dis, 2021, 78 (5): 700 – 708.

5. TRAVERS A, FARBER H W, SARNAK M J. Pulmonary hypertension in chronic kidney disease. Cardiol Clin, 2021, 39 (3): 427 – 434.

6. EDMONSTON D L, PARIKH K S, RAJAGOPAL S, et al. Pulmonary hypertension subtypes and mortality in CKD. Am J Kidney Dis, 2020, 75 (5): 713 – 724.

7. EDMONSTON D L, SPARKS M A. Therapeutic options for chronic kidney disease-associated pulmonary hypertension. Curr Opin Nephrol Hypertens, 2020, 29 (5): 497 – 507.

62. 老年人实体肿瘤伴发肾脏病变并不少见

老年人是慢性肾脏病（CKD）和各种癌症的高发人群。CKD与癌症之间可以相互影响，不少癌症或治疗癌症的药物可以导致肾脏病的发生，而治疗肾脏病的某些药物也可能会导致癌症的发生，老年患者免疫衰老引起的免疫系统紊乱则可使上述临床情况变得更加复杂，因此，老年 CKD 合并癌症的诊治在临床上是一个非常棘手的问题。限于篇幅，本节仅讨论 CKD 诊治与癌症的关系，关于癌症治疗药物导致的肾脏病变见本书"42. 肿瘤的药物治疗可能引起老年人肾损伤"。

老年 CKD 的原发疾病多为高血压或糖尿病，部分表现为蛋白尿或肾病综合征的 CKD 患者有可能与各种癌症相关。在临床上对于肾穿刺活检病理诊断明确但有以下表现者，应高度怀疑肾脏病与各种肿瘤相关，需要对患者进行进一步的检查确诊：①有吸烟史，血清及肾组织中 M 型抗磷脂酶 A2 受体（M-type phospholipase A2 receptor，PLA2R）的抗体或抗原阴性，无 IgG4 沉积物，1 型血小板反应蛋白 7A 域（thrombospondin type-1 domain-containing

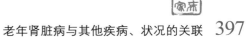

7A，THSD7A）抗体或抗原阳性，对免疫抑制剂（环磷酰胺、利妥昔单抗、钙调蛋白抑制剂）治疗不敏感的老年膜性肾病患者；②未发现其他继发原因，如药物或感染，对免疫抑制剂（激素、环磷酰胺、利妥昔单抗、钙调蛋白抑制剂）耐药的老年微小病变或局灶节段性肾小球硬化症（focal segmental glomerular sclerosis，FSGS）患者；③65 岁以后新诊断的 IgA 肾病患者；④老年膜增生性肾小球肾炎（membrane proliferative glomerulonephritis，MPGN）患者的免疫荧光检查可见单克隆抗体沉积，电子显微镜显示免疫触须样或冷球蛋白样特征，但没有发现自身免疫性原因，这类患者需要筛查某些血液学恶性肿瘤，如慢性淋巴细胞白血病、慢性髓细胞性白血病、巨球蛋白血症和浆细胞白血病等；⑤对免疫抑制剂（类固醇、环磷酰胺、利妥昔单抗、钙调蛋白抑制剂）和血浆置换治疗无效，且未发现药物诱导原因的 ANCA 相关血管炎的老年患者。

　　一般而言，在癌症相关肾小球疾病中，肺癌、胃癌、肾细胞癌、胸腺瘤、前列腺癌等常表现为膜性肾病；霍奇金淋巴瘤、非霍奇金淋巴瘤、白血病、胸腺瘤、肺癌、结肠癌、直肠癌、肾细胞癌等表现为微小病变性肾病；乳腺癌、肾细胞癌、胸腺瘤、霍奇金淋巴瘤可表现为 FSGS；呼吸道肿瘤、口腔黏膜肿瘤、鼻咽部肿瘤常表现为 IgA 肾病；异常蛋白血症、慢性淋巴细胞白血病、肺癌、肾细胞癌等多表现为 MPGN。在临床上可以根据相关线索寻找患者的根底疾病，为后续治疗奠定良好的基础。

　　除了癌症本身可以引起肾脏病病变之外，在肾脏病科常用的一些免疫制剂也可能会导致癌症的发生，简单介绍如下。

（1）糖皮质激素。在各种肿瘤的化疗方案中，糖皮质激素常作为联合用药，但有报告提示使用糖皮质激素2年以上，可明显增加患皮肤癌的风险。

（2）环磷酰胺。环磷酰胺在临床上是一种广谱抗肿瘤药，但从理论上讲，环磷酰胺也是一种致癌药物，其致癌风险与使用该药治疗的强度和时间及是否合并使用其他免疫抑制剂有关。环磷酰胺导致的恶性肿瘤最常见的是白血病和膀胱癌。一项对293例血管炎患者的回顾性研究中，环磷酰胺累积剂量≤36 g的患者患白血病和膀胱癌的风险没有增加，而剂量＞36 g者患癌风险显著增高。最近的研究证实，当环磷酰胺剂量≤36 g，治疗持续时间＜1年时，恶性肿瘤的风险没有增加。因此，建议使用环磷酰胺的疗程最好不超过6个月、累积剂量≤36 g。当然，这些资料均是国外的研究结果，对于国人而言，累积剂量是否应该更小一些还需要进一步的研究。

（3）钙调蛋白抑制剂。使用环孢素A有并发淋巴瘤、皮肤恶性肿瘤的报告。他克莫司对癌症的影响比较复杂，其具有促癌和抑癌两个方面的作用。最近研究发现他克莫司的不同作用与其可影响的各类细胞中的活化T细胞因子（nuclear factor of activated T cells，NFAT）信号通路有关，*NFAT1* 亚型为抑癌基因，*NFAT2* 亚型为原癌基因。NFAT1的作用结果还可能与癌细胞所处的阶段有关：在未癌变细胞中起抑癌作用，在已经癌变的细胞中起促癌作用。他克莫司对NFAT通路的阻断缺乏选择性，对于癌细胞的作用取决于"优势NFAT亚型"，即在特定癌症发展阶段的特定癌细胞类型中占主要表达地位的NFAT亚型。因此，在患者的癌症情况尚不完全明确时，应慎用他克莫司。

（4）来氟米特。动物研究发现连续 2 年经口服用最大剂量（15 mg/kg）的来氟米特，淋巴瘤、支气管肺泡腺瘤和支气管肺泡癌发生率增加，但在临床上尚未见到相关报告。

（5）霉酚酸酯。霉酚酸酯有增加淋巴瘤、皮肤癌发生率的危险，也有报道霉酚酸酯能抑制 EB 病毒诱导的 B 淋巴细胞增殖，降低淋巴瘤的发生率，目前临床上尚未完全确定此药的致癌作用。

（6）硫唑嘌呤。采用标准剂量硫唑嘌呤（1.5～2.0 mg/kg，治疗 1 年，然后每 3 个月减少 25 mg）或延长剂量（1.5～2.0 mg/kg 至 4 年，然后减量）治疗的患者有致癌（乳腺、膀胱、胃肠道）的临床报道。

（7）利妥昔单抗。利妥昔单抗用于肾脏病治疗的时间尚不够长，因此，仅有个案报道。例如，在治疗 ANCA 相关性血管炎的 RAVE 试验（$n = 197$）中，治疗 6 个月后，5 例患者出现了恶性肿瘤（其中利妥昔单抗组 4 例，环磷酰胺组 1 例）；在 RITUXIVAS 试验（$n = 44$）中，利妥昔单抗组的 2 例患者发生了恶性肿瘤，而在 12 个月的随访期间，环磷酰胺组则没有诊断为肿瘤的患者。在 MAINRITSAN 研究（$n = 115$）中，使用标准剂量糖皮质激素和环磷酰胺缓解 ANCA 相关性血管炎后，采用利妥昔单抗维持治疗（在第 0 天和第 14 天及第 6、12 和 18 个月给予 500 mg），与硫唑嘌呤组 [2 mg/(kg·d) 而后改为 1.5 mg/(kg·d) 直到 22 个月] 进行比较，在 28 个月的随访期间，硫唑嘌呤组 2 例患者和利妥昔单抗组 1 例患者发生了癌症。然而，在比较 323 例患者中利妥昔单抗和环磷酰胺发生恶性肿瘤风险的研究中，两者的差别并不明显。

由于大多数与免疫抑制剂致癌风险相关的研究在本质上都是回顾性研究，具有明显的方法局限性，结论并不具有确定性，且在临床上仍具有一定的风险，因此，在选用相关药物治疗癌症相关肾病时，需要注意不能给患者的病情火上浇油。仔细诊断和鉴别、认真判断和治疗才能使患者获益。

除了免疫抑制剂之外，老年 CKD 患者常用的促红细胞生成刺激剂（ESA）也可能具有促进癌症进展的作用，其潜在的病理生理机制是 ESA 可能与肿瘤细胞上存在的 EPO 受体结合，从而刺激肿瘤细胞的增殖和生长，减少细胞凋亡，增加对癌症治疗的抵抗。ESA 还可以与单核细胞和巨噬细胞上的 EPO 受体结合，所产生的免疫抑制状态也可促进肿瘤的进展。此外，局部组织氧合的改变可促进肿瘤的生长，淋巴管生成增加可能导致淋巴结转移。因此，美国 FDA 在 2007 年和 2017 年 2 次黑框警告有癌症史或目前患有恶性肿瘤的患者应谨慎使用 ESA 治疗：在化疗引起的贫血接受了积极治疗的情况下可以使用 ESA，但不要在治疗 1 个月后继续使用 ESA；对于预期可治愈的癌症，建议避免使用 ESA。2012 年 KDIGO 关于 CKD 贫血治疗的指南也纳入了 FDA 的警告，明确表示如果有活动性恶性肿瘤或恶性肿瘤史应谨慎使用 ESA，如果 Hb > 10 g/dL，不需要使用 ESA；如果 Hb < 10 g/dL，可以使用 ESA，以避免患者 Hb < 9 g/dL 带来的其他不良结局。

不少癌症患者本身已处于高凝状态，而癌症导致的肾脏病多伴有肾病综合征表现，临床上常需要抗凝治疗。对于 CKD 伴有癌症的老年患者在临床上使用抗凝药物需要注意两个方面的问题：一是老年衰弱状况；二是抗凝药与免疫抑制剂之间的相互作用。

　　癌症患者的血栓风险较高，尤其是患有胃、胰腺、肺、淋巴、膀胱、睾丸等部位的癌症及妇科癌症，在化疗前血小板和白细胞计数较高、血红蛋白水平较低或正在使用 ESA、体重指数较高等患者更容易发生血栓事件。对于血栓高风险的一般患者而言，按照相关指南使用抗凝剂即可，但对于衰弱或老年患者，因其多病共患、多重用药，以及存在认知障碍和跌倒风险，可能导致严重的出血并发症，因此，需要进行综合评估或衰弱评估，并根据情况来调整抗凝剂的剂量，如营养状态差、有吞咽障碍的患者使用低分子量肝素（low molecular weight heparin，LMWH）比口服抗凝剂更好，另外还需要注意食物对口服抗凝剂的影响明显大于LMWH；对于依从性较差、有认知障碍的患者尽量不要使用口服抗凝剂；对于出血风险高、生命预期 <6 个月的患者应避免使用各种抗凝药。

　　老年 CKD 伴有癌症患者多重用药的比例较高，药物间相互作用比较多。如华法林与卡培他滨、氟尿嘧啶等合用，后者可抑制CYP2C9 活性，减慢华法林的代谢而明显增加出血风险；阿司匹林与氨甲蝶呤合用，因两药竞争性经肾脏排泄，可能会增加氨甲蝶呤血药浓度和毒性；环孢素 A 可以减慢达比加群酯的代谢，两者合用可以明显增加出血风险。在多重用药时应优先考虑患者的抗肿瘤治疗，口服抗凝剂的药物间相互作用较多，因此，使用LMWH 应优于口服抗凝剂。对于有肝、肾功能损伤的患者，LMWH 使用也比口服抗凝剂更多。需要注意的是当肌酐清除率 <15 mL/min 时，LMWH 和直接口服抗凝剂均需慎用；当肌酐清除率 <30 mL/min 时，达比加群酯应慎用。

本节要点

◇ 慢性肾脏病合并癌症患者的临床诊断和治疗是一个棘手的问题，需要特别谨慎。

◇ 常用的免疫抑制剂临床致癌性不一致，长期、大量应用时需谨慎，必要时可定期筛查肿瘤的情况。

◇ 慢性肾脏病合并癌症患者使用 EPO 需要按照相关指南进行。临床上进行抗凝治疗前需要对老年患者进行综合评估，注意抗凝治疗的指征和药物间相互作用。

参考文献

1. ROSNER M H, JHAVERI K D, MCMAHON B A, et al. Onconephrology: the intersections between the kidney and cancer. CA Cancer J Clin, 2021, 71 (1): 47 - 77.

2. THET Z, LAM A K, RANGANATHAN D, et al. Cancer risks along the disease trajectory in antineutrophil cytoplasmic antibody associated vasculitis. Clin Rheumatol, 2020, 39 (9): 2501 - 2513.

3. 严旭彤，陈昕，程芷兰，等. 他克莫司在肿瘤发生发展中的作用及相关机制研究进展. 口腔生物医学, 2020, 11 (1): 63 - 66.

4. SCOTTé F, LEROY P, CHASTENET M, et al. Treatment and prevention of cancer-associated thrombosis in frail patients: tailored management. Cancers(Basel), 2019, 11 (1): 48.

5. THAVARAJAH S, CHOI M J. The Use of Erythropoiesis-stimulating agents in patients with CKD and cancer: a clinical approach. Am J Kidney Dis, 2019, 74 (5): 667 - 674.

63. 尿路感染可影响老年人的生活质量

老年患者是尿路感染（urinary tract infection, UTI）的易感人群，其发生 UTI 危险因素较多，如免疫衰老导致的机体抵抗力低下、合并糖尿病或使用经尿排糖类药物导致尿糖水平偏高、男性患者前列腺肥大引起的残余尿增多、衰弱或长期卧床引起的活动量减少、饮水不足、长期或反复留置导尿管等。尿频、尿急、排尿烧灼感或尿痛是 UTI 典型的临床表现，但不少老年 UTI 患者常无以上典型表现，仅出现乏力、疲劳感，或是在医护人员例行检查中被发现。此外，临床上也有不少老年患者尤其是女性患者常有明显膀胱刺激征，但多次检查无白细胞尿或致病原，这种情况不是 UTI，属于尿道综合征，常与焦虑性精神状态有关。

UTI 根据感染部位可分为上尿路感染（肾盂肾炎、输尿管炎）和下尿路感染（膀胱炎、尿道炎）；根据有无尿路异常（如梗阻、结石、畸形、神经源性膀胱、尿路异物等）和复杂因素（如留置导尿管、伴有免疫缺陷疾病、使用免疫抑制剂、糖尿病、多囊肾、医源性逆行操作）分为复杂性和非复杂性。老年、男性的 UTI 多为复杂性。非复杂性 UTI 中的急性下尿路感染一般没有明显全身症状，无肾区叩击痛，血白细胞计数多正常。急性上尿路感染常伴有明显全身感染症状，如发热、寒战、腰痛，查体时多有肾区叩击痛，常伴有血白细胞计数升高。复杂性 UTI 的临床症状与非复杂性 UTI 相同，但同时伴有尿路异常或复杂因素的相关表现。复杂性 UTI 比非复杂性 UTI 具有更高的出现复发或慢性化、进展或严重后果的风险。复杂性 UTI 和肾盂肾炎的病理生理学改变及对治疗的反应更多受机体本身因素而非病原体因素的影响，但与致病原对抗生素耐药率较高相关。

当留取清洁中段尿标本进行尿常规检查发现尿沉渣中白细胞≥5 个/HP 时，应怀疑有 UTI。膀胱穿刺尿液的定性培养是诊断尿路感染的"金标准"，但在临床实践中多采用清洁中段尿的定量培养。定量培养尿标本中阴性杆菌数量 $\geq 10^5/mL$ 为有诊断意义，$10^4 \sim 10^5/mL$ 为可疑需复查，如果 $< 10^4/mL$ 多为污染；阳性球菌数 $> 10^3/mL$，即有诊断意义。若有导尿留取的标本、7 天内使用过抗生素、尿液膀胱内停留 < 6 小时、尿液标本混入消毒液或其他液体等情况时，尿液检查结果常不准确，不能作为诊断依据。一般而言，急性非复杂性 UTI 的病原菌 80% 以上为大肠埃希菌，近些年，衣原体、支原体等感染也明显增多。复杂性 UTI 的病原菌也以大肠埃希菌为主（30% ~ 50%），其他有肠球菌属、变形杆菌属、克雷伯菌属、铜绿假单胞菌及真菌等。若怀疑有上尿路感染或是复杂性 UTI，同时应检查血常规、血液生化指标，必要时需行泌尿系统超声、腹部平片或泌尿系 CT 等检查，寻找是否存在泌尿生殖道结构、功能异常或者其他易发 UTI 的疾病。老年患者因全身情况差、免疫力低下，容易发生泌尿系结核菌感染。如老年 UTI 患者经抗生素治疗无效，或呈进行性加重，出现明显脓尿、红细胞尿，普通细菌学检查阴性，尤其是伴有肾外结核表现者，需高度怀疑是否有泌尿系结核菌感染。

临床上，老年人 UTI 的诊治有以下几个方面值得注意。

（1）无症状菌尿是否需要治疗？研究表明无症状菌尿的发生率随着年龄的增长而增加，女性比男性多见。在老年妇女中，无症状菌尿的发生率在 15% ~ 50%。多数情况下，无症状菌尿不会导致严重的 UTI，且抗生素的治疗也未显示可改善患者的预后。即使是对糖尿病、中性粒细胞减少症、脊髓损伤、留置导尿管等患者的无症状菌尿进行治疗也没有发现抗生素治疗可以改善患者的临床结果，而不必要的治疗通常与不良后果相关，如增加了抗生素的耐药性、艰难梭菌的感染和医疗保健费用。因此，目前多数临床实践指南均不推荐对无症状性菌尿进行抗生素的治疗，但对于这类患者需要随访，多给予患者安慰和生活指导，并注意病情的可能变化。

（2）有症状的 UTI 如何治疗？临床上需要根据 UTI 的分类进行相关治疗。老年非复杂性、非再发性 UTI 通常采用经验用药，即采用对革兰阴性杆菌有效的抗菌药物，但在用药治疗前最好留取清洁中段尿标本行尿液病原菌检测和药敏试验。如治疗有效则不必更换药物，治疗无效则需要根据药敏结果选用抗生素，同时应注意患者是否存在梗阻、结石等复杂因素，以及是否存在免疫缺陷、细菌耐药、其他致病原（如真菌、结核）感染等问题。对于下尿路感染的患者，口服吸收良好的抗菌药物即可，如左氧氟沙星、头孢菌素等。老年患者应用喹诺酮类抗生素易出现不良反应（如肌肉、肌腱或关节及神经系统损伤的风险），临床上一般选用头孢菌素类抗生素作为一线用药。对于上尿路感染或复杂性 UTI 患者，初始治疗多选用静脉用药，如环丙沙星或左氧氟沙星、头孢曲松或哌拉西林等；病情严重者需联合应用抗生素，也可选择碳青霉烯类。如果为阳性球菌感染应联合应用氨苄西林等药物，病情严重者可选择万古霉素、替考拉宁等药物，但使用这类药物必须检测血药浓度，伴有肾功能不全者应根据肌酐清除率调整剂量。静脉的抗菌治疗至体温正常或合并症情况解除后 3～5 天，病情稳定后可过渡到口服药物治疗至停药。最近有不少研究认为氨基糖苷类药物对 UTI 治疗效果好且比较安全，但因为老年人肾功能较为脆弱，我们不建议老年患者应用氨基糖苷类药物。对于急性非复杂性下尿路感染女性患者，先予短程 3 天抗菌治疗后复查，若症状消失，细菌尿转阴，无白细胞尿，即为治愈。若短程疗法失败，应按照药敏结果改用敏感抗菌药物作为短程疗法，疗程可少于 7 天。老年男性 UTI 患者多伴有复杂因素，故常规疗程为 7 ~ 14 天。对于上尿路感染，如急性肾盂肾炎疗程一般为 2 周，如在治疗 14 天后仍有菌尿或白细胞尿，则可参考药敏试验更换使用有效抗菌药物，再用药 6 周。在合理应用抗生素的基础上，可以配合综合治疗，如多饮水、保证充足尿量、口服碳酸氢钠碱化尿液、纠正营养不良的状态、给予提升免疫力的相关药物及尽可能避免破坏尿路局部防御的操作等。

（3）如何诊治复发性 UTI？如果患者于近 1 年中已有多次症状性 UTI 发作，则应直接给予 6 周疗程。对于反复发作性 UTI（6 个月 ≥ 2 次或 1 年内 ≥ 3 次）应给予长疗程低剂量抑菌治疗（如甲氧苄啶 50 mg、磺胺甲噁唑 0.5 ~ 1 片或氧氟沙星 100 mg），通常临睡前排尿后口服 1 次，应用半年。若停药后仍再发频繁，可再予此疗法 1 ~ 2 年或更长，但不推荐无依据长期使用抗菌药物治疗。欧洲的一项指南推荐抗菌药物可持续低剂量预防用药 3 ~ 6 个月以预防复发性尿路感染，方案包括呋喃妥因、磷霉素、头孢氨苄或头孢克洛。一项大型回顾性队列研究报道了 19 696 例 65 岁以上老年人（79% 为女性）使用甲氧苄啶、头孢氨苄或呋喃妥因预防用药 3 个月以上对复发性 UTI 的效果，结果提示，预防用药与 UTI 复发风险降低相关并减少了患者因急性感染而处方抗生素的事件，但需要警惕抗生素的过度使用或滥用导致发生抗生素的耐药。研究发现在经历复发性 UTI 的患者中常可分离出耐药大肠杆菌、肺炎克雷伯菌、奇异变形杆菌、粪肠球菌、铜绿假单胞菌或耐甲氧西林金黄色葡萄球菌。抗菌药物耐药性的发展在治疗后的第 1 个月内最为严重，并且可持续 1 年以上。

（4）导尿管相关 UTI 如何治疗？UTI 是最常见的医源性感染，其中 70% ~ 80% 为导尿管相关 UTI。研究发现 25% 以上的患者在住院期间留置了导尿管，而且随着年龄的增加此比例也明显增加。一项荟萃分析发现导尿管相关 UTI 的平均发生率为 13.79/1000 导尿管日，患病率为 9.33% 。女性、导尿持续时间较长、患有糖尿病、既往有导尿史、住院和 ICU 停留时间较长等，均是导尿管相关 UTI 的高风险患者。此外，导尿管相关 UTI 与患者死亡率的增加也相关。一般而言，对于老年患者的导尿管相关 UTI，无症状或仅有少量白细胞尿者无须治疗。若出现全身感染症状，如发热、寒战、低血压等，应立即给予有效的抗生素治疗。首先应处理导尿管，推荐在取尿样培养前及应用抗菌药物治疗前更换导尿管。初始依据经验选择广谱抗菌药物，在用药后 48 ~ 72 小时评价治疗效果，如果症状很快消失，通常治疗 5 ~ 7 天；症状较重者需要治疗 10 ~ 14 天；如果疗效不佳，应依据尿培养药敏结果换用敏感抗生素。对于长期留置导尿管的患者不推荐进行常规膀胱冲洗。

（5）老年真菌性 UTI 如何治疗？真菌性 UTI 多见于住院患者，多数患者无明显的症状。真菌性 UTI 可由真菌血症后经血行传播或通过尿道的逆行途径引起，主要危险因素是糖尿病、留置导尿管、使用广谱抗生素、尿路梗阻或入住 ICU。无症状患者尿液中存在念珠菌属通常不需要抗真菌治疗，但中性粒细胞减少和接受泌尿外科手术的患者需要治疗。氟康唑在尿液中的浓度较高，是治疗症状性真菌感染的首选药物，其他唑类抗真菌药和棘白菌素在尿液中较难达到足够的浓度，使用效果不佳。如果氟康唑因耐药、过敏或无效而不能使用，两性霉素 B 可作为替代的抗真菌药物，但因其肾毒性较大，在老年患者中应谨慎使用。近年来，老年人尤其是长期住院的老年人尿路中近平滑念珠菌的感染大幅度增加，因此，怀疑有真菌感染时，也需要做病原体的鉴别和药敏试验，以确定临床有效的治疗药物。

最后，需要注意虽然目前的指南不建议对衰弱的老年患者进行无症状菌尿的常规筛查和抗菌治疗，但对于衰弱、痴呆或长期卧床的老年复杂性 UTI 患者若治疗不当，发展成为脓毒症的风险较高。这类患者一旦怀疑有复杂性 UTI，应立即采取中段尿标本进行尿液培养并经验性抗菌治疗，对所有可能的致病原进行广泛的抗菌覆盖，根据培养结果调整抗菌治疗方案。脓毒症的预防依赖于对复杂性 UTI 的及时诊断、致病微生物的早期识别、尿道异物的清除，以及适当和充分的抗菌治疗。对感染源的控制，即去除尿路梗阻、感染的支架、导尿管，以及肾造口术和肾积水/脓肿的引流等，对于预防脓毒症的进展至关重要。

本节要点

◇ 老年患者是尿路感染的易感人群，伴有较多的危险因素，容易发生复杂性尿路感染，给临床诊治带来困难。

◇ 老年无症状菌尿多见，临床上不需要抗菌治疗，但需要密切观察病情的变化。

◇ 老年复杂性尿路感染需要尽快诊断、尽早治疗，防止病情进展和恶化。同时也需要注意不能过度用药，防止出现药物不良反应或抗生素耐药。

参考文献

1. RODRIGUEZ-MAÑAS L. Urinary tract infections in the elderly: a review of disease characteristics and current treatment options. Drugs Context, 2020, 9: 2020 - 4 - 13.

2. ZENG G, ZHU W, LAM W, et al. Treatment of urinary tract infections in the old and fragile. World J Urol, 2020, 38 (11): 2709 - 2720.

3. LUU T, ALBARILLO F S. Asymptomatic bacteriuria: prevalence, diagnosis, management, and current antimicrobial stewardship implementations. Am J Med, 2022, 135 (8): e236 - e244.

4. WAGENLEHNER F M E, BJERKLUND JOHANSEN T E, CAI T, et al. Epidemiology, definition and treatment of complicated urinary tract infections. Nat Rev Urol, 2020, 17 (10): 586 - 600.

5. KAMEI J, YAMAMOTO S. Complicated urinary tract infections with diabetes mellitus. J Infect Chemother, 2021, 27 (8): 1131 - 1136.

6. CLARKE K, HALL C L, WILEY Z, et al. Catheter-associated urinary tract infections in adults: diagnosis, treatment, and prevention. J Hosp Med, 2020, 15 (9): 552 - 556.

7. LI F, SONG M, XU L, et al. Risk factors for catheter-associated urinary tract infection among hospitalized patients: a systematic review and meta-analysis of observational studies. J Adv Nurs, 2019, 75 (3): 517 - 527.

8. ODABASI Z, MERT A. Candida urinary tract infections in adults. World J Urol, 2020, 38 (11): 2699 - 2707.

64. 慢性肾脏病营养治疗要考虑对肌少症的影响

肌肉质量和力量在青春期末和成年期初始阶段增加，30岁左右达到峰值，此后开始逐渐降低，特别是从50岁开始每年减少1%~2%，从50~60岁开始每年减少1.5%，70岁以后这个过程会更快，每年减少3%。这种与增龄相关的、以进行性全身肌量减少和（或）肌力强度下降或肌肉生理功能减退为特征的综合征称为肌肉减少症（肌少症）。肌少症被认为是衰弱综合征的核心病理基础，肌肉萎缩和肌力下降是其主要特征之一，是老年人发生失能甚至死亡的重要决定因素。因此，目前的各种临床实践指南均推荐 60 岁或 65 岁以上老年人尽早进行肌少症筛查。

由于增龄、糖脂代谢紊乱及全身动脉硬化等危险因素的增加，老年人发生慢性肾脏病（CKD）的风险极大，CKD 患病率是普通人群的 2～3 倍。同时老年 CKD 患者肌少症的发生率也很高，且 CKD 的严重程度与肌少症发生率明显相关，即 CKD 患者肾功能下降越明显，发生肌少症的可能性越高。肌少症在非透析 CKD 患者中的患病率为 16%～43%，在血液透析患者中的患病率则增加至 45%～63%。我科的一项研究发现肌少症在老年 CKD 患者中的发生率为 31.4%，且估算的肾小球滤过率（eGFR）与肌少症发生呈显著的负相关。老年男性 CKD 患者肌少症的发生主要与年龄、BMI 及肾功能有关。当 CKD 进展至 3b 期时，肌少症的发生率随着肾功能的下降而明显增加。肌少症不仅使老年 CKD 患者更易发生衰弱、跌倒和骨折，还会增加感染甚至死亡的风险，严重影响了患者的生活质量。导致 CKD 患者发生肌少症的病因有多种，主要包括非特异性炎症、氧化应激、肌肉蛋白降解、尿毒症毒素影响或维持性透析导致的蛋白质丢失等。其中由于蛋白摄入过少导致的肌肉蛋白合成量低于肌肉蛋白降解量是 CKD 患者发生肌少症的重要原因之一。

人体骨骼肌质量是由肌肉蛋白合成和肌肉蛋白分解动态过程进行调节的。肌肉蛋白合成和肌肉蛋白分解同时发生，骨骼肌蛋白不断被翻新。当肌肉蛋白合成的速率超过肌肉蛋白分解时，出现肌肉蛋白质正平衡，意味着新合成的蛋白质被整合到肌肉组织中，以保持肌肉的强壮或增粗。当肌肉蛋白分解的速率超过肌肉蛋白合成时，则出现负平衡引起肌肉蛋白质损失，最后可能会导致肌肉萎缩。人体在活动时肌肉蛋白分解增加，而在食用含蛋白质的膳食后，肌肉蛋白合成增多。研究表明在每日日常活动且摄入足够蛋白质［约为 0.8 g/（kg·d）］的健康青年人中，净肌肉蛋白质正负平衡的波动不大，从而可使骨骼肌质量保持稳定。

肌肉蛋白合成并被整合到肌肉组织中的过程除了受摄入蛋白量影响外，抗阻运动（主要是引起肌肉蛋白分解代谢增加）的刺激也是非常重要的因素。研究发现老年人的肌肉蛋白合成过程受蛋白质摄入量和抗阻运动的刺激明显降低，蛋白质消耗对肌肉蛋白合成的影响减弱可能导致肌肉蛋白质呈负平衡的慢性状态，肌肉蛋白分解的比率一直高于肌肉蛋白合成，这可能是衰老过程中肌肉损失的重要原因，这也提示有氧/阻力训练和增加蛋白质摄入量可能是预防老年肌少症较好的方法。最近的研究表明在适度的运动情况下，与之前推荐的 0.8 g/（kg·d）蛋白摄入量相比，老年人摄入 1.0~1.3 g/（kg·d）的蛋白质来维持他们的肌肉质量和功能，可以使肌肉质量损失减少 40%。一项纳入 3353 例平均年龄为 73 岁的社区老年人之荟萃分析表明，患有肌少症的老年人比没有肌少症的同龄人摄入的蛋白质要少得多，提示蛋白质摄入不足可能与老年人肌少症有关。

目前大多数的临床实践指南对人体蛋白质消耗的建议是基于维持中性氮平衡所需的最低蛋白质量，将 0.66~0.8 g/（kg·d）作为人群估计的平均蛋白质需求量和推荐的膳食允许量。然而，这些建议是否适合老年人并不清楚，因为在这些推荐采用的循证证据中几乎没有对老年人群进行过评估，而是仅基于氮平衡的建议，并没有考虑其他健康参数，如肌肉功能。此外，这个推荐剂量仅代表了平衡氮损失蛋白质的最小量，并非促进蛋白质新合成的最佳量。鉴于这种情况，一些研究重新评估了老年人对蛋白质的需求，结果表明老年人群对蛋白质的需求更大，如65岁以上的女性对蛋白质需求大约为 1.29 g/（kg·d），老年男性则需要 1.24 g/（kg·d）。有证据表明与目前推荐的膳食允许量相比，更高的蛋白质摄入量对保持衰老中的肌肉质量有益。一项临床观察研究了 0.8 或 1.6 g/（kg·d）的蛋白质摄入量对平均年龄为 70 岁的老年男性骨骼肌质量和身体功能测量的影响，结果表明在两组能量摄入相似的情况下，10 周后 0.8 g/（kg·d）组患者的四肢瘦体重减少了约 600 g，而 1.6 g/（kg·d）组则没有明显差异。其他的一些研究也发现老年人蛋白质摄入不足与残疾患病率（体力和步行能力降低）较高之间存在明确的关联。因此，从事营养和健康老龄化研究的研究人员建议应增加老年膳食蛋白质的每日摄入量，达到 1.2～2.0 g/（kg·d）。

然而，在实际生活中，老年人每日摄入如此大量的蛋白质可能性并不大。进一步的研究发现对肌肉蛋白合成的刺激依赖于细胞内必需氨基酸浓度的增加，其中亮氨酸最为重要。亮氨酸作为"触发器"可以启动细胞内分子合成代谢级联反应，最终增加肌肉蛋白的合成，即肌肉蛋白合成的增加与细胞内亮氨酸浓度成正比。研究发现老年人全天需要的亮氨酸是青年人的 2 倍，即每日至少摄入含有 5～6 g 亮氨酸的蛋白质，当然也可以通过分离的亮氨酸补充剂来获取。当然，能量平衡是刺激肌肉蛋白质合成代谢的基础，负能量平衡会降低肌肉蛋白质合成对蛋白质摄入的反应，因此，确保老年人足够的能量摄入是长期保持骨骼肌质量的基础。

低蛋白饮食（low protein diets，LPD）因可以减轻尿毒症症状、改善代谢异常、控制高血压、延缓 CKD 进展，已被作为治疗 CKD 晚期即慢性肾衰竭的重要治疗方法之一。国内外 CKD 诊治的临床实践指南中，几乎均是要求 CKD 患者进行 LPD，但关于老年 CKD 患者的相关证据却并不多。我们曾根据尿液中尿素的排出率，采用 Maroni 公式估算患者的每日蛋白质摄入量（estimated daily protein intake，eDPI），对我院老年科 126 例高龄（年龄为 75～94 岁）CKD 3 期患者进行了 18 个月的研究，结果发现未限制蛋白组 [eDPI 0.80～1.22 g/(kg·d)] eGFR 下降了 3.28 mL/(min·1.73 m^2)，LPD 组 [eDPI 0.51～0.60 g/(kg·d)] 获益明显，其 eGFR 仅下降了 1.52 mL/(min·1.73 m^2)。最近国外的一个随机对照研究表明，在老年 CKD 患者中采用极低蛋白饮食 [0.3 g/(kg·d)] 可以有效地延缓患者进入透析的时间，故建议对于老年 CKD 患者也应采用 LPD 治疗。这样看来，关于老年 CKD 患者的营养治疗就产生了较大的分歧，到底如何确定患者的蛋白摄入量呢？

老年 CKD 患者因各脏器生理功能尤其是胃肠道消化功能显著减退，摄入减少，且多合并糖脂代谢异常、心血管疾病等多种合并症，体内存在广泛的"微炎症状态"，因此，其营养不良的发生率及程度均高于普通人群。据国内文献报道，在老年 CKD 的住院患者中，营养不良的高危人群占 50.9%，营养不良的发生率占 25.5%，而高龄是影响营养状态的高危因素之一。在临床实际工作中，我们发现大多数老年人在严格控制蛋白摄入后，尽管有一定的肾保护作用，但仍极易出现营养不良。我科的研究显示，单纯限制蛋白组的患者人血白蛋白水平明显下降，前白蛋白水平也呈现下降趋势。其中 LPD 组［eDPI 0.51～0.60 g/（kg·d）］与轻度限制蛋白组［eDPI 0.62～0.80 g/（kg·d）］相比，人血白蛋白水平下降更多，提示高龄老年人若单纯给予 LPD，可能会发生营养不良或进一步加重营养不良的状况。MDRD 研究组对慢性肾衰竭患者 1993—2000 年的长期随访数据进行了分析，发现终点事件肾衰竭（开始透析或肾移植）的发生率在 LPD 或极低蛋白饮食（VLPD）组无显著性差异，而 VLPD 组患者的全因死亡率较 LPD 组高。对此，研究者认为主要的原因在于 0.28 g/（kg·d）的蛋白质摄入量有可能过低，有导致蛋白质 - 能量营养不良（protein-energy malnutrition，PEM）的风险，人血白蛋白或胆固醇水平低、体重减轻和出现肌少症是 PEM 的 3 个特征，PEM 是影响晚期 CKD 患者生存率的重要危险因素之一。

统计资料显示 40%～80% 的透析前 CKD 患者可出现营养不良，在开始透析治疗时有 25%～50% 的患者会出现低蛋白血症。营养不良使患者免疫功能降低、抵抗力下降、容易发生各种感染；营养不良还可明显增加患者的住院率，延长住院时间，心力衰竭、心肌梗死等并发症严重而多发，肾功能恶化进展加速，生存期缩短。研究表明人血白蛋白水平在正常低限水平以下每降低 1.0 g/L，患者的死亡率可升高 6.0%，因此，对于老年 CKD 患者不宜过度限制蛋白摄入。

那么，老年 CKD 患者蛋白摄入量究竟给予多少合适呢？迄今尚无统一标准，但目前普遍认同蛋白摄入量应适当，并不是越低越好。首先要满足患者的生理需要，以免限制过严引起营养不良。KDOQI 营养指南推荐对于 eGFR < 25 mL/（min·1.73 m²）的患者予以 0.6 g/（kg·d）的蛋白，不能接受这种饮食或此饮食不能达到足够的能量摄入者，可给予 0.75 g/（kg·d）的蛋白质。目前学者们的共识是老年人蛋白质的供给至少不应低于普通成年人的标准，或比普通成年人增加 10%。当老年人合并肾衰竭时推荐给予优质蛋白质 0.6~0.8 g/（kg·d）较为安全，同时应辅以必需氨基酸或复方 α-酮酸片等。

　　总之，限制蛋白质可以降低 CKD 进展的风险，但也可能会加重老年患者的肌少症和营养不良的风险。CKD 患者肌少症的发生率明显高于一般人群，肌少症与 CKD 患者的死亡风险相关。因此，在患有肌少症的老年 CKD 患者中应适当放宽蛋白质摄入的限制［如 0.8 g/（kg·d）左右］，不宜采用极低蛋白饮食。当然，单独增加蛋白质摄入量而不进行运动治疗的效果有限。运动疗法（有氧运动和抗阻运动）和增加蛋白质摄入相结合才可能有效改善患有肌少症的 CKD 患者的肌肉质量和力量。

本节要点

◇ 老年 CKD 患者合并肌少症者较多，肌少症是影响 CKD 预后的重要因素之一。

◇ 充足的蛋白和必需氨基酸摄入量及适当的运动是预防肌少症发生的重要手段。

◇ 老年 CKD 患者在营养治疗过程中，蛋白摄入不宜限制过低，且至少不应低于普通成年人的标准，或比普通成年人增加 10% 左右，同时辅以必需氨基酸或复方 α-酮酸治疗。

参考文献

1. IKIZLER T A, BURROWES J D, BYHAM-GRAY L D, et al. KDOQI clinical practice guideline for nutrition in CKD：2020 update. Am J Kidney Dis, 2020, 76（3 Suppl 1）：S1 – S107.

2. CHAUVEAU P, APARICIO M. Benefits in nutritional intervention in patients with CKD stage3-4. J Ren Nutr, 2011, 21（1）：20 – 22.

3. ROGERI P S, ZANELLA R JR, MARTINS G L, et al. Strategies to prevent sarcopenia in the aging process：role of protein intake and exercise. Nutrients, 2021, 4（1）：52.

4. COELHO-JUNIOR H J, CALVANI R, AZZOLINO D, et al. Protein intake and sarcopenia in older adults：a systematic review and meta-analysis. Int J Environ Res Public Health, 2022, 19（14）：8718.

5. SIEBER C C. Malnutrition and sarcopenia. Aging Clin Exp Res, 2019, 31（6）：793 – 798.

6. VETTORETTI S, CALDIROLI L, ARMELLONI S, et al. Sarcopenia is associated with malnutrition but not with systemic inflammation in older persons with advanced CKD. Nutrients, 2019, 1（6）：1378.

7. ISAKA Y. Optimal protein intake in pre-dialysis chronic kidney disease patients with sarcopenia：an overview. Nutrients, 2021, 13（4）：1205.

8. CHATZIPETROU V, BéGIN M J, HARS M, et al. Sarcopenia in chronic kidney disease：a scoping review of prevalence, risk factors, association with outcomes, and treatment. Calcif Tissue Int, 2022, 110（1）：1 – 31.

65. 老年终末期肾病的治疗是透析还是保守？

回答老年终末期肾病患者是采用透析还是保守治疗这个问题并不简单，因其不仅是医学问题，还涉及能否得到社会和家庭支持、患者本人意愿等社会、经济、伦理等方面的问题，本章仅讨论透析治疗后生活质量、预后、治疗时机等医疗相关的问题。

当慢性肾脏病（CKD）患者的 eGFR <15 mL/（min·1.73 m²）

后，药物治疗的效果通常较差。如果患者出现了尿毒症的表现，如恶心、呕吐、严重的代谢性酸中毒或血钾升高时，常需要进行透析治疗。既往关于老年人是否选择透析治疗的争议较大，主要集中于透析治疗是否安全上。近年来的多数研究结果显示，对于透析前已有严重并发症或缺血性心脏病的老年患者，尽管透析治疗并不能降低其病死率，但老年患者甚至是高龄患者还是可以安全耐受透析治疗的，同时由于临床技术的进步，目前对老年患者心血管并发症可以采取有力的控制措施，使得近几年 75 岁以上患者透析后的病死率明显降低，如 eGFR < 10 mL/（min·1.73 m^2）的老年患者进行透析治疗的比不进行透析治疗的平均存活时间要长 20 个月；另一组 eGFR < 15 mL/（min·1.73 m^2）老年患者接受透析治疗的 1 年存活率为 84%，未接受透析治疗的仅为 68%。近些年来，随着进入透析的老年 CKD 患者人数越来越多，大家将研究目标转向了患者透析后的生活质量，结果在老年患者是否透析的问题上再次出现了较大的争议。

一般情况下，老年 CKD 患者基础代谢率偏低，肾功能减退的进展相对较慢，出现明显代谢性酸中毒、电解质紊乱的情况也相对较晚，而进入透析阶段以后，由于神经血管功能调节能力下降，反而容易出现透析低血压、失衡综合征、动静脉瘘血管失功能、出血等透析并发症而明显影响患者的生活质量，加上频繁到医院治疗给家人带来的麻烦也使老年人心理负担明显加重。

最近的一项前瞻性观察性研究纳入了 580 例年龄在 65 岁以上的 CKD 4~5 期患者，其中 280 例采用保守治疗、230 例开始透析治疗。保守治疗组的患者平均年龄较大（84 岁 *vs.* 74 岁，*P* <

0.001），伴有 3 种以上合并症者是透析治疗组的 2 倍，但有 59% 的在门诊就诊时报告其症状均明显改善，而透析治疗组患者的计划外住院率则高出 2 倍。保守治疗患者从选择方式开始的中位存活时间为 14 个月，稍低于透析治疗组，但其住院率明显低于透析患者。其他不少研究也发现老年 CKD 患者开始透析治疗之后，患者住院率明显增高，尤其是在 80 岁以上的患者中，并未发现透析治疗有明确的生存获益。由此可见，与非透析的 CKD 慢性病管理相比，对于老年人而言，透析可能并非最佳的治疗选择，因为仅有较小的生存益处，但有较高治疗成本和心理负担，生活质量明显降低。不少老年患者在透析开始后可能会后悔决定进入透析治疗。有一项研究对 103 例 70 岁以上透析患者进行了调查，参与者在决策遗憾量表上报告了他们的决策遗憾程度，结果有 19% 的人认为透析对他们造成了伤害，16% 的人认为他们不会再做出同样的决定。我们曾对我院老年肾脏病科的透析患者（平均年龄 76.3 岁，均为男性）进行过调查，患者均具有大学以上学历、公费医疗、无明显经济负担，血液透析时间为 1～10 年，调查前和调查期间无精神疾病史。他们主诉透析开始后出现身体疼痛、乏力，抱怨没有自由、饮食限制过于严格，担心给家人或陪护人员带来负担等问题，透析开始后抑郁、焦虑、烦躁等问题接踵而来，自我感觉性格变化较大、与家人关系紧张。

尽管如此，当保守治疗不能完全维持患者的生命和生活所需时，透析治疗仍是晚期 CKD 患者的重要治疗措施。一个重要的临床问题就是什么时间开始透析比较合适？如前所述，透析时间过早，对改善老年患者生活质量的获益有限；但透析时间过晚，则可能引起患者多器官功能失调，导致病死率增加，因此，对于老年 CKD 患者透析时机的把握十分关键。《哈兹德老年医学》一书指出老年 CKD 患者在以下情况需要开始肾脏替代治疗，即 eGFR 接近 10 mL/（min·1.73 m²），且在没有明显营养不良诱因的情况下，由于营养素摄入较少使蛋白质 - 能量营养不良（PEM）发展或持续时应予透析治疗，但出现 PEM 时若有下列情况可以暂缓透析：①没有水肿的情况下，体重维持稳定或增加；②完全没有尿毒症的临床表现或症状；③人血白蛋白在正常范围维持稳定或有所增加。这个适应证比较抽象，临床上不太容易掌握，具体而言，在肾功能处于何种状态下需要透析呢？

　　澳大利亚与新西兰的 IDEAL 试验，对年龄在（60.0 ± 13.2）岁的老年血液透析患者进行了调查，将这些患者分为有计划的早期透析组［eGFR 在 10 ~ 14 mL/（min·1.73 m²）］和晚期透析组［eGFR 在 5 ~ 7 mL/（min·1.73 m²）］，结果发现有计划的早期透析并不能改善患者生活质量和生存率，而且治疗费用较高。另外一项研究根据腹膜透析开始时的 eGFR 将患者分为 3 组，早期、中期和晚期的定义分别为 eGFR ≥7.5、5 ~ 7.5 和 < 5 mL/（min·1.73 m²）。结果发现年龄小于 65 岁的患者开始腹膜透析治疗时，3 种 eGFR 水平的死亡风险并没有显著差异，然而，65 岁以上的老年 CKD 患者早期开始腹膜透析的总死亡率和心血管疾病死亡率均明显增高。一个系统评价纳入了 28 项研究，观察了年龄、心血管疾病、糖尿病、血管通路类型、透析开始时间、营养状况和老年综合征（包括衰弱、认知障碍、功能障碍、跌倒）等对透析影响。结果发现功能障碍、认知障碍和跌倒显著且独立与老年血液透析患者死亡

率增加有关。年龄越大、病情越重（根据 Charlson 合并症指数）、早期开始透析和使用中心静脉导管等与老年血液透析患者死亡率增加有关。

然而，晚期开始透析可能会导致老年 CKD 患者的计划外透析发生率增加，而计划外透析往往与不良预后相关。对 CKD-REIN 前瞻性队列研究 3033 例 CKD 患者（平均年龄 67 岁，65% 为男性）的研究发现容量超负荷、电解质紊乱、急性肾损伤和术后肾功能恶化是计划外透析最常见的原因。独居患者或健康素养较低、心力衰竭或严重的多重用药（此研究的定义是服用 > 10 种药物）是计划外透析的危险因素，但研究结果表明计划外透析与年龄或初始 eGFR 较低无关。另外一项研究发现在平均年龄为 70 岁的 CKD 患者中，女性、接受 RASi 治疗、使用钾结合剂、更早转诊至肾脏病科与计划外透析率较低显著相关，而年龄较大、较高的 Charlson 合并症指数和肾功能快速下降与更高的计划外透析风险相关。

有一些研究开发了预测患者透析开始后短期预后不良的指标，如 BMI < 18.5 kg/m^2、伴有糖尿病、心力衰竭 Ⅲ～Ⅳ 级、外周血管病变 Ⅲ～Ⅳ 级、心律失常或活动性恶性肿瘤、有严重的行为失常。一项研究采用老年患者终末期肾病的风险评分，以预测其透析开始后 6 个月内的死亡率。该研究确定了 5 个独立的预测因子，并构建了一个评分系统：年龄 75 岁或以上（2 分）、冠状动脉疾病（2 分）、脑血管疾病伴偏瘫（2 分）、透析前在肾脏科护理时间（< 3 个月计 2 分；3～12 个月计 1 分）、人血白蛋白水平（30～34.9 g/L 计 1 分；< 30 g/L 计 2 分）。总分为 6 分以上的患者透析后 6 个月死亡风险在 70% 以上。

另外一个值得注意的问题是血清肌酐水平与年龄、性别等有关，受身体肌肉容积等因素影响大，老年患者血肌酐水平常低于应有水平，故老年患者不能仅以血清肌酐值来评定肾功能和决定透析时机，而应该采用公式估算 GFR 等多种手段来综合评估其肾脏功能。当临床上无法预测或不能确定透析治疗是否可以改善老年患者的生活质量时，可采用"限时透析试验"的方法进行判断。限时透析试验主要是预先设定一个透析治疗的时间段来观察患者的反应，通常设定为 4~6 周，根据患者对治疗的反应决定是否进行长期维持性透析治疗或退出透析治疗。在试验前、后应与所有的相关人员进行充分的沟通并获得知情同意，充分尊重患者本人和家属的意愿，以确保患者的生活质量。

本节要点

◇ 老年终末期肾病患者选择透析治疗还是保守治疗是一个复杂的系统问题。

◇ 80 岁以上或伴有严重共病、多重用药患者透析治疗的获益不大。

◇ 老年终末期肾病患者透析开始的时间没有具体的指标确定，应根据患者的具体情况具体分析。

参考文献

1. 程庆砾. 高龄患者血液透析治疗的临床管理. 肾脏病与透析肾移植杂志, 2010, 19 (1): 50-51.

2. VAN LOON I N, GOTO N A, BOEREBOOM F T J, et al. Quality of life after the initiation of dialysis or maximal conservative management in elderly patients: a longitudinal analysis of the Geriatric assessment in OLder patients starting Dialysis (GOLD) study. BMC Nephrol, 2019, 20 (1): 108.

3. TAN E G F, TEO I, FINKELSTEIN E A, et al. Determinants of regret in elderly dialysis patients. Nephrology(Carlton), 2019, 24 (6): 622 - 629.

4. NAKAYAMA T, MORIMOTO K, UCHIYAMA K, et al. Effects of renin-angiotensin system inhibitors on the incidence of unplanned dialysis. Hypertens Res, 2022, 45 (6): 1018 - 1027.

5. PENG Y, YE H, YI C, et al. Early initiation of PD therapy in elderly patients is associated with increased risk of death. Clin Kidney J, 2020, 14 (6): 1649 - 1656.

6. FAGES V, DE PINHO N A, HAMROUN A, et al. Urgent-start dialysis in patients referred early to a nephrologist-the CKD-REIN prospective cohort study. Nephrol Dial Transplant, 2021, 36 (8): 1500 - 1510.

7. SONG Y H, CAI G Y, XIAO Y F, et al. Risk factors for mortality in elderly haemodialysis patients: a systematic review and meta-analysis. BMC Nephrol, 2020, 21 (1): 377.

8. COUCHOUD C, LABEEUW M, MORANNE O, et al. A clinical score to predict 6-month prognosis in elderly patients starting dialysis for end-stage renal disease. Nephrol Dial Transplant, 2009, 24 (5): 1553 - 1561.

9. SANTOS J, OLIVEIRA P, MALHEIRO J, et al. Predicting 6-month mortality in incident elderly dialysis patients: a simple prognostic score. Kidney Blood Press Res, 2020, 45 (1): 38 - 50.

66. 老年肾脏科医护人员应熟悉缓和医疗的技能

缓和医疗（palliative care），也称为安宁疗护、姑息治疗。缓和医疗通过预测、预防和治疗整个疾病过程中的痛苦，帮助患者及其家人做出复杂的治疗决策，从而优化其生活质量。缓和医疗最早起源于肿瘤医学，主要与生命终末期患者的生活质量改善、心理健康、家庭对护理的满意度，甚至延长寿命有关。缓和医疗可以减少住院人数、重症监护病房入院人数及临终时的强化手术次数，能更好地将医疗护理与患者的意愿保持一致，并节约卫生医疗成本。世界卫生组织曾提出的缓和医疗的 3 个原则：重视生命并承认死亡是一种正常过程；既不加速，也不延后死亡；提供解除临终痛苦和不适的办法。缓和医疗既不让生命终末期患者等死，也不建议患者在追求治愈和好转的虚假希望中苦苦挣扎，更不容许他们假"安乐"之名自杀，而是要在最小伤害和最大尊重的前提下让患者的最后时日尽量舒适、宁静和有尊严。

老年终末期肾病（ESRD）与晚期癌症一样，患者面临着沉重的症状负担和艰难的治疗决策。目前大多数因 ESRD 开始透析的患者年龄均超过了 75 岁，由于老年 ESRD 患者常合并多种严重疾病、认知障碍和功能障碍，即使已经开始透析治疗，不少患者也会因为各种痛苦或不适应而退出透析，并后悔自己开始透析治疗的决定。在一项队列研究中，17% 的老年患者在透析开始后 6 个月内死亡。在对平均年龄为 76.5 岁的老年患者的系统评价中，接受透析或保守治疗的患者在 1 年时的生存率基本相似。研究数据表明，90 岁以上高龄和严重合并症患者在开始透析后并不会获得显著的生存益处或改善机体功能的稳定性，这类患者在透析治疗后 1 年内的死亡率较高，与保守的非透析方法相比，透析通常并不会提供生存优势。然而，由于社会上大多数人均认为 ESRD 的保守治疗就等于是放弃治疗，多数肾脏病科医师也认为保持患者的希望是医护人员对患者及其家人的责任，因此，不少肾脏病科医师不愿或避免与患者和家属讨论缓和医疗的问题。一项对维持性透析患者的研究发现只有 30% 的患者能回忆起肾脏病科医师向他们解释了透析的风险和益处，仅有 1% 的患者回忆起医师与他们讨论过保守治疗的选择项。

ESRD 的缓和医疗或保守治疗，也可以称为不采用透析治疗方式的医疗综合管理，其是利用透析以外的治疗和护理方法来强化对 ESRD 患者的医疗管理。老年 ESRD 患者缓和医疗的主要内容是通过提供临床专家的症状管理，以及提供无透析或有时间限制透析试验的医疗护理管理计划，解决老年 ESRD 患者的压力和负担，回应患者退出透析的请求并转诊至专科实施缓和医疗或临终关怀服务，目标是优化老年 ESRD 患者的生活质量。

老年 ESRD 患者经常会出现不愉快的症状，比如食欲不佳、便秘、恶心、呕吐和腹泻等胃肠道症状，头晕、头痛和麻木等神经系统症状，呼吸急促和水肿等心、肺病变的表现，瘙痒和干燥等皮肤症状，肌肉痉挛、胸痛和腹痛或涉及性功能障碍、睡眠障碍和疲劳等躯体症状及焦虑、悲伤、抑郁和沮丧等心理问题。躯体症状通常与水、电解质和酸碱紊乱或尿毒素蓄积相关，心理问题涉及的原因则较多。老年 ESRD 的症状管理通常可以使用相关药物来控制电解质、酸碱和体液平衡及通过优化贫血管理等不透析治疗的方法来改善患者不适症状。

在老年 ESRD 患者中，疼痛的管理是一个非常重要的问题，有效的疼痛症状控制可明显提高患者的生活质量。研究发现超过50% 的血液透析患者普遍存在疼痛，其中多达75% 的患者因医护人员对疼痛的认识不足而得不到有效治疗。最常见的疼痛原因包括退行性关节疾病、肌肉骨骼问题、缺血性外周血管疾病和糖尿病外周血管或神经并发症等，少见但更有破坏性的疼痛原因包括钙化防御和血管通路并发症（如盗血综合征）。研究表明疼痛与较低的健康相关生活质量和较差的心理健康密切有关。然而，由于肾功能不良，大多数镇痛剂的使用有可能加重肾功能恶化，因此，多数医师和患者力求避免使用镇痛剂，但这却给患者的生活质量带来较大的影响。美国一项对超过 200 万退伍军人进行的全国性观察性研究发现无论何种原因，生活在疼痛中都会影响患者的机体功能和幸福感，并且与肾功能下降速度加快和病死率升高显著相关。因此，要维持患者的生活质量，必须尽可能地镇痛。

疼痛强度的评估是 ESRD 患者疼痛管理的初始步骤，然后是姑息治疗、患者和家庭咨询、治疗方案的讨论及可逆原因的纠正。1986 年世界卫生组织提出的癌症患者三步阶梯镇痛法已被证明对 ESRD 患者的疼痛管理也是有效的，只要正确遵循其基本原则（恰当的药物、适合的剂量、适时的时间、最佳的方法），96% 以上的患者可达到足够的镇痛效果。简言之，第 1 阶梯为轻度疼痛，可给予非甾体抗炎药镇痛，常用药物包括对乙酰氨基酚、阿司匹林、双氯芬酸钠、布洛芬、吲哚美辛等，需要注意的是大剂量长期使用这类药物可诱发肾功能恶化。加巴喷丁和普瑞巴林可以控制神经性疼痛。如果疼痛控制不理想，则需要更换或添加阿片类镇痛剂。第 2 阶梯为中度疼痛，可给予弱阿片类药物加减非甾体抗炎药，弱阿片类药物有羟考酮、曲马朵等。第 3 阶梯为重度疼痛，给予强阿片类药物加减非甾体抗炎药，强阿片类药物，如吗啡等可产生耐受，需适当增加剂量以克服耐受现象。复杂的疼痛综合征需要包括阿片类药物、非阿片类药物和辅助药物的多药镇痛方案，应针对患者个体化用药，以实现充分的疼痛控制。一些非药物镇痛方法，包括物理疗法、运动、按摩、针灸、冥想、分心、音乐疗法和认知行为疗法等也可缓解 ESRD 患者的疼痛。

在过去 20 年，国际上有多项非随机队列研究发现选择缓和医疗的 ESRD 患者中位生存期从数月到数年不等。有学者对接受保守治疗的 ESRD 患者生存率、生活质量和（或）医疗保健资源的使用情况等多个队列研究进行了系统评价，结果发现接受保守治疗的 ESRD 患者中位生存期为 1 ~ 41 个月，尽管患者已经明确决定采用保守治疗，但医疗保健资源的使用率仍然很高，4% ~ 47% 的患者在生命的最后一个月接受了侵入性手术，临终关怀入院率为 20% ~ 76%，绝大多数患者心理健康状况随着时间的推移而改善，身体健康和整体生活质量一直保持到生命即将结束。这一结果也破除了 ESRD 保守治疗意味着放弃治疗和患者可能会很快死亡等陈旧观念，结合目前关于透析治疗提供的生存和生活质量的现有数据，该研究提出：保守的缓和医疗可以为 ESRD 患者提供时间并维持生活质量，支持患者的生活目标。这个研究也明确告诉我们，缓和医疗中的保守方法并非放弃治疗，而是与患者共同决策以最佳治疗模式提高预期生命内的生活质量。研究表明老年 ESRD 患者在生命的末期常可能会经历高强度损伤性治疗手段，如通过气管插管或气管切开术进行机械通气、胃或空肠造瘘置入饲养管、中心静脉管的置入或心肺复苏等。这些创伤性治疗手段可能会给患者带来痛苦，因此，需要患者预先制定好自己在生命终末期的医疗护理计划或偏好，以便在患者失去做出医疗决定的能力时指导医疗管理工作。

在缓和医疗中，有一部分是面对已经开始透析治疗，但患者不耐受或后悔选择透析治疗而要求停止透析的老年 ESRD 患者。对于透析患者而言，停止透析是继心血管疾病和感染之后的第三大死因。对于这类患者，首先需要评估患者要求停止治疗的愿望或真实原因，认真解决患者的躯体和心理痛苦。在停止透析之后，专业缓和医疗团队的支持十分重要，其可以协助患者和家人进行家庭或院内的临终关怀服务及其相关心理咨询。与晚期癌症或晚期心力衰竭患者相比，接受透析的患者住院次数更多，包括重症监护、住院、死亡的风险更高。研究发现在生命最后一年，与患有其他严重疾病的人相比，接受透析的患者为未来挫折的准备最少。因此，在实践中，对这类肾脏病患者的缓和治疗是比较困难和具有挑战性的。

对于医护人员而言，老年 ESRD 患者缓和医疗除了需要相应的老年肾脏病医疗护理技能之外，还需要具备以下技能：①以人为中心的沟通技能，即积极倾听和回应患者的情绪并能明确了解患者对寿命和生活质量的意愿和偏好。例如，有些患者可能会优先考虑延长寿命，并愿意承担延长生命的治疗带来的负担或痛苦；也有患者会优先考虑生活质量，放弃可能带来痛苦的延长寿命之治疗。一项研究发现 18% 的维持性血液透析患者表示即使透析意味着痛苦，他们也更愿意尽可能地维持生命。因此，有必要通过医患之间推心置腹的交流，了解对于患者而言什么是最重要的，以确保患者不是被迫放弃透析治疗。缓和医疗并不等同于临终关怀，接受缓和医疗也不会迫使患者拒绝透析或移植等治疗。②医疗护理目标准确告知的技能，即通过提供 ESRD 预后信息并引出患者的目标和价值观，以明确告知其治疗的相应决策，如保守治疗和透析治疗的优缺点、治疗方式选择的合理性等。③躯体和心理症状的基本管理技能，如营养评估、疼痛管理、药物管理和症状管理技能等。

　　总之，老年肾脏病科医师应该熟练运用缓和医疗的技能与老年 ESRD 患者和家属进行深入交流，辨别患者的目标和价值观，以患者和家庭为中心，与患者和家属一起进行 ESRD 治疗的决策；并能识别和治疗使患者不愉快的症状，从而让患者在症状管理中感受到积极的医疗支持，这些均有助于最大限度地减少肾脏疾病的负担和不良后果，改善患者的生活质量和预后。

本节要点

◇ 缓和医疗不是放弃治疗，而是要在最小伤害和最大尊重的前提下，让患者的最后时日尽量舒适、宁静和有尊严。

◇ 缓和医疗的技能在于能辨别患者的目标和价值观，并能识别和治疗使患者不愉快的症状，让患者感受到积极的医疗支持，减少 ESRD 的负担和不良后果。

◇ 以患者和家庭为中心，与患者和家属共同决策，以最佳治疗模式提高患者预期生命内的生活质量是缓和医疗的目的。

参考文献

1. GELFAND S L, SCHELL J, ENEANYA N D. Palliative care in nephrology: the work and the workforce. Adv Chronic Kidney Dis, 2020, 27 (4): 350 - 355.

2. LAM D Y, SCHERER J S, BROWN M, et al. A conceptual framework of palliative care across the continuum of advanced kidney disease. Clin J Am Soc Nephrol, 2019, 14 (4): 635 - 641.

3. CORONA A G, GARCIA P, GELFAND S L. Palliative care for patients with cancer and kidney disease. Adv Chronic Kidney Dis, 2022, 29 (2): 201 - 207.

4. LIU C K, KURELLA TAMURA M. Conservative care for kidney failure-the other side of the coin. JAMA Netw Open, 2022, 5 (3): e222252.

5. LANINI I, SAMONI S, HUSAIN-SYED F, et al. Palliative care for patients with kidney disease. J Clin Med, 2022, 11 (13): 3923.

6. CHEN J H C, LIM W H, HOWSON P. Changing landscape of dialysis withdrawal in patients with kidney failure: implications for clinical practice. Nephrology(Carlton), 2022, 27 (7): 551 - 565.

7. KALANTAR-ZADEH K, LOCKWOOD M B, RHEE C M, et al. Patient-centred approaches for the management of unpleasant symptoms in kidney disease. Nat Rev Nephrol, 2022, 18 (3): 185 - 198.

8. STURGILL D, BEAR A. Unique palliative care needs of patients with advanced chronic kidney disease—the scope of the problem and several solutions. Clin Med(Lond), 2019, 19 (1): 26 - 29.

9. RAINA R, KRISHNAPPA V, GUPTA M. Management of pain in end-stage renal disease patients: Short review. Hemodial Int, 2018, 22 (3): 290 - 296.

10. GELFAND S L, MANDEL E I, MENDU M L, et al. Palliative care in the Advancing American Kidney Health Initiative: a call for inclusion in kidney care delivery models. Am J Kidney Dis, 2020, 76 (6): 877 - 882.

本书常用缩略词

缩略词	英文全称	中文全称
ABPM	ambulatory blood pressure monitoring	动态血压监测
ACEI	angiotensin converting enzyme inhibitors	血管紧张素转化酶抑制剂
ACR	albumin creatinine ratio	白蛋白/肌酐比值
ADR	adverse drug reaction	药物不良反应
AI	artificial intelligence	人工智能
AKD	acute kidney disease	急性肾脏病
AKI	acute kidney injury	急性肾损伤
ALI	acute lung injury	急性肺损伤
ANCA	anti-neutrophil cytoplasmic antibody	中性粒细胞胞浆抗体
ARAS	atherosclerotic renal arterial stenosis	粥样硬化性肾动脉狭窄
ARB	angiotensin receptor blocker	血管紧张素受体阻滞剂
ARDS	acute respiratory distress syndrome	急性呼吸窘迫综合征
ARF	acute renal failure	急性肾衰竭
ARN	anticoagulant-related nephropathy	抗凝血药物相关肾病

（续表）

缩略词	英文全称	中文全称
ATN	acute tubular necrosis	急性肾小管坏死
AVP	arginine vasopressin	精氨酸加压素
BMI	body mass index	身体质量指数
BNP	B-type natriuretic peptide	B 型利尿钠肽
BOT	basal regimen with oral therapy	基础胰岛素联合口服降糖药
BPV	blood pressure variability	血压变异性
CAR-T	chimeric antigen receptor T-cell immunotherapy	嵌合抗原受体 T 细胞治疗
CBT	core body temperature	核心体温
CCB	calcium channel blockers	钙通道阻滞剂
CCr	creatinine clearance rate	肌酐清除率
CGA	comprehensive geriatric assessment	老年综合评估
CGM	continuous glucose monitoring	连续血糖监测
CKD	chronic kidney disease	慢性肾脏病
CKD-MBD	chronic kidney disease-mineral and bone disorder	慢性肾脏病矿物质和骨异常
COVID-19	coronavirus disease 2019	冠状病毒病-19
CRS	cardiorenal syndrome	心肾综合征
CRRT	continuous renal replacement therapy	连续性肾脏替代治疗
CTLA-4	cytotoxic T lymphocyte-associated antigen-4	细胞毒性 T 淋巴细胞相关蛋白 4
CVD	cardiovascular disease	心血管疾病
CVP	central venous pressure	中心静脉压

（续表）

缩略词	英文全称	中文全称
DDI	drug-drug interaction	药物相互作用
DIAAS	digestible indispensable amino acid score	食物中蛋白质可消化部分所含必需氨基酸评分
DKA	diabetic ketoacidosis	糖尿病酮症酸中毒
DOACs	direct oral anticoagulants	直接口服抗凝药物
DPP-4i	dipeptidyl peptidase-4 inhibitors	二肽基肽酶-4 抑制剂
ECMO	extracorporeal membrane oxygenation	体外膜氧合
eGFR	estimate glomerular filtration rate	估算的肾小球滤过率
EPO	erythropoietin	促红细胞生成素
ESA	erythropoiesis stimulating agent	红细胞生成刺激剂
ESRD	end stage renal disease	终末期肾病
EuDKA	euglycemic diabetic ketoacidosis	正常血糖糖尿病酮症酸中毒
FFA	free fatty acid	游离脂肪酸
GA	glycated albumin	糖化白蛋白
GFR	glomerular filtration rate	肾小球滤过率
GLP-1RA	glucagon-like peptide-1 receptor agonists	胰高糖素样肽-1 受体激动剂
GS	geriatric syndrome	老年综合征
HA-AKI	hospital-acquired acute kidney injury	医院内获得性急性肾损伤
HbA1c	glycosylated hemoglobin，type A1C	糖化血红蛋白，A1C 型
HFrEF	heart failure with reduced ejection fraction	射血分数降低性心力衰竭
HIF-1	hypoxia inducible factor-1	缺氧诱导因子-1

（续表）

缩略词	英文全称	中文全称
HRS	hepatorenal syndrome	肝肾综合征
ICIs	immune checkpoints inhibitors	免疫检查点抑制剂
IDH	intradialytic hypotension	透析中低血压
IDHT	intradialytic hypertension	透析中高血压
iPTH	intact parathyroid hormone	全段甲状旁腺激素
irAEs	immune related adverse events	免疫相关不良事件
IRRT	intermittent renal replacement therapy	间歇性肾脏替代治疗
IS	indoxyl sulfate	硫酸吲哚酚
KFRE	kidney failure risk equation	肾衰风险方程
KIM-1	kidney injury molecule-1	肾损伤分子-1
LMWH	low molecular weight heparin	低分子量肝素
LPD	low protein diets	低蛋白饮食
MAP	mean arterial pressure	平均动脉压
MAU	microalbuminuria	微量白蛋白尿
MHD	maintain hemodialysis	维持性血液透析
mGFR	measured glomerular filtration rate	测量的肾小球滤过率
MODS	multiple organ dysfunction syndrome	多器官功能障碍综合征
MOF	multiple organ failure	多器官功能衰竭
MPV	mean platelet volume	血小板平均体积
MS	metabolic syndrome	代谢综合征
NAG	N-acetyl-β-D-glucosaminidase	N-乙酰-β-D-葡萄糖苷酶

（续表）

缩略词	英文全称	中文全称
NEAP	net endogenous acid products	净内源性酸产物
NGAL	neutrophil gelatinase-associated lipocalin	中性粒细胞明胶酶相关脂质运载蛋白
NS	nephrotic syndrome	肾病综合征
NSAIDs	nonsteroidal anti-inflammatory drugs	非甾体抗炎药
NT-proBNP	N-terminal pro-B-type natriuretic peptide	N 末端 B 型利尿钠肽原
ONS	oral nutritional supplements	口服营养补充
ORG	obesity-related glomerulopathy	肥胖相关性肾小球疾病
PCS	p-cresyl sulfate	甲苯硫酸
pDDI	potential drug-drug interactions	潜在的药物相互作用
PEEP	positive end-expiratory pressure	呼气末正压
PEM	protein-energy malnutrition	蛋白质 – 能量营养不良
PEW	protein-energy wasting	蛋白质 – 能量消耗
PH	pulmonary hypertension	肺动脉高压
PIM	potentially inappropriate medication	潜在的不适当用药
PIRRT	prolonged intermittent renal replacement therapy	延长式间歇性肾脏替代治疗
PLA2R	M-type phospholipase A2 receptor	M 型抗磷脂酶 A2 受体
PLADO	patient-centered plant-dominant low-protein diet	以患者为中心的植物优势低蛋白饮食
PPO	potentially prescription omissions	潜在处方遗漏
PTRA	percutaneous transluminal renal angioplasty	经皮腔内肾动脉成形术

（续表）

缩略词	英文全称	中文全称
PTRAS	percutaneous transluminal renal angioplasty with stent	经皮腔内肾动脉成形术及支架置入术
RAAS	renin-angiotensin-aldosterone system	肾素－血管紧张素－醛固酮系统
RASi	renin-angiotensin system inhibitor	肾素－血管紧张素系统抑制剂
RFR	renal functional reserve	肾功能储备
rHuEPO	recombinant human erythropoietin	重组人红细胞生成素
RI	renal resistance index	肾阻力指数
ROS	reactive oxygen species	活性氧
RPF	renal plasma flow	肾脏血浆流量
RRT	renal replace therapy	肾脏替代治疗
SA	successful aging	健康老年化
SCD	sudden cardiac death	心源性猝死
SCr	serum creatinine	血清肌酐
SGLT-2i	sodium glucose co-transporter-2 inhibitors	钠－葡萄糖协同转运蛋白-2抑制剂
SHPT	secondary hyperparathyroidism	继发性甲状旁腺功能亢进症
THSD7A	thrombospondin type-1 domain-containing 7A	1型血小板反应蛋白7A域
TIPS	transjugular intrahepatic portosystemic shunts	经颈静脉肝内门体分流术
TLTs	tertiary lymphoid tissues	异位淋巴组织

（续表）

缩略词	英文全称	中文全称
TMA	thrombotic microangiopathy	血栓性微血管病
TPP	transrenal perfusion pressure	跨肾灌注压
UAER	urinary albumin excretion rate	尿白蛋白排泄率
UTI	urinary tract infection	尿路感染

出版者后记
Postscript

科学技术文献出版社自 1973 年成立即开始出版医学图书，40
余年来，医学图书的内容和出版形式都发生了很大的变化，这些
无一不与医学的发展和进步相关。《中国医学临床百家》从 2016
年策划至今，感谢 700 余位权威专家对每本书、每个细节的精雕
细琢，现已出版作品数百种。2018 年，丛书全面展开学科总主编
制，由各个学科权威专家指导本学科相关出版工作，我们以饱满
的热情迎来了《中国医学临床百家》丛书各个分卷的诞生，也期
待着《中国医学临床百家》丛书的出版工作更加科学与规范。

近几年，中国的临床医学有了很大的发展，在国际医学领域也
开始崭露头角。以首都医科大学附属北京天坛医院牵头的 CHANCE
研究成果改写美国脑血管病二级预防指南为标志，中国一批临床专
家的科研成果正在走向世界。但是，这些权威临床专家的科研成果
多数首先发表在国外期刊上，之后才在国内期刊、会议中展现。如
果出版专著，又为多人合著，专家个人的观点和成果精华被稀释。
为改变这种零落的展现方式，作为科技部主管、中国科学技术信
息研究所主办的中央级综合性科技出版机构，我们有责任为中国
的临床医师提供一个系统展示临床研究成果的舞台。为此，我们
策划出版了这套高端医学专著——《中国医学临床百家》丛书。

"百家"既指临床各学科的权威专家，也取百家争鸣之义。

丛书中每一本书阐述一种疾病的最新研究成果和专家观点，按年度持续出版，强调医学知识的权威性和时效性，以期细致、连续、全面展示我国临床医学的发展历程。与其他医学专著相比，本丛书具有出版周期短、持续性强、主题突出、内容精练、阅读体验佳等特点。在图书出版的同时，同步通过万方数据库等互联网平台进入全国的医院，让各级临床医师和医学科研人员通过数据库检索到专家观点，并能迅速在临床实践中得以应用。

在与作者沟通过程中，他们对丛书出版的高度认可给了我们坚定的信心。北京协和医院邱贵兴院士说"这个项目是出版界的创新……项目持续开展下去，对促进中国临床学科的发展能起到很大作用"。北京大学第一医院霍勇教授认为"百家丛书很有意义"。我们感谢这么多临床专家积极参与本丛书的写作，他们在深夜里的奋笔，感动着我们，鼓舞着我们，这是对本丛书的巨大支持，也是对我们出版工作的肯定，我们由衷地感谢作者的支持与付出！

在传统媒体与新兴媒体相融合的今天，打造好这套在互联网时代出版与传播的高端医学专著，为临床科研成果的快速转化服务，为中国临床医学的创新和临床医师诊疗水平的提升服务，我们一直在努力！

科学技术文献出版社